全国高等医学院校护理学思维导图丛书 | 总主编：陈莉 高小玲

儿科护理学

思维导图

ERKE HULIXUE SIWEI DAOTU

主　编　李显兰　罗声琼

副主编　刘　丹　高　敏

编　者　（排名不分先后）

罗　丽　王华娟　杨　雪

郭红梅　洪　欢　唐启辉

西南大学出版社

国家一级出版社　全国百佳图书出版单位

图书在版编目（CIP）数据

儿科护理学思维导图 / 李显兰，罗声琼主编. -- 重庆：西南大学出版社，2021.9

（全国高等医学院校护理学思维导图丛书 / 陈莉，高小玲总主编）

ISBN 978-7-5697-1044-1

Ⅰ. ①儿… Ⅱ. ①李… ②罗… Ⅲ. ①儿科学－护理学－医学院校－教材 Ⅳ. ① R473.72

中国版本图书馆 CIP 数据核字 (2021) 第 148936 号

儿科护理学思维导图

主　　编：李显兰　罗声琼

副 主 编：刘　丹　高　敏

责任编辑：赵　洁

责任校对：杨光明

装帧设计：汤　立

排　　版：张　祥

出版发行：西南大学出版社（原西南师范大学出版社）

印　　刷：重庆市国丰印务有限责任公司

幅面尺寸：185mm × 260mm

印　　张：18

字　　数：786 千字

版　　次：2021 年 9 月 第 1 版

印　　次：2021 年 9 月 第 1 次印刷

书　　号：ISBN 978-7-5697-1044-1

定　　价：58.00 元

编委会

学术指导委员会

主　任　赵庆华　重庆医科大学附属第一医院

副主任　肖明朝　重庆医科大学附属第一医院

委　员　（按姓氏拼音排序）

董　荔　重庆大学附属中心医院（重庆市急救医疗中心）

甘秀妮　重庆医科大学附属第二医院

官　莉　中国科学院大学重庆医院（重庆市人民医院）

刘　蕾　陆军军医大学第一附属医院

罗　羽　陆军军医大学护理学院

牟绍玉　重庆医科大学护理学院

皮远萍　重庆大学附属肿瘤医院（重庆市肿瘤医院）

宋彩萍　陆军军医大学第二附属医院

王亚玲　陆军特色医学中心

杨　红　重庆医药高等专科学校

杨光静　重庆市中医院

朱京慈　陆军军医大学护理学院

总编委会

总主编　陈　莉　高小玲

编　委　（排名不分先后）

李显兰　雷延兰　万荣珍　代雨欣　马秀娟

沙　琳　王义兰　叶江川　陈兴春　陈　玲

罗　玲　谢　君　周信平　罗声琼　刘　丹

高　敏　邓　玲　龙运玲　刘容容　江　瑜

何德伟　周燕知　李　燕　王　艳　石家铭

舒东平

前 言

思维导图，英文是 The Mind Map，又叫心智导图，它简单却又很有效，是一种将思维形象化的方法，通过绘图的方式，运用线条、符号、词汇和关键词，形成发散式和节点式的结构形式，是一种实用性很强的思维工具。

《儿科护理学思维导图》严格根据国家卫生和计划生育委员会“十三五”规划教材《儿科护理学（第 6 版）》的内容，将思维导图工具运用于其中。本书包括儿童生长发育、儿童保健、新生儿及新生儿疾病患儿的护理、消化系统疾病患儿的护理、呼吸系统疾病患儿的护理、循环系统疾病患儿的护理、泌尿系统疾病患儿的护理等二十章内容。书中将每一种疾病的定义、病因、临床表现、辅助检查、护理诊断、护理措施等知识点运用富有逻辑的图示整体展现，把各级主题的关系用相互隶属与相关的层级图表现出来，把关键词和重点内容进行提炼并建立记忆链接，以一种新的双色图示方式直观地展示了每一章节的知识点，具有层次分明、高度组织性、便于记忆理解的特点，有助于使用者有效、快速、方便地获取儿科系统疾病的核心重点内容。同时，书中每一章附有对应知识点的**练习题及参考答案，可通过扫描章首的二维码在线答题并核对答案，**能及时检验学习效果，进一步巩固对知识点的掌握。本书可供临床护理工作者、护理规培生、护理实习生、护理院校学生使用和参考，也可供教学培训和职称资格以及执业资格考试使用。

本书的编写得到赵庆华教授（重庆医科大学附属第一医院护理部主任），肖明朝教授（重庆医科大学附属第一医院副院长、重庆护理职业学院院长），甘秀妮教授（重庆医科大学附属第二医院护理部主任）和罗羽教授（陆军军医大学护理学院院长）等护理领域专家们的学术指导，切实提高了本书的专业水准，在此一并表示真诚的感谢。全体编者本着高度负责、团体至上的理念参与编写，但书中难免有不当之处，敬请广大使用者在阅读本书的过程中，提出宝贵的意见和建议。

2021 年 8 月

CONTENTS 目录

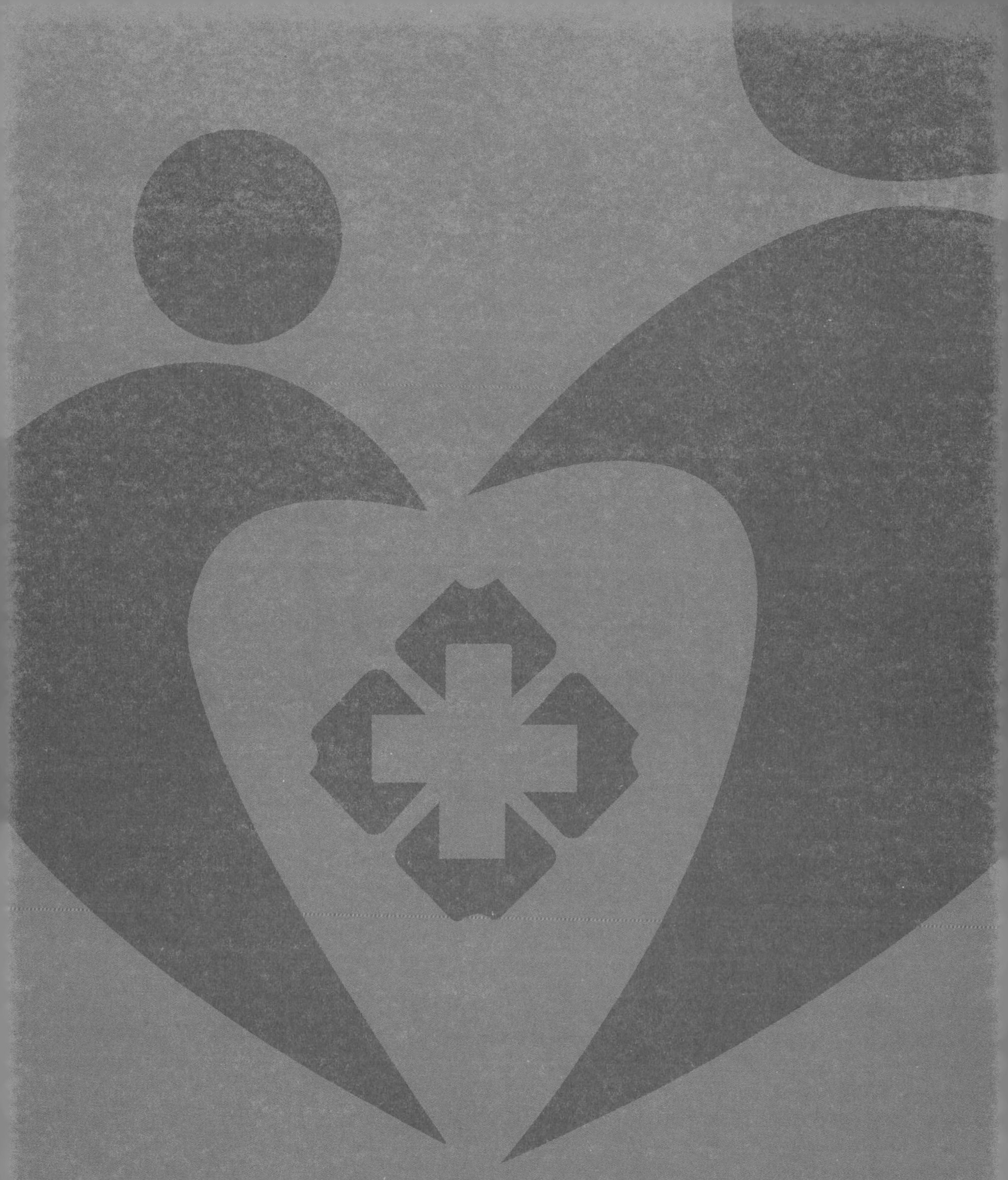

本章扫码做题

- 概述
  - 一般将儿童年龄划分为七期，即胎儿期、新生儿期、婴儿期、幼儿期、学龄前期、学龄期、青春期
- 胎儿期
  - 指从受精卵形成至胎儿娩出为止，约40周（40±2周）
  - 胎儿周龄即为胎龄，或称妊娠龄，临床上将胎儿期分为妊娠早期、中期、后期3个阶段
  - 妊娠早期
    - 此期为12周，是胎儿发育关键期
    - 受感染、创伤、药物等不利因素影响，可致流产或各种先天畸形，甚至夭折
  - 妊娠中期
    - 指13~28周（共16周）
    - 胎儿各器官迅速生长，功能逐渐成熟，但肺发育不成熟，若早产存活率低
  - 妊娠后期
    - 指29~40周（共12周）
    - 胎儿以肌肉发育和脂肪积累为主，体重增加快，出生后大多能存活
  - 此期胎儿完全依靠母体生存，应重视孕期保健和胎儿保健
- 新生儿期
  - 指自胎儿娩出脐带结扎至生后28天
  - 分娩中的损伤、感染延续存在，先天畸形也常在此期发现
  - 此期应特别加强护理，如保温、喂养、清洁卫生、消毒隔离等
  - 新生儿早期
    - 指出生不满7天的阶段
    - 新生儿发病率和死亡率均高，尤以新生儿早期为甚
  - 围生期
    - 指胎龄满28周至出生后7足天
    - 包括妊娠后期、分娩过程和新生儿早期3个阶段
    - 须重视优生优育，抓好围生期保健
- 婴儿期
  - 指自出生到1周岁之前
  - 此期儿童生长发育极其旺盛，对能量和营养素尤其是蛋白质的需要量相对较大
  - 消化吸收功能尚未完善，易发生消化紊乱和营养不良，应提倡母乳喂养和指导合理喂养
  - 来自母体的免疫抗体逐渐减少，自身免疫功能尚不成熟，易发生感染和传染性疾病
  - 应有计划地完成基础免疫程序，重视卫生习惯的培养，注意消毒隔离
  - 新生儿期包含在婴儿期内，但因其生长发育和疾病具有非常明显的特殊性，故将新生儿期单列

幼儿期

- 指自满1周岁到3周岁之前
- 生长发育速度较前稍减慢，但智能发育较前突出，语言、思维和社会适应能力增强
- 自主性和独立性不断发展，但对危险识别和自我保护能力不足，应防止意外伤害
- 免疫力仍低，传染病发病率仍较高，防病仍为保健重点
- 消化功能仍不完善，合理喂养仍是保持正常生长发育的重要环节

学龄前期

- 指自满3周岁到6~7岁入小学前
- 体格发育减慢呈稳步增长，智能发育更趋完善，语言和思维能力进一步发展
- 具有较大的可塑性，应加强早期教育，培养良好的道德品质和生活自理能力，为入学做准备
- 防病能力增强，但仍可患传染病、免疫性疾病及发生各种意外，应做好预防保健工作

学龄期

- 指自6~7岁入小学始到进入青春期前
- 体格生长仍稳步增长，除生殖系统外各器官发育已接近成人水平
- 智能发育更成熟，理解、分析、综合能力增强
- 感染性疾病的发病率较前有所下降，但要注意预防近视眼和龋齿
- 端正坐、立、行姿势，安排有规律的生活、学习和锻炼
- 保证充足营养和休息，防治精神、情绪和行为等方面的问题

青春期

- 年龄范围一般为10~20岁
- 女孩青春期开始和结束年龄都比男孩早2年左右
- 体格生长发育再次加速，出现第二个生长高峰，生殖系统发育加速并趋于成熟
- 至本期末各系统发育已成熟，体格生长逐渐停止
- 此期患病率和死亡率相对较低，但常出现心理、行为、精神方面的问题
- 保证足够营养，加强体格锻炼，注意充分休息，及时进行生理、心理卫生和性知识教育

第二章 儿童生长发育

本章扫码做题

生长发育规律

生长发育的连续性和阶段性

- 整个儿童时期，生长发育呈一连续的过程，但生长速度呈阶段式
- 出生后第一年，体重和身长的增长最快，为生后的第一个生长高峰
- 生后第二年以后，生长速度逐渐减慢，至青春期又迅速加快，出现第二个生长高峰

各系统器官发育的不平衡性

- 各系统器官的发育有先有后、快慢不一，与其在不同年龄的生理功能有关
- 神经系统发育最早，生后2年内发育最快，6~7岁基本达成人水平
- 淋巴系统在儿童期迅速生长，于青春期前达到高峰，以后逐渐降到成人水平
- 生殖系统发育最晚，青春期前处于幼稚期，青春期迅速发育达到成熟
- 其他系统如呼吸、循环、消化、泌尿、肌肉等的发育基本与体格生长平行
- 各系统生长发育的不平衡使生长发育速度曲线呈波浪式

生长发育的顺序性

- 遵循由上到下、由近到远、由粗到细、由低级到高级、由简单到复杂的顺序
- 先抬头、后抬胸，再会坐、立、行 — 从上到下
- 先抬肩、伸臂，再双手握物；先会控制腿，再控制脚的活动 — 由近到远
- 先会用全手掌抓握物品，再发展到能以手指端摘取 — 从粗到细
- 先会画直线，进而能画图形、画人 — 由简单到复杂
- 先会看、听和感觉事物、认识事物的表面属性，再发展到思维、分析、判断事物的类别属性 — 由低级到高级

生长发育的个体差异

- 受遗传、环境的影响，生长发育存在较大的个体差异，每个人生长的"轨迹"不完全相同
- 同年龄、同性别的儿童群体中，每个儿童的生长水平、生长速度、体型特点等都不完全相同
- 评价时必须考虑各种因素对个体的影响，并应作连续动态观察，才能作出正确判断

- **影响生长发育的因素**
  - 遗传因素和环境因素是影响儿童生长发育的两个最基本因素
  - **遗传因素**
    - 儿童生长发育的“轨迹”或特征、潜力、趋势等，由父母双方的遗传因素共同决定
    - 种族、家族的遗传信息影响深远，如皮肤和头发的颜色、面部特征、身材高矮、体型等
    - 遗传性疾病无论是染色体畸变或代谢缺陷对生长发育均有显著影响
    - 男女性别也可造成生长发育的差异，在评价儿童生长发育时应分别按男、女标准进行
  - **环境因素**
    - 营养
      - 合理的营养是儿童生长发育的物质基础，年龄越小受营养的影响越大
      - 各种营养素供给比例恰当，生活环境适宜，儿童生长潜能就可能得到最好的发挥
      - 宫内发生营养不良可导致胎儿体格生长发育落后，严重时脑的发育也迟缓
      - 生后营养不良可影响体格生长，影响智力、心理和社会适应能力的发展
      - 宫内营养不良和超重儿童成年后发生胰岛素抵抗、糖尿病、动脉粥样硬化等概率将增加
    - 疾病
      - 任何引起生理功能紊乱的急、慢性疾病均可直接影响儿童的体格生长
      - 急性腹泻、肺炎可致儿童体重下降
      - 某些内分泌疾病，如先天性甲状腺功能减低症常引起骨骼生长和神经系统发育迟缓
      - 先天性疾病，如先天性心脏病常伴随生长迟缓
    - 孕母情况
      - 胎儿的生长发育与孕母生活环境、营养、情绪、健康状况等密切相关
      - 孕母生活环境舒适、营养丰富、心情愉快、身体健康，胎儿发育常良好
      - 孕母营养缺乏、抽烟、酗酒、滥用药物等可致胎儿流产、畸形、发育迟缓或患先天性疾病
    - 生活环境
      - 良好的居住环境、卫生条件，能促进儿童生长发育
      - 家庭生活模式、亲子关系、父母育儿观念、父母婚姻质量等直接影响儿童的早期发展水平
      - 健康的生活方式、科学护理、正确的教养、适当的锻炼、完善的医疗保健服务、良好的教育体制，都是促进儿童体格生长、神经心理发育达到最佳状态的重要因素

出生至青春前期体格生长规律

体格生长常用指标

- 包括体重、身高(长)、坐高(顶臀长)、头围、胸围、上臂围、皮下脂肪厚度等

体重的增长

- 体重概述
  - 是身体各器官、组织及体液的总重量
  - 是反应儿童体格生长,尤其是营养状况,最易获得的敏感指标
  - 是儿科临床计算药量、输液量等的重要依据
- 相关因素
  - 新生儿出生体重与胎次、胎龄、性别及宫内营养状况有关
- 生理性体重下降
  - 部分新生儿在生后数天内,由于摄入不足、胎粪及水分的排出,体重可发生下降,下降范围为原有体重的5%~10%,多在生后3~4日达最低点,至第7~10日恢复,早产儿恢复较慢
  - 如体重下降超过 10% 或至第 2 周体重未恢复到出生水平时,应考虑喂养不足或病理原因所致
  - 生后及早合理喂哺可减轻甚至避免生理性体重下降的发生
- 增长规律
  - 儿童年龄越小,体重增长越快;体重增长为非匀速增长,存在个体差异
  - 正常足月儿生后第一个月体重增长可达1~1.7kg,生后3~4月约为出生体重的2倍,12月龄时约为出生体重的3倍(10kg)
  - 生后第1年增长最快;有婴儿期和青春期两个生长高峰
  - 可用公式估算,12个月体重约为10kg,1~12岁体重(kg)=年龄(岁)×2+8

身高(长)的增长

- 身高概述
  - 指头顶至足底的垂直距离,是头、躯干(脊柱)与下肢长度的总和
  - 3岁以下儿童立位测量不易准确,应采用测量床仰卧位测量,称身长
  - 3岁以后采用身高计立位测量,称身高
  - 卧位与立位测量值相差1~2cm
- 相关因素
  - 与遗传、种族、内分泌、营养、运动和疾病等有关;短期的疾病与营养波动不会明显影响身高
- 增长规律
  - 生后第1年增长最快,有婴儿期和青春期两个生长高峰
  - 出生时平均约为50cm,1岁时约为75cm,2岁时86~87cm,2~12岁身高(cm)=年龄(岁)×7+75

坐高的增长

- 坐高概述
  - 指由头顶至坐骨结节的垂直距离,反映头颅与脊柱的生长
  - 3岁以下采用测量床仰卧位测量,称顶臀长
  - 3岁后采用坐高计坐位测量,称坐高
- 相关因素
  - 影响下肢生长的疾病,可使坐高(顶臀长)与身高的比例停留在幼年状态
- 增长规律
  - 坐高占身高的百分数随年龄增长而下降

头围的增长

- 头围概述
  - 指自眉弓上缘经枕骨结节绕头一周的长度,是反映脑发育和颅骨生长的一个重要指标
  - 3岁以内常规测量头围
- 相关因素
  - 头围过小提示脑发育不良,头围过大或增长过快提示脑积水、脑肿瘤的可能
- 增长规律
  - 出生时头围约34cm,3个月时约40cm,1岁时约46cm,2岁时约48cm,15岁时基本同成人,约54cm

胸围的增长

- 胸围概述
  - 指自乳头下缘经肩胛骨角下绕胸一周的长度,反映肺和胸廓的发育
- 相关因素
  - 头围、胸围生长曲线交叉时间与儿童营养和胸廓发育有关
  - 肥胖儿胸围可于3~4个月时暂时超过头围
  - 营养较差、佝偻病等儿童的胸围超过头围的时间可推迟到1.5岁以后
- 增长规律
  - 出生时胸围32~33cm,1岁时胸围约等于头围,约为46cm,1岁至青春前期胸围(cm)≈儿童年龄(岁)-1

上臂围的增长

- 上臂围概述
  - 指沿肩峰与尺骨鹰嘴连线中点绕上臂一周的长度
  - 反映上臂骨骼、肌肉、皮下脂肪和皮肤的发育水平,常用以评估儿童营养状况
- 增长规律
  - 生后第1年内上臂围增长迅速,1~5岁期间增长缓慢
- 营养状况评估
  - 可通过测量左上臂围以普查5岁以下儿童的营养状况
  - >13.5cm为营养良好,12.5~13.5cm为营养中等,<12.5cm为营养不良

- **青春期体格生长特点**
  - 青春期是儿童到成人的过渡期
  - 体格生长出现第二个高峰，尤其身高增长迅速，称身高增长高峰（PHV），有明显的性别差异
  - 女孩多在9~11岁乳房发育，男孩多在11~13岁睾丸增大，标志青春期开始
  - 生长高峰提前者，身高停止增长较早，男孩的PHV约晚女孩2年，意味着男孩多长约10cm，因此男孩一般比同龄女孩高12~13cm
  - 青春期体重的增长与身高平行
  - 体型发生显著改变，女孩逐渐形成身体曲线，臀围加大；男孩肩部增宽，下肢较长，肌肉增强
- **体格生长评价**
  - **体格生长评价常用方法**
    - 均值离差法（标准差法）
      - 适用于正态分布状况
      - 用体格生长指标的实测值与均值比较，根据实测值在均数上下所处的位置，确定和评价儿童发育等级
      - 国内最常用五等级评价标准
    - 中位数、百分位数法
      - 适用于正态和非正态分布状况，通常以P_3~P_{97}为正常范围
      - 可直接用百分位进行分级评价
    - 标准差的离差法 — 该方法用偏离该年龄组标准差的程度反映生长情况，可用于不同人群间的比较
    - 指数法
      - 用两项指标间相互关系作比较
      - Kaup指数
        - 即体重(kg)/身高$(cm)^2 \times 10^4$
        - 主要反映体格发育水平及营养状况，尤其适用于婴幼儿
        - 15~19为正常，13~15为消瘦，19~22为优良，>22表示肥胖
      - 体质指数（BMI）
        - 即体重(kg)/身高$(m)^2$
        - 能较为敏感地反映体型胖瘦，常用于区别正常或肥胖和评价肥胖程度
    - 生长曲线评价法
      - 了解儿童所处生长水平
      - 比较前后数据，可看出生长趋势和生长速度，及时发现偏离，分析原因予以干预
      - 连续动态测量较单次测量更能说明问题
  - **体格生长评价内容**
    - 生长水平 — 将儿童某一年龄时点的某一项体格生长指标测量值与参照人群值进行比较，即得到该儿童生长的现实水平，常以等级表示，但不能预示其生长趋势
    - 生长速度
      - 连续测量儿童某项体格生长指标，获得该项指标在某一年龄阶段的增长值，即为该儿童该项指标的生长速度
      - 可发现个体儿童自身的“生长轨迹”，预示其生长趋势，与参照人群值比较，可及时发现生长偏离
      - 以生长曲线图观察儿童生长速度最简单、直观
      - 常规测量时间和频率 — 6个月内每月1次，6~12个月每2月1次，1~2岁每3月1次，3~6岁每半年1次，6岁以上每年1次，高危儿适当增加观察次数
    - 匀称程度
      - 评估儿童体格发育各项指标间的关系
      - 体型匀称 — 身高（长）/体重与参照人群值比较，反映体型生长的比例关系
      - 身材匀称 — 坐高（顶臀长）/身长（高）与参照人群值比较，反映儿童下肢发育状况，评价身材是否匀称
  - **体格生长评价注意事项**
    - 采用规范的测量工具及正确的测量方法，获取准确的体重、身高等指标数据进行统计分析
    - 选择合适的正常儿童体格生长标准参照值作为比较，并采用适当的体格生长评价方法
    - 应定期、连续地纵向观察，以了解儿童生长趋势，不可单凭一次检查结果就作出结论
    - 对早产儿应矫正胎龄至40周（足月）后再评价；一般头围至18月龄、体重至24月龄、身长至40月龄不再矫正
    - 采用多种指标综合评价，以防单一指标评价的局限性
    - 体格测量的评价结果应综合分析，以便得出较确切和实际的判断

第二章 儿童生长发育

- 骨骼发育
  - 颅骨发育
    - 颅骨随脑的发育而增长，故其发育较面部骨骼早；颅骨间小的缝隙为骨缝，大的缝隙为囟门
    - 骨缝
      - 出生时骨缝稍有重叠，生后2~3个月颅骨重叠逐渐消失
    - 囟门
      - 前囟
        - 为顶骨和额骨边缘形成的菱形间隙，对边中点连线长度在出生时约1.5~2.0cm
        - 96%的儿童2岁时闭合
        - 病理改变
          - 前囟早闭、头围小提示脑发育不良、小头畸形
          - 前囟迟闭、过大见于佝偻病、甲状腺功能减低症等
          - 前囟张力增加常示颅内压增高，而前囟凹陷则见于极度消瘦或脱水者
      - 后囟
        - 为顶骨与枕骨边缘形成的三角形间隙
        - 出生时即已很小（大约0.5cm）或已闭合，最迟出生后6~8周闭合
  - 脊柱发育
    - 脊柱的增长反映脊椎骨的发育，新生儿时脊柱仅轻微后凸
    - 脊柱生理弯曲的形成
      - 婴儿3~4个月抬头动作的发育使颈椎前凸，形成颈曲
      - 6~7个月会坐时，胸椎后凸形成胸曲
      - 1岁左右开始行走，腰椎前凸逐渐形成腰曲
    - 不正确的坐、立、行姿势及骨骼病变均可能引起脊柱发育异常或造成脊柱畸形
  - 长骨发育
    - 长骨的生长主要依靠其干骺端软骨骨化和骨膜下成骨作用使之增长、增粗
    - 随年龄的增长，长骨干骺端的软骨次级骨化中心按顺序和骨解剖部位规律的出现
    - 次级骨化中心
      - 其出现可反应长骨生长发育成熟程度，有助于判断骨发育年龄，称之为骨龄
      - 出生时股骨远端及胫骨近端出现次级骨化中心，标志着新生儿长骨发育成熟
      - 4~6个月时，婴儿腕部才出现次级骨化中心，10岁时出全，共10个
      - 1~9岁腕部骨化中心数目≈岁数+1
      - 骨龄测量主要采用左手腕X线摄片，小婴儿或考虑有骨发育延迟的婴幼儿应加摄膝部X线片
      - 正常骨化中心出现的年龄有较大个体差异，判断骨龄异常应慎重，需结合临床综合分析
    - 干骺端骨性融合，标志长骨生长结束
- 牙齿发育
  - 牙齿的发育与骨骼发育有一定的关系，但因胚胎来源不完全相同，故发育速度也不平行
  - 人的一生有两副牙齿，即乳牙（共20个）和恒牙（共32个）

（续）牙齿发育

- **乳牙**
  - 萌出时间
    - 生后4~10个月（多数为8个月时）萌出，3岁前出齐
    - 2岁以内乳牙的数目≈月龄-（4~6）
  - 萌牙延迟 — 指13个月龄后仍未萌牙
  - 萌出顺序 — 一般下颌先于上颌、自前向后进行
- **恒牙**
  - 出牙顺序
    - 6岁左右开始出第一颗恒牙即第一磨牙，又称6龄齿
    - 6~12岁乳牙按萌出先后逐个被同位恒牙代替
    - 12岁左右出第二磨牙
    - 17~18岁以后出第三磨牙（智齿），但也有人终身不出此牙
    - 一般20~30岁时出齐
  - 第一磨牙对颌骨的形态发育及牙齿的排列起重要作用
  - 第二乳磨牙的存在可扶持第一磨牙的位置，故必须注意对乳磨牙的保护
- **可伴随症状** — 出牙虽为生理现象，但个别儿童可有低热、流涎、睡眠不安、烦躁等反应
- **相关因素**
  - 牙的生长与蛋白质、钙、磷、氟、维生素A、维生素C和维生素D等营养素和甲状腺激素有关
  - 食物的咀嚼有利于牙齿生长
- **牙齿发育异常** — 包括萌牙延迟、排列紊乱、缺牙、牙釉质异常等

生殖系统发育

- **女性生殖系统发育**
  - 包括女性生殖器官的形态、功能发育和第二性征发育
  - 第二性征发育顺序为乳房、阴毛、腋毛发育
  - 乳房发育是第二性征中出现最早的征象，为青春期始动的标志
  - 月经初潮来临，标志女性生殖功能发育成熟
- **男性生殖系统发育**
  - 包括男性生殖器官的形态、功能发育和第二性征发育
  - 第二性征发育顺序为睾丸、阴茎、阴囊、阴毛、腋毛、变声、胡须及喉结
  - 出生时睾丸大多已降至阴囊，约10%尚位于下降途中某一部位，一般于1岁内都会下降到阴囊，少数未降者即为隐睾
  - 睾丸增大是男孩青春期的第一征象，其分泌的雄激素促进第二性征的出现
  - 首次遗精标志男性性功能发育成熟
- **发育异常**
  - 性早熟（青春期提前） — 指女孩在8岁以前，男孩在9岁以前出现第二性征
  - 性发育延迟 — 指女孩14岁、男孩16岁后仍无第二性征出现

第二章 儿童生长发育

- **概述**
  - 神经心理发育大量反映为日常的行为，包括感知、运动、语言的发育，以及记忆、思维、情感、性格等心理活动的发展，故此期的发育也称之为行为发育。儿童神经心理发育的基础是神经系统的发育，尤其是脑的发育。除先天遗传因素外，神经心理的发育与环境密切相关
- **神经系统的发育**
  - 大脑形态发育
    - 出生时脑重已达成人脑重的25%，体积为成人的1/3，脑细胞数目已与成人相同，但其树突与轴突少而短
  - 大脑功能发育
    - 初生时的活动主要由皮质下系统调节，动作不自主且肌张力高
    - 随着脑实质逐渐增长、成熟，运动转为由大脑皮质中枢调节，对皮质下中枢的抑制作用也趋明显
    - 儿童脑耗氧在基础代谢状态下占总耗氧量的50%，而成人为20%
    - 长期营养缺乏可引起脑的生长发育落后
  - 神经纤维髓鞘发育
    - 在4岁左右完成
    - 婴儿时期由于髓鞘形成不完善，刺激引起的神经冲动传导慢，而且易于泛化，不易形成明显的兴奋灶，儿童易疲劳而进入睡眠状态
  - 脊髓的发育
    - 在出生时相对较成熟，其发育与运动功能进展平行，随年龄而增重、加长
    - 脊髓下端在胎儿时位于第2腰椎下缘，4岁时下移至第1腰椎，做腰椎穿刺时应注意
  - 非条件反射
    - 出生时即具有觅食、吸吮、握持、拥抱等一些非条件反射
    - 非条件反射会随着年龄增长和大脑皮质的发育而逐渐消退，否则将影响动作发育
    - 3~4个月前婴儿肌张力较高，凯尔尼格征(Kernig sign)可为阳性
    - 2岁以下巴宾斯基(Babinski)征阳性亦可为生理现象
  - 条件反射
    - 出生后2周左右即可形成第一个条件反射，即抱起喂奶时出现吸吮动作
    - 随着条件反射的形成和积累，儿童综合分析能力逐渐提高，智力发展也逐渐趋于复杂和完善
- **感知觉的发育**
  - 视感知发育
    - 新生儿视觉最佳焦距为15~20cm
    - 在清醒和安静状态下可短暂注视和追随近处缓慢移动的物体
    - 3~4个月时头眼协调较好，可追物180°，能辨别彩色和非彩色物体
    - 6~7个月时目光可随上下移动的物体垂直移动，开始认识母亲和常见物品如奶瓶等
    - 8~9个月开始出现视深度感觉，能看到小物体
    - 4~5岁时视深度充分发育，视力达到5.0
  - 听感知发育
    - 新生儿听力发育良好，能辨音量、音调、音色、语音和非语音
    - 3~4个月时头可转向声源(定向反应)，6个月时能区别父母的声音，唤其名有应答表示
    - 10~12个月时能听懂自己的名字，1~2岁时能听懂简单指令
    - 4岁时听觉发育逐渐成熟，并持续至青少年期
    - 听感知发育与语言发育直接相关，听力障碍如不能在6个月内得到确诊和干预，则可因聋致哑
    - 新生儿听力筛查(NHS)是早期发现听力障碍的有效办法

- （续）感知觉的发育
  - 味觉和嗅觉发育
    - 味觉
      - 出生时味觉发育已很完善，可对不同味道产生不同的反应
      - 4~5个月是味觉发育关键期，应适时添加各类转乳期食物
    - 嗅觉
      - 出生时嗅觉发育已成熟，生后1~2周的新生儿可辨别母亲和他人的气味
      - 3~4个月时能区别愉快和不愉快的气味，7~8个月开始对芳香气味有反应
  - 知觉发育
    - 知觉为人对事物各种属性的综合反映
    - 5~6个月时婴儿已有手眼协调动作，1岁末开始有空间和时间知觉的萌芽
    - 3岁能辨上下，4岁能辨前后、今明昨天，5岁开始辨左右、周内时序、四季等概念
- 运动的发育
  - 粗大运动
    - 指身体对大动作的控制，包括颈肌、腰肌的平衡能力，以及爬、站、走、跑、跳等动作
    - 大运动发育（口诀）
      - 二抬、四翻、六会坐、七滚、八爬、十会站
      - 周岁走、二岁跑、三岁单足跳
  - 精细运动
    - 指手和手指的动作，如抓握物品、涂画、叠方木等
    - 精细运动发育（口诀）
      - 三握、五抓、七换手、九十对指
      - 一岁乱画、二岁折纸、三岁搭桥
- 语言的发育
  - 语言是儿童学习、社会交往、个性发展中的一个重要能力，语言发育是儿童全面发育的标志
  - 语言发育必须听觉、发音器官和大脑功能正常并须经过发音、理解和表达3个阶段
  - 发音阶段
    - 新生儿已会哭叫，并且饥饿、疼痛等不同刺激所反映出来的哭叫声在音响度、音调上有所区别
    - 3~4个月咿呀发音，7~8个月能发“爸爸”“妈妈”等语音
    - 8~9个月喜欢模仿成人的口唇动作练习发音
  - 理解语言阶段
    - 婴儿在发音的过程中逐渐理解语言
    - 婴儿通过视觉、触觉、体位觉等与听觉的联系，逐步理解一些日常用品
    - 6~7个月能听懂自己的名字，9个月左右能听懂简单的词意，如再见等
    - 10个月左右能有意识地叫“爸爸”“妈妈”
    - 亲人对婴儿发音及时、恰当的应答，多次的反复，可促进语言的理解
  - 表达语言阶段
    - 在理解的基础上，儿童学会表达语言
    - 12月龄开始会说单词，如“再见”等，18个月能指认、说出家庭主要成员的称谓
    - 24个月能指出简单的人、物品和图片，会说2~3个字构成的短句
  - 语言发育过程中的问题
    - 乱语——又称隐语，1~2岁儿童由于词汇有限，表达自己需求时说出的一些成人听不懂的话语
    - 口吃——3~4岁儿童，词汇增多，但常常发音不准或句法不妥，一般情况下可逐渐转为发音正常
    - 自言自语——儿童从外部语言向内部语言转化的过渡形式，7岁以后消失

心理活动的发展

- **注意的发展**
  - 注意是人的心理活动集中于一定的人或物，是一切认知过程的基础
  - 注意分无意注意和有意注意
  - 婴儿期以无意注意为主，幼儿期注意的稳定性差，易分散、转移
  - 5~6岁以后儿童才能较好地控制自己的注意力
- **记忆的发展**
  - 记忆是将所获得的信息“贮存”和“读出”的神经活动过程
  - 记忆可分为感觉、短暂记忆和长久记忆3个阶段
  - 长久记忆分为再认和重现两种
    - 再认是指以前感知的事物在眼前重现时能认识
    - 重现是指以前感知的事物虽不在眼前出现，但可在脑中重现，即被想起
  - 婴儿只有再认而无重现
  - 3岁儿童可重现几个星期前的事情，4岁可重现几个月前的事
- **思维的发展**
  - 思维是人应用理解、记忆和综合分析能力来认识事物的本质和掌握其发展规律的一种精神活动，是心理活动的高级形式
  - 1岁以后儿童开始产生思维
  - 婴幼儿的思维为直觉活动思维
  - 学龄前期儿童以具体形象思维为主
- **想象的发展**
  - 想象是对感知过的事物进行思维加工、改组，创造出现实中从未有过的事物形象的思维活动，常通过讲述、画图、写作、唱歌等表达出来
  - 新生儿没有想象能力
  - 1~2岁儿童仅有想象的萌芽，局限于模拟成人生活中的某些个别动作
  - 3岁后想象内容稍多，但仍为片段、零星的
  - 学龄前儿童想象力有所发展，以无意想象和再造想象为主，想象的主题易变
  - 学龄期儿童有意想象和创造性想象迅速发展
- **情绪、情感的发展**
  - 情绪是个体生理或心理需要是否得到满足时的心理体验和表现
  - 情感是在情绪的基础上产生对人、物关系的体验，属较高级复杂的情绪
  - 新生儿表现出不安、啼哭等消极情绪，通过哺乳、抚摸等可缓解
  - 6个月后儿童能辨认陌生人时逐渐产生对母亲的依恋及分离性焦虑，9~12个月达依恋高峰
  - 婴幼儿情绪表现特点为时间短暂，反应强烈，容易变化，外显而真实，易冲动，但反应不一致
  - 随年龄增长，儿童情绪反应渐趋稳定，情感日益分化，产生信任感、安全感、荣誉感等
- **意志的发展**
  - 意志为自觉地、主动地调节自己的行为，克服困难以达到预期目标或完成任务的心理过程
  - 新生儿无意志，婴幼儿开始出现意志的萌芽
  - 随年龄增长，儿童意志逐步形成和发展
  - 积极的意志主要表现为自觉、坚持、果断和自制，消极的意志则表现为依赖、顽固和易冲动等
  - 成人可通过日常生活、游戏和学习来培养孩子的积极意志，增强其自制力、独立性和责任感

- （续）心理活动的发展
  - 个性和性格的发展
    - 个性是个人处理环境关系时所表现出来的与他人不同的习惯行为方式和倾向性，包括思想方法、情绪反应、行为风格等
    - 性格是个性心理特征的重要方面，是在人的内动力与外环境产生矛盾和解决矛盾的过程中发展起来的
    - 婴儿期因生理需要均需依赖成人，逐渐建立对亲人的依赖性和信任感
    - 幼儿期有一定自主感，但又未脱离对亲人的依赖，常出现违拗言行与依赖行为相交替现象
    - 学龄前期生活基本能自理，主动性增强，但主动行为失败时易出现失望和内疚
    - 学龄期开始正规学习生活，重视自己勤奋学习的成就
    - 青春期少年心理适应能力加强但容易波动，在感情问题、伙伴问题等方面处理不当易发生性格变化
- 社会行为的发展
  - 儿童社会行为是各年龄阶段心理行为发展的综合表现
  - 其发展受外界环境的影响，也与家庭、学校、社会对儿童的教育密切相关，并受神经系统发育程度的制约
- 儿童睡眠
  - 睡眠是生命中的一个重要生理过程，人的一生中有1/3的时间在睡眠中度过
  - 儿童睡眠是早期发育中脑的基本活动，在生命的早期所需睡眠时间更长
  - 新生儿总睡眠时间在各期儿童中最长，每天16~20h，昼夜睡眠时间基本相等
  - 2~3个月是建立昼夜睡眠规律的关键期
  - 高质量睡眠有助于儿童智力发育，与儿童认知功能、学习和注意力密切相关并能促进体格生长
- 神经心理发育的评价
  - 儿童神经心理发育水平表现在感知、运动、语言和心理过程等各种能力及性格方面，对这些能力和特征的检查称为心理测验
  - 心理测验方法有发育量表、智能测验、适应行为等
  - 发育水平测验
    - 筛查性测验 — 丹佛发育筛查测验（DDST）；图片词汇测验（PPVT）、绘人测验（HFDs）
    - 诊断性测验 — 盖瑟尔发育量表（GDS）；贝莉婴儿发育量表（BSID）；韦氏学前及初小智能量表（WPPSI）和韦氏儿童智能量表（WISC）；斯坦福-比奈智能量表（S-B）
  - 适应性行为评定
    - 婴儿-初中学生社会生活能力量表 — 是目前国内普遍采用的一种适应性行为检查量表
    - Achenbach儿童行为量表（CBCL） — 用以筛查儿童的社会能力和行为问题
    - Conner注意力缺陷多动障碍儿童行为量表 — 是目前发育儿科广泛应用的评估量表之一
    - Vanderbilt注意力缺陷多动障碍儿童行为量表 — 是另一个发育儿科广泛应用的ADHD评估量表之一
    - 改良婴幼儿孤独症量表（M-CHAT） — 是初期孤独症筛查工具
    - 儿童孤独症评定量表（CARS） — 是临床常用的孤独症诊断量表
  - 心理测验注意事项
    - 心理测验只用于评定儿童神经心理发育水平，不能诊断疾病
    - 必须由经过专门训练的专业人员进行
    - 发育量表是测验婴幼儿在某一年龄段的神经心理功能发育水平，并不能完全预示以后能力的高低
    - 根据目的选择测验
    - 测试中与被试儿童建立友好、信任关系，根据年龄、性别等调整交流方式
    - 正确解释测验结果并对结果保密
    - 受试儿童宜精神饱满、无身体不适
    - 测试环境光线柔和、温度适宜、安静、舒适，测试开始后避免他人进出测试房间

第三章 儿童保健

本章扫码做题

- 胎儿特点及保健
  - 胎儿的特点
    - 胎儿的发育与孕母的健康、营养状况、生活环境和心理卫生等密切相关
    - 胎儿期保健应以孕母的保健为重点
    - 胎儿期是致畸敏感期，尤其是前3个月
  - 胎儿的保健
    - 产前保健
      - 预防遗传性疾病与先天畸形
        - 婚前遗传咨询，禁止近亲结婚
        - 预防孕期感染
        - 避免接触放射线和化学毒物，不吸烟和酗酒
        - 患慢性疾病的孕母应在医生指导下用药
        - 定期检查、加强观察
      - 保证充足营养
        - 早期要注意补充叶酸和碘
        - 晚期要合理摄入能量和各种营养素
        - 注意膳食搭配，保证各种营养物质的摄入
      - 保证孕母良好的生活环境 — 生活规律，心情放松、愉快，劳逸结合，尽量避开污染环境
      - 避免妊娠期并发症 — 加强高危孕妇的随访，预防流产、早产及其他异常产的发生
    - 产时保健
      - 重点是注意预防产伤及产时感染
      - 选择正确分娩方式，权衡各种助产方式的利弊，合理使用器械助产
      - 有胎膜早破、羊水污染、宫内窒息等情况时，可预防性使用抗生素
    - 胎儿期心理卫生 — 做好优生准备及适宜的胎教
    - 孕母妊娠末期，社区保健工作者应至少做1次家庭访视
- 新生儿特点及保健
  - 新生儿的特点
    - 组织和器官的功能发育尚不成熟
    - 对外界环境变化的适应性和调节性差
    - 抵抗力弱，易患各种疾病
    - 病情变化快，发病率和死亡率较高
  - 新生儿的保健
    - 产后保健
      - 生后第1周是关键
      - 预防并及时处理缺氧、窒息、低体温、低血糖、低血钙和颅内出血等情况
      - 产房温度保持在25~28℃
      - 新生儿娩出后迅速清除口、鼻腔内黏液，保证呼吸道通畅
      - 及时眼部用药，防治感染性眼病
      - 严格消毒、结扎脐带
      - 记录出生时Apgar评分、体温、呼吸、心率、体重与身长
      - 正常儿送入新生儿室或母婴室，尽早母乳喂养；高危儿送入重症监护室，予以特殊监护和积极处理

- (续)新生儿特点及保健
  - 新生儿的保健
    - 居家保健
      - 家庭访视
        - 社区妇幼保健人员在新生儿期一般家访3~4次，高危儿或有异常者适当增加访视次数
        - 访视内容
          - 询问新生儿出生情况及出生后生活状态、预防接种、喂养与护理等情况
          - 观察居住环境及新生儿一般情况，重点注意有无产伤、黄疸、畸形、皮肤与脐部感染等
          - 体格检查
            - 检查头颅、前囟、心肺腹、四肢、外生殖器
            - 测量头围、体重，视、听觉筛查
          - 指导及咨询，如喂养、日常护理
      - 合理喂养
        - 鼓励和支持母乳喂养，教授哺乳方法和技巧，按需授乳
        - 部分药物可通过乳汁分泌，如氨基糖苷类、氯霉素等，故乳母应在医生指导下用药
        - 母乳不足或无法进行母乳喂养者，采取科学的人工喂养方法
      - 保暖
        - 注意房间阳光充足，通风良好，保持室内温度20~22℃，湿度55%
        - 寒冷季节要特别注意保暖，指导正确使用热水袋或代用品保暖，防止烫伤
        - 随着气温变化，调节环境温度，增减衣被、包裹
      - 日常护理
        - 观察精神状态、面色、呼吸、体温、哭声和大小便等情况
        - 介绍正确的眼睛、口腔黏膜、鼻腔、外耳道、臀部和脐部的护理方法
        - 保持皮肤清洁，衣服式样应简单、宽松，易于穿脱，保证活动自如及双下肢屈曲
        - 衣柜不宜放置樟脑丸，以免引发新生儿溶血
      - 预防疾病和事故
        - 用具专用，食具用后消毒，母亲在哺乳和护理新生儿前应洗手
        - 家人患感冒时须戴口罩，减少亲友探视和亲吻，避免交叉感染
        - 患有皮肤病、呼吸道和消化道感染及其他传染病者，不能接触新生儿
        - 按时接种卡介苗和乙肝疫苗，及时补充维生素D，预防佝偻病
        - 防止因包被蒙头过严、哺乳姿势不当等造成新生儿窒息
        - 早期应进行先天性遗传代谢性疾病的筛查
      - 早期教养
        - 通过反复的视觉和听觉训练，建立各种条件反射，培养新生儿对周围环境的定向力及反应能力
        - 鼓励家长与新生儿进行眼与眼交流、皮肤与皮肤接触，促进情感连接及感知觉发育
        - 父母对新生儿说话和唱歌等，可促进智力发育

第三章 儿童保健

- 婴儿特点及保健
  - 婴儿的特点
    - 婴儿的生长发育是出生后最迅速的
    - 对能量和营养素尤其是蛋白质需要量相对较多
    - 消化和吸收功能尚未发育完善，易出现消化功能紊乱和营养不良等疾病
    - 从母体获得的免疫物质逐渐减少，易患肺炎等感染性疾病和传染病
  - 婴儿的保健
    - 合理喂养
      - 4~6个月内提倡纯母乳喂养
      - 部分母乳喂养或人工喂养儿则首选配方奶粉
      - 6个月以上引入其他食品，为断奶做准备，并使其适应多种食物，减少挑食、偏食发生
      - 家长应掌握其他食品引入顺序和原则、食物的选择和制作方法等
      - 在引入其他食品的过程中，注意观察粪便，判断食品引入是否恰当，避免或减少食物过敏
      - 尽早让婴儿学习自己用勺进食，促进眼、手协调，也使婴儿的独立性、自主性得到发展
    - 日常护理
      - 清洁卫生
        - 每日早晚给婴儿洗脸、脚、臀部等，每日沐浴，出汗多时应增加沐浴次数
        - 头部前囟鳞状污垢或痂皮，可涂植物油软化，再用专用洗发液和温水洗净
        - 耳部及外耳道的可见部分，每日以细软毛巾揩净
        - 鼻孔分泌物，用棉签蘸水揩除
        - 哺乳或进食后喂少量温开水清洁口腔
      - 衣着
        - 应简单、宽松少接缝，避免摩擦皮肤，便于穿脱及四肢活动
        - 上衣不宜有领，最好穿连衣裤或背带裤，以利胸廓发育
        - 按季节增减衣服和被褥，以不影响四肢循环和活动为宜
      - 睡眠
        - 保证充足睡眠，须在出生后即培养良好睡眠习惯，3~4个月后逐渐停止夜间哺乳
        - 环境不需要过分安静，白天光线柔和，夜间熄灯睡觉
        - 睡前避免过度兴奋，保持身体清洁、干爽和舒适
        - 应有固定的睡眠场所和睡眠时间，独自睡觉
        - 睡眠习惯养成后，不要轻易破坏
      - 牙齿
        - 乳牙萌出时会有不舒服表现，较大婴儿可给予稍硬的饼干、烤面包片等食物咀嚼
        - 乳牙萌出后，每晚用指套牙刷或软布清洁乳牙
        - 不宜含奶嘴入睡，以免发生“奶瓶龋病”
        - 注意吸吮奶嘴的正确姿势，防止反颌、错颌等畸形发生

- **（续）婴儿特点及保健**
  - **婴儿的保健**
    - 日常护理
      - 户外活动
        - 每日进行户外活动，呼吸新鲜空气和晒太阳
        - 可行空气浴和日光浴，以增强体质和预防佝偻病
    - 早期教育
      - 大小便训练
        - 大便次数减少至每日1~2次时，可开始训练定时大便
        - 婴儿会坐后练习大便坐盆，每次3~5min，坐盆时不要分散其注意力
      - 视、听能力训练
        - 3个月内：悬吊颜色鲜艳、能发声的玩具，每天定时放悦耳的音乐，经常面对婴儿说话、唱歌
        - 3~6个月：进一步完善视、听觉，培养婴儿分辨声调和好坏的能力
        - 6~12个月：培养其稍长时间的注意力；以询问方式让其看、指、找，从而使其视觉、听觉与心理活动紧密联系
      - 动作的发展
        - 2~3周：练习空腹俯卧，培养俯卧抬头，扩大视野
        - 3~6个月：应用玩具练习抓握能力；训练翻身
        - 7~9个月：逗引婴儿爬行，练习站立、坐下和迈步，以增强婴儿的活动能力，扩大活动范围
        - 10~12个月：鼓励学走路
      - 语言的培养
        - 出生后：引导婴儿把语言同人和物及动作联系起来
        - 5~6个月：培养其对简单语言做出动作反应，以发展理解语言的能力
        - 9个月：开始培养婴儿有意识地模仿发音
    - 防止事故：预防异物吸入、窒息、中毒、跌伤、触电、溺水和烫伤等事故的发生
    - 预防疾病和促进健康
      - 按计划完成基础免疫，在传染病流行期间尽量避免到人群拥挤处
      - 定期体格检查
        - 内容
          - 体格测量及评价
          - 询问个人史及既往史
          - 各系统检查
          - 常见疾病实验室检查
        - 频率
          - 6个月内婴儿每月1次
          - 7~12个月婴儿2~3个月1次
          - 高危儿、体弱儿适当增加次数
      - 保健人员应根据具体情况给予婴儿期常见的健康问题的指导
    - 婴儿心理卫生
      - 适时地给予不同的感官刺激，促进其感知觉的迅速发育
      - 及时、准确地满足婴儿的各种需求，以促进婴儿建立安全型依恋

- 幼儿特点及保健
  - 幼儿的特点
    - 神经心理发育迅速，对周围环境产生好奇，乐于模仿
    - 随着自主性和独立性的不断发展，幼儿期成为社会心理发育最为迅速的时期
    - 感染性和传染性疾病发病率仍较高，事故发生率增加
  - 幼儿的保健
    - 合理安排膳食
      - 供给足够的能量和优质蛋白，保证各种营养素充足且均衡
      - 乳类供应应不低于总能量的1/3，每日5~6餐为宜
      - 2~2.5岁前，应进食细、软、烂的食物
      - 食物种类和制作方法需经常变换，做到多样化，菜色美观，以增进食欲
      - 18个月左右幼儿可能出现生理性厌食
      - 了解幼儿进食特点，注意合理喂养方法和技巧
      - 培养良好的进食习惯和就餐礼仪
    - 日常护理
      - 衣着
        - 颜色应鲜艳便于识别，穿脱应简便，便于自理
        - 3岁左右可学习穿脱和整理用物
      - 睡眠
        - 睡眠时间随年龄增长而减少
        - 一般每晚可睡10~12h，白天小睡1~2次
        - 睡前需人陪伴，使他们有安全感
        - 睡前可用低沉的声音重复讲故事帮助入眠
      - 口腔保健
        - 幼儿不能自理时，家长用软布或软毛牙刷帮助清洁牙齿
        - 2~3岁后在父母指导下刷牙，早晚各一次，饭后漱口
        - 少吃易致龋病的食物，并去除不良饮食习惯
        - 定期进行口腔检查
    - 早期教育
      - 大小便训练
        - 1~2岁幼儿开始能够控制肛门和尿道括约肌，2~3岁幼儿多已能控制膀胱排尿
        - 训练过程中多采用赞赏和鼓励方式进行训练，应穿易脱的裤子，以利排便习惯的培养
        - 大便训练常比小便训练先完成，5岁后仍不能随意控制排尿应就诊
      - 动作的发展
        - 玩具可促进动作的发展，可根据不同年龄选择合适的玩具
        - 成人可从旁引导或帮助幼儿玩耍，以发展其动作的协调性
      - 语言的发展
        - 经常与其交谈，鼓励多说话，促进语言发育
        - 可借助动画片等电视节目扩大其词汇量，纠正其发音
      - 卫生习惯的培养
        - 包括定时洗澡，勤换衣裤，勤剪指甲，饭前便后洗手，不喝生水等
      - 品德教育
        - 学习与他人分享、互助友爱、尊敬长辈、使用礼貌用语等
        - 成人要树立好榜样
        - 教育态度和要求应一致，要平等对待每个幼儿
        - 当幼儿破坏某些规则时，可予适当惩罚

- （续）幼儿特点及保健
  - 幼儿的保健
    - 预防疾病和事故
      - 继续加强预防接种和防病工作
      - 每6个月做一次健康检查，进行生长发育监测，预防营养不良、单纯性肥胖等疾病
      - 防止事故发生，如异物吸入、烫伤、跌伤、溺水等
    - 幼儿心理卫生
      - 常见的心理行为问题包括违抗、发脾气等，家长应针对原因采取有效措施
      - 父母对儿童的要求或行为应按照社会标准予以满足或约束
      - 尽量预见性的处理问题，用诱导的方法处理幼儿的行为问题

- 学龄前儿童特点及保健
  - 学龄前儿童的特点
    - 语言、思维、动作、神经精神发育较快，具有好奇、多问的特点
    - 易患急性肾炎、风湿病等免疫性疾病
    - 喜模仿而无经验，易发生各种事故
    - 此期是性格形成的关键时期，具有较大的可塑性，应加强早期教育
  - 学龄前儿童的保健
    - 合理营养
      - 饮食接近成人，每日4~5餐
      - 培养健康的饮食习惯和良好的进餐礼仪
      - 结合实际进行营养知识、食品卫生和防止烫伤等方面的健康教育
    - 日常护理
      - 自理能力——鼓励儿童自理，不能包办
      - 睡眠——入睡前与儿童进行轻松、愉快的活动，减轻紧张情绪，卧室内可开一盏小夜灯
    - 预防疾病和事故
      - 通过游戏和体育活动，增强儿童体质
      - 每年行1~2次体格检查，3岁后每年测视力、血压一次，筛查疾病，监测生长发育情况
      - 预防接种可在此期进行加强
      - 集体机构儿童特别注意传染病的预防，如水痘、痢疾等
      - 开展安全教育，采取相应的安全措施，以预防外伤、溺水等事故发生
    - 心理卫生
      - 意志品质的培养
        - 培养儿童关心集体、遵守规则、团结协作等品质
        - 培养克服困难的意志，增强其自觉、坚持、果断和自制的能力
        - 培养多方面的兴趣和想象、思维能力，陶冶情操
      - 促进智力发展
        - 引导儿童进行绘画、搭积木等较复杂的智力游戏，增强其思维能力和动手能力
        - 每次游戏时间20~25min为宜
      - 促进社会交往能力发展
        - 创造一定的社会交往，教给适宜的交往方式和基本的社会规则
        - 鼓励正确表达自己的意见，解决矛盾和问题
      - 防治常见的心理行为问题——针对吮拇指和咬指甲、遗尿、手淫等常见的心理行为问题，采取有效措施

学龄儿童特点及保健

- 学龄儿童的特点
  - 对事物具有一定的分析、理解能力，认知和社会心理发展非常迅速
  - 学龄期是儿童接受科学文化教育的重要时期，也是儿童心理发展上的一个重大转折时期
  - 机体抵抗力增强，发病率较低
  - 注意用眼卫生和口腔卫生，端正坐、立、行姿势，防治精神、情绪、行为等方面问题
- 学龄儿童的保健
  - 合理营养
    - 要求膳食营养充分而均衡
    - 重视早餐和课间加餐，保证早餐的质和量，最好于上午课间补充营养食品
    - 重视补充强化铁食品，减低贫血发病率
    - 可让儿童参与制订家庭菜谱和准备食物，以增加食欲
    - 学校开设营养教育课程，进行营养卫生宣教，纠正挑食、偏食等不良习惯
  - 体格锻炼
    - 每天进行户外活动和体格锻炼
    - 系统的体育锻炼能促进儿童体力、耐力的发展，课间活动还可清醒头脑，缓解躯体疲劳
    - 锻炼内容要适当，循序渐进，不能操之过急
  - 预防疾病
    - 培养良好的睡眠习惯
      - 按时上床和起床，尽可能保证午睡片刻
    - 注意口腔卫生
      - 每天早晚刷牙、饭后漱口，预防龋病
    - 预防近视
      - 儿童写字、读书时，保持正确姿势
      - 课堂桌椅要配套，并定期更换座位
      - 教室光线充足，避免儿童在太弱的光线下看书、写字
      - 课间要到户外活动，进行远眺以缓解视力疲劳
      - 写字不要过小过密，并积极开展眼保健操活动
      - 一旦儿童发生近视，要及时就医检查和治疗
    - 培养正确的坐、立、行等姿势
      - 从听课和阅读、写字、站立、走路这四个方面进行培养
  - 防止事故
    - 儿童必须学习交通规则和事故的防范知识，以减少伤残的发生
  - 心理卫生
    - 培养良好的学习习惯
      - 家长应帮助儿童提高学习兴趣，促进求知欲，养成热爱、快乐、独立学习的良好习惯
    - 促进社会性发展
      - 教会儿童听懂老师的要求，能向老师提出自己的请求
      - 帮助建立良好的同伴关系，尽快适应学校生活，获得安全感和归属感
      - 有计划、有目的地帮助儿童抵制社会各种不良风气
    - 保护自尊心
      - 应尊重孩子，遇事多听孩子的想法，多与孩子商量
      - 帮助儿童分析问题，判断对错，促进儿童自信心、自尊心的发展
    - 防治常见的心理行为问题
      - 学龄儿童对学校不适应，表现为焦虑、恐惧或拒绝上学
      - 家长一定要查明原因，采取相应措施
      - 需要学校和家长的相互配合，帮助儿童适应学校生活
      - 学习困难儿童应排除注意缺陷多动障碍、情绪行为问题及特殊发育障碍

- 青少年特点及保健
  - 青少年的特点
    - 体格及性器官发育迅速
      - 体重、身高明显增加，体格发育呈现第二个高峰期，并有明显的性别差异
    - 心理与社会适应能力发展相对缓慢
      - 心理水平尚处于从幼稚向成熟发展过渡，思维方式从经验型向理论型过渡，看待事物带有很大的片面性和表面性
      - 人格特点上，缺乏深刻而稳定的情绪体验，缺乏承受压力、克服困难的意志力
      - 社会经验十分欠缺
      - 身心发展处在一种非平衡状态，容易出现心理冲突和矛盾
      - 由于性成熟，使其对异性产生了好奇，滋生了对性的渴望，但因不能公开表现而感到压抑
      - 常处于各种心理矛盾的包围之中，如反抗与依赖、闭锁与开放、自满和自卑
      - 如果不能顺利解决各种心理矛盾，就可能在情绪、情感、性格及行为等方面出现异常，甚至出现严重的心理及行为偏差
    - 神经内分泌调节不稳定
      - 由于体内各种激素分泌不稳定，神经系统及免疫功能受到一定的影响
  - 青少年的保健
    - 供给充足营养
      - 包括能量、蛋白质、维生素及矿物质
      - 指导青少年选择营养适当的食物和保持良好的饮食习惯
    - 培养良好的卫生习惯
      - 重点加强少女的经期卫生指导，注意会阴部卫生，避免坐浴
    - 保证充足睡眠
      - 养成早睡早起的睡眠习惯
      - 家长和其他成人应起到榜样和监督作用
    - 预防疾病和事故
      - 可通过定期健康检查早期发现、治疗相关疾病
      - 创伤和事故是青少年，尤其是男孩常见的问题，应继续进行安全教育
    - 心理卫生
      - 培养自觉性和自制性
        - 容易染上吸烟、饮酒等不良习惯，以及酗酒、吸毒及滥用药物的恶习，应加强正面教育，帮助其养成良好的生活习惯
        - 接受系统的法制教育，学习助人为乐、勇于上进的道德风尚，自觉抵制腐化堕落思想的影响
      - 性教育
        - 家长、学校和保健人员可通过交谈、发放宣传手册等方式进行性教育，以去除青少年对性的困惑
        - 提倡正常的男女同学之间的交往，抵制黄色书刊、录像等的不良影响
        - 对青少年的自慰行为应给予正确引导，避免夸大其对健康的危害，以减少恐惧、苦恼和追悔的心理冲突和压力
      - 防治常见的心理行为问题
        - 最常见的心理行为问题为多种原因引起的出走、自杀及对自我形象不满等
        - 家庭及社会应给予重视，并采取积极的措施解决此类问题

- 概述
  - 儿童计划免疫是根据免疫学原理、儿童免疫特点和传染病疫情的监测情况制定的免疫程序，是有计划、有目的地将生物制品接种到儿童体中，以确保其获得可靠的抵抗疾病的能力，从而达到预防、控制乃至消灭相应传染病的目的。预防接种是计划免疫的核心。主动免疫为主，被动免疫为辅
- 免疫方式及常用制剂
  - 主动免疫及常用制剂
    - 主动免疫
      - 是指给易感者接种特异性抗原，刺激机体产生特异性的免疫力
      - 是预防接种的主要内容
    - 主动免疫制剂 — 统称为疫苗；按其生物性质分为灭活疫苗、减毒活疫苗、类毒素疫苗、组分疫苗（亚单位疫苗）及基因工程疫苗
  - 被动免疫及常用制剂
    - 被动免疫 — 指未接受主动免疫的易感者在接触传染源后，被给予相应的抗体，而立即获得免疫力
    - 被动免疫制剂 — 特异性免疫球蛋白、抗毒素、抗血清
- 免疫程序
  - 做好以下15种传染病的预防，为乙型肝炎、结核病、脊髓灰质炎、百日咳、白喉、破伤风、麻疹、甲型肝炎、流行性脑脊髓膜炎、流行性乙型脑炎、风疹、流行性腮腺炎、流行性出血热、炭疽和钩端螺旋体病
  - 乙肝疫苗
    - 属于基因工程疫苗 — 利用现代基因工程技术，将有效的特异性抗原基因插入易于增殖的载体，产生具有表达特异性抗原的制剂
    - 接种时间 — 0、1、6月龄，共3剂，第1、2剂次间隔≥28d
    - 接种部位及途径 — 上臂三角肌肌内注射
    - 接种禁忌对象 — 乙肝病毒携带者、对疫苗中任何成分过敏者、神经系统疾病者、重度营养不良者、先天性免疫功能缺陷者及正在应用免疫抑制剂治疗者
    - 推迟接种的对象 — 正在发热、患有急性或慢性严重疾病者及其痊愈不足2周者
    - 接种后反应 — 不良反应少见，个别可有低热或局部轻度红肿、疼痛，一般不必处理
  - 卡介苗
    - 系减毒活疫苗
    - 接种时间 — 只在出生时接种1次
    - 接种部位及途径 — 上臂三角肌中部略下处皮内注射
    - 接种禁忌对象 — 患结核病、急性传染病、肾炎、心脏病、湿疹、免疫缺陷症或其他皮肤疾病者
    - 接种后反应
      - 2周左右可出现局部红肿，6~8周显现结核菌素试验阳性，8~12周后结痂
      - 如出现化脓，形成小溃疡，腋下淋巴结肿大，可局部处理以防感染扩散
  - 脊髓灰质炎疫苗
    - 属于减毒活疫苗
    - 接种时间
      - 2、3、4月龄及4周岁共接种4剂
      - 第1、2、3剂间隔均≥28d，第一剂可用脊髓灰质炎灭活疫苗
    - 接种途径 — 口服
    - 接种禁忌对象
      - 患免疫缺陷性疾病或正在接受免疫抑制剂治疗者
      - 对牛奶及其他乳制品过敏者
      - 凡有发热、腹泻及急性传染病者暂缓接种
    - 接种后反应 — 极少数婴儿可出现低热、恶心、呕吐、腹泻、皮疹，但能自愈
  - 无细胞百白破疫苗及白破疫苗
    - 无细胞百白破疫苗
      - 由无细胞百日咳疫苗（系灭活疫苗）、精制白喉类毒素和精制破伤风类毒素组成
      - 接种时间 — 3、4、5月龄，18~24月龄，共接种4剂，第1、2、3剂间隔均≥28d
      - 接种部位及途径 — 上臂三角肌肌内注射
      - 接种禁忌对象
        - 患有神经系统疾病、癫痫或有抽搐史者
        - 有明确过敏史者
        - 急性传染病（包括恢复期）、发热者暂缓接种
      - 接种后反应
        - 局部可出现红肿、疼痛，伴或不伴有低热、疲倦等，偶见过敏性皮疹、血管性水肿
        - 若全身反应严重者，应及时就诊
    - 白破疫苗
      - 接种时间 — 只在6周岁时接种1剂
      - 接种部位及途径 — 上臂三角肌肌内注射
      - 禁忌证及不良反应参见“百白破疫苗”

- （续）免疫程序
  - 麻疹疫苗及麻腮风疫苗
    - 均为减毒活疫苗
    - 接种时间
      - 麻风疫苗（不足部分使用麻疹疫苗）8月龄接种1剂
      - 麻腮风疫苗（不足部分使用麻腮疫苗或麻疹疫苗代替）18~24月龄接种1剂
    - 接种部位及途径——上臂外侧三角肌下缘附着处皮下注射
    - 接种禁忌对象
      - 先天性免疫功能缺陷及免疫力低下者
      - 有过敏史者；曾患过敏性喉头水肿、过敏性休克等严重过敏性疾病者
      - 正在患有严重器官疾病，尤其是处于活动期的疾病
      - 曾患或正患多发性神经炎、吉兰－巴雷综合征等严重神经系统疾病，或其他进行性神经系统疾病
      - 急性感染性疾病，正在发热者
    - 接种后反应——局部一般无反应，少数儿童可在6~11日内出现一过性发热及卡他症状，产生轻微麻疹，或伴耳后及枕后淋巴结肿大，2~3d内可自行消退，必要时对症处理
  - 乙脑疫苗
    - 有减毒活疫苗和灭活疫苗两种剂型
    - 接种时间
      - 减毒活疫苗——8月龄、2周岁接种，共2剂
      - 灭活疫苗——8月龄（2剂，间隔7~10d）、2周岁、6周岁接种，共4剂
    - 接种部位及途径——上臂外侧三角肌下缘附着处皮下注射
    - 接种禁忌对象——发热及中耳炎、急性传染病、严重慢性疾病、脑及神经系统疾病、免疫系统功能缺陷或正在使用免疫抑制剂治疗、过敏性疾病者
    - 接种后反应——一般无不良反应，少数人局部红肿、疼痛，偶见低热和过敏性皮疹
  - 流脑疫苗
    - 属于组分疫苗——用生物化学的方法将细菌或病毒培养物中的有害成分去除而成
    - 接种时间
      - A群流脑疫苗——6~18月龄接种2剂，2剂间隔3个月
      - A+C流脑疫苗
        - 3周岁、6周岁接种2剂，间隔≥3年
        - 第1剂与A群流脑疫苗第2剂间隔≥12个月
    - 接种部位及途径——上臂外侧三角肌附着处皮下注射
    - 接种禁忌对象
      - 神经系统疾病及精神病者
      - 有过敏史者
      - 有严重疾病者，如心脏病、肾脏病等
      - 急性传染病及发热者
    - 接种后反应
      - 一般无严重的局部反应和全身反应
      - 个别儿童会局部出现红晕、轻微疼痛；低热；偶有过敏反应；一般自行恢复，必要时可对症处理
  - 甲肝疫苗
    - 有减毒活疫苗和灭活疫苗两种剂型
    - 接种时间
      - 减毒活疫苗——只在18月龄时接种1剂
      - 灭活疫苗——18月龄、24~30月龄共接种2剂，间隔≥6个月
    - 接种部位及途径
      - 减毒活疫苗——上臂外侧三角肌附着处皮下注射
      - 灭活疫苗——上臂三角肌肌内注射
    - 接种禁忌对象——发热、急性传染病（包括恢复期）、严重疾病、免疫缺陷或正在接受免疫抑制剂治疗及过敏体质者
    - 接种后反应
      - 大多数儿童无不良反应
      - 少数可能出现局部疼痛、红肿，头痛、疲劳、发热、恶心和食欲下降，偶见皮疹
      - 一般可自行缓解，不需特殊处理，必要时可对症处理

预防接种的准备及注意事项

- 环境准备
  - 接种场所光线明亮，空气新鲜，温度适宜
  - 接种及急救物品（如肾上腺素）摆放有序
- 心理准备
  - 做好解释、宣传工作，消除家长和儿童的紧张、恐惧心理
  - 接种不宜空腹进行
- 严格执行免疫程序
  - 掌握接种的剂量、次数、间隔时间和不同的疫苗的联合免疫方案
  - 一般接种活疫苗后需间隔4周、接种灭活疫苗后需间隔7~10d，再接种其他疫苗
  - 及时记录和预约，交代接种后的注意事项及处理措施
- 严格掌握禁忌证
  - 不能接种疫苗者
    - 患急性传染病（含恢复期、有急性传染病接触史而未过检疫期者）
    - 患慢性消耗性疾病
    - 患活动性肺结核
    - 有过敏性疾病者
    - 患先天性免疫缺陷疾病
    - 患肝肾疾病
    - 发热者
  - 推迟常规的预防接种者——正在接受免疫抑制剂治疗的儿童
  - 不能接种活疫苗者——近1月内注射过丙种球蛋白者
- 严格执行查对制度及无菌操作原则
  - 仔细核对儿童姓名、年龄、疫苗名称及剂量、用药途径
  - 疫苗的储存、运输应符合相应疫苗的冷链要求
  - 疫苗瓶有裂纹、标签不明或不清晰、有异物者均不可使用
  - 消毒皮肤，待干后方可注射（疫苗开启后切勿与消毒剂接触）
  - 接种活疫苗时，只用75%乙醇消毒
  - 疫苗瓶开封后，疫苗应在2h内用完
  - 接种后剩余活菌苗应烧毁

（续）预防接种的准备及注意事项

- 其他
  - 2个月以上婴儿接种卡介苗前应做PPD试验，阴性者才能接种
  - 脊髓灰质炎疫苗冷开水送服，且服用后1h内禁热饮
  - 接种麻疹疫苗前1个月及接种后2周避免使用胎盘球蛋白、丙种球蛋白制剂

预防接种的反应及处理

- 一般反应
  - 指由疫苗本身所引起的反应；大多为一过性
  - 局部反应
    - 接种后数小时至24h左右，注射部位可出现红、肿、热、痛，有时伴有局部淋巴结肿大
    - 反应程度因个体差异而不同，持续时间一般为2~3d
  - 全身反应
    - 一般于接种后24h内出现，表现为不同程度的体温升高，持续1~2d
    - 可伴有头晕、食欲减退、腹泻等
  - 反应轻微者——无需特殊处理，适当休息，多饮水即可
  - 反应较重者——对症处理，如局部热敷
  - 反应严重者——如局部红肿持续扩大，高热不退，应到医院就诊
- 异常反应
  - 极少数儿童可能出现晕厥、过敏性休克、过敏性皮疹、血管神经性水肿等
  - 过敏性休克——一般于注射疫苗后数秒或数分钟内发生，一旦发生，立即抢救
  - 晕厥——多因精神或心理因素所致，在紧张、空腹、疲劳或室内闷热等情况下发生
  - 一旦发生，立即安置患儿平卧，可针刺或按压人中等处理，并随时准备皮下或静脉注射1:1000肾上腺素
  - 必要时，应尽快转医院继续治疗
- 偶合症
  - 指受种者正处于某疾病的潜伏期，或存在尚未发现的基础疾病，接种后巧合发病（复发或加重）
  - 其发生与疫苗接种无关，仅是时间上的巧合
  - 疫苗接种率越高、品种越多，发生偶合症的几率就越大
  - 预防偶合症的主要措施为严格掌握预防接种的禁忌证

第四章 儿童喂养与膳食安排

本章扫码做题

概述

合理喂养是儿童健康成长的基础。包括3个阶段，即以母乳或其他乳类为主要食品的哺乳阶段；在乳类之外引入其他食品的过渡阶段和成人饮食阶段。儿童的神经、消化等系统的成熟程度决定了儿童饮食改进的速度

婴儿喂养

母乳喂养

母乳喂养和人工喂养各成分比较

成分	母乳喂养	人工喂养
蛋白质	乳清蛋白为主，胃内形成凝块小，易消化吸收	酪蛋白多，胃内形成凝块大，不易消化吸收
脂肪	不饱和脂肪酸多，必需脂肪酸多，脂肪颗粒小，脂肪酶多，易消化吸收	不饱和脂肪酸少，脂肪颗粒大，脂肪酶少，难以消化吸收
糖	乙型乳糖为主，促进双歧杆菌及乳酸杆菌生长，抑制大肠埃希菌繁殖，较少发生腹泻	甲型乳糖为主，有利于大肠埃希菌生长、易发生腹泻
免疫物质	含SIgA、乳铁蛋白、溶酶菌、双歧因子、巨噬细胞	含量少
矿物质	钙的含量虽少，其钙磷比例合理，吸收率高	钙含量较高，其钙磷比例不合理，吸收率低
酶	含较多淀粉酶、乳脂酶，有利于消化	缺乏
其他	促进母子情感交流、利于母亲产后康复、减少乳腺癌和卵巢癌的发生；经济、方便、卫生	易污染

- 母乳成分的变化
  - 各期母乳成分变化
    - 初乳
      - 分娩后7日以内的乳汁
      - 量少，呈淡黄色，质地黏稠
      - 含蛋白质高而脂肪低，维生素A、牛磺酸和矿物质的含量丰富
      - 含有初乳小球（充满脂肪颗粒的巨噬细胞及其他免疫活性细胞）
    - 过渡乳 — 7~14日的乳汁
    - 成熟乳 — 14日以后的乳汁
  - 每次哺乳过程中乳汁成分变化
    - 第一部分乳汁脂肪低而蛋白质高
    - 第二部分乳汁脂肪含量逐渐增加而蛋白质含量逐渐降低
    - 第三部分乳汁中脂肪含量最高
  - 乳量
    - 初乳每日15~45mL
    - 成熟乳总量达高峰，泌乳总量每天可达700~1000mL
- 母乳喂养的优点
  - 含易消化且比例适宜的营养素，具有多种免疫物质，可增强抗病能力，促进免疫系统发育
  - 可降低婴幼儿感染性疾病的风险，如呼吸道感染、坏死性肠炎、脑膜炎等
  - 对婴儿的过敏性疾病有保护作用
  - 对婴儿早期健康生长发育和成年期慢性病风险具有保护效应；还可降低远期肥胖风险
  - 经济、方便、温度及泌乳速度适宜；增进母子感情，利于智力和心理行为及情感发展
  - 促进产后体重恢复至孕前状态，可降低母亲2型糖尿病、乳腺癌和卵巢癌的发病风险
- 母乳喂养的护理
  - 产前准备
    - 孕妇充分了解母乳喂养的优点，树立信心
    - 保证合理营养，孕期体重增加适当（12~14kg）
    - 保障充足的睡眠，防止各种有害因素的影响
    - 做好乳头保健
      - 妊娠后期每日清水擦洗乳头
      - 乳头内陷者用双手拇指从不同角度按捺乳头两侧并向周围牵拉，每日1至数次

（续）婴儿喂养

- 母乳喂养
  - 母乳喂养的护理
    - 指导哺乳技巧
      - 尽早开奶，按需哺乳
      - 促进乳房分泌
        - 生后尽早且勤吸吮母乳
          - 每侧每隔2~3h吸吮1次
          - 必要时，可用吸奶泵辅助，增加吸奶次数
        - 吸吮前不需过分擦拭或消毒乳头，可先湿热敷乳房2~3min后，从外侧边缘向乳晕方向轻拍或按摩乳房
        - 两侧交替哺乳，并让乳汁排空，每天排空次数为6~8次或更多
      - 每次哺乳时间不宜过长 —— 每侧10min左右
      - 掌握正确的喂哺技巧
        - 一般采用坐位
          - 一手怀抱婴儿，使其头、肩部枕于母亲哺乳侧肘弯部
          - 另一手拇指和其余四指分别放在乳房上、下方，手掌托住乳房，将乳头和大部分乳晕置于婴儿口中
        - 奶流过急时，采取食、中指轻夹乳晕两旁的“剪刀式”喂哺姿势
        - 喂哺结束时，用食指向下轻按婴儿下颏退出乳头，避免在口腔负压下拉出乳头造成局部疼痛或皮肤损伤
        - 喂哺后将婴儿竖起、头部紧靠在母亲肩部上，轻拍背将空气排出
        - 其他喂哺技巧
          - 唤起婴儿的最佳进奶状态，如哺乳前让婴儿用鼻推压或舔母亲乳房
          - 等待哺乳的婴儿应是清醒状态、有饥饿感
      - 保持心情愉快；保证合理的营养；社会及家庭的支持
    - 掌握母乳禁忌
      - 母亲感染HIV、患严重疾病如活动性肺结核、癌症、精神类疾病以及重症心、肾疾病等不宜哺乳
      - 乙肝病毒携带者并非哺乳禁忌，但婴儿需在出生24h内给予特异性高效乙肝免疫球蛋白，接受乙肝疫苗免疫接种
      - 新生儿患有某些疾病，如半乳糖血症遗传代谢病，是母乳喂养的禁忌证
  - 把握断乳时机 —— 6个月开始引入半固体食物，逐渐减少哺乳次数，增加引入食物的量，母乳喂养至24月龄
- 混合喂养
  - 补授法 —— 补充母乳量不足的方法；母乳喂哺次数一般不变，每次先喂母乳，再根据需要补充配方奶或动物乳
  - 代授法
    - 用配方奶或动物乳一次或数次替代母乳的方法
    - 母乳喂养4~6个月时为断离母乳、开始引入配方奶或动物乳时宜采用
- 人工喂养
  - 动物乳的特点（以牛乳为例） —— 乳糖含量低；宏量营养素比例不当；肾负荷重；缺乏免疫因子
  - 牛乳的改造
    - 配方奶粉
      - 以母乳的营养素含量及其组成为生产依据，对牛乳进行改造的奶制品
      - 营养接近母乳，但不具备母乳的其他优点，不能母乳喂养时首选配方奶粉
    - 全牛奶的家庭改造
      - 稀释 —— 仅用于新生儿；生后不足2周者采用2:1奶，逐渐过渡到3:1或4:1奶，满月后即可用全奶
      - 加糖 —— 一般100mL牛奶加5~8g糖，以蔗糖常用
      - 加热 —— 煮沸可达灭菌的要求，使奶中蛋白质变性，在胃内不易凝成大块
  - 奶量摄入的估计 —— 婴儿的体重、推荐摄入量及奶制品规格是估计婴儿奶量的必备资料
  - 注意事项 —— 选用适宜的奶嘴；测试奶液的温度；避免空气吸入；加强奶具卫生；及时调整奶量

- （续）婴儿喂养
  - 婴儿食物转换
    - 不同喂养方式婴儿的食物转换
      - 纯母乳喂养——逐渐用配方奶完全替代母乳，同时引入其他食物
      - 逐渐引入其他食物——部分母乳喂养和人工喂养
    - 食物转换的原则
      - 循序渐进，从少到多，从稀到稠，从细到粗，一种到多种，逐渐过渡到固体食物
      - 天气炎热和婴儿患病时应暂停引入新食物
      - 食物转换时先选择既易于消化吸收，又能满足生长需要，且不易引起过敏的食物
    - 换乳期食物（辅助食品）——为过渡到成人固体食物所添加的富含能量和各种营养素的泥状食物（半固体食物）
    - 食物转换的步骤和方法
      - 6月龄——首先添加含铁米粉，其次引入根块茎蔬菜、水果
      - 7~9月龄
        - 及时添加饼干、馒头片等，逐渐引入动物性食物、豆制品，但需保证乳量
        - 让婴儿熟悉多种食物，如烂粥、碎菜等
      - 10~12月龄——食物性状由泥状过渡到碎末状
  - 婴儿喂养常出现的问题
    - 溢乳
      - 可在喂哺后竖起拍背，将胃内空气排出
      - 保持右侧卧位，头位略高，利于胃排空
    - 食物引入不当
      - 过早或过晚引入半固体食物均不利于健康成长
      - 将半固体食物采用奶瓶喂养，导致婴儿不会主动咀嚼、吞咽
      - 添加有甜味的果汁、罐头水果、给予易过敏食物及夏季或患病时变换食物种类等方法均应避免
    - 能量及营养素摄入不足——婴儿表现为进食后不满足，出现体重不增或下降，或在安睡后常于夜间醒来要求进食
    - 喂养困难——难以适应环境、过度敏感体质的婴儿常有不稳定的进食时间，常表现喂养困难

- **幼儿膳食安排**
  - **进食特点**
    - 食物摄取量相对减少 — 1岁后生长速度减慢，能量需求相对减少，食欲有所下降
    - 心理行为影响 — 心理发育迅速，好奇心强，表现出强烈的自我进食欲望，常有探索性行为及自主选择食物
    - 家庭成员进食习惯的影响
      - 家长应注意不挑食、不偏食、不暴饮暴食，进食要按时定量、细嚼慢咽
      - 幼儿注意力易分散，切忌边进食边玩、看电视
    - 进食技能的培养 — 幼儿进食技能发育状况与婴儿期训练有关，错过训练吞咽、咀嚼的关键期，长期食物过细，幼儿期会表现出不愿吃固体食物
  - **膳食安排**
    - 膳食中营养素和能量的摄入及各营养素的配比需满足该年龄段儿童的生理需要
    - 膳食安排合理，食物种类应多样，注意色、香、味、形
    - 同种食物烹饪时要富于变化，以刺激儿童食欲
    - 儿童四餐（奶类2，主食2）二点为宜，奶量每日应在400~500mL
    - 频繁进食、过多饮水均会影响儿童的食欲
    - 满12月龄后应与家人一起进餐，鼓励尝试家庭食物，并逐渐过渡到与家人一起进食家庭食物
    - 鼓励自主进食，注意良好生活习惯和进食技能的培养
- **学龄前儿童膳食安排**
  - 以谷类食物为主，适当注意粗细粮合理搭配，以一日三餐两点为宜
  - 多吃蔬菜和水果，常吃适量的鱼、禽、蛋、瘦肉
  - 每天饮奶300~400mL，常吃豆制品
  - 膳食应清淡少盐，正确选择零食，少喝含糖高的饮料
  - 多饮水，以白开水为主，每日水摄入总量1300~1600mL
  - 食量与体力活动平衡，保证体重增长
  - 不挑食、不偏食，培养良好饮食习惯
- **学龄儿童和青春期少年膳食安排**
  - 三餐定时定量，保证吃好早餐
  - 多饮白开水，每天800~1400mL，多吃富含钙、铁、锌和维生素C的食物，避免盲目节食
  - 每天进行充足的户外活动，提高机体各部位柔韧性和协调性，保持健康体重，预防和控制肥胖

第五章 儿童用药特点及护理

本章扫码做题

概述

由于不同年龄阶段的儿童其生理特点、器官结构与代谢能力随年龄变化而变化，对药物的处置能力、对药物作用反应能力均与成人有质和量的不同，对药物的毒、副作用较成年人更为敏感；此外，儿童起病急，病情多变，因此掌握药物性能、作用机制、毒副作用、适应证，以及精确的剂量和适当的用药方法，根据医嘱合理给药，严格执行查对制度，并注意观察药物的作用和副作用非常重要

儿童用药特点

- 儿童肝肾功能及某些酶系统发育不完善，对药物的代谢及解毒功能差
- 儿童血脑屏障不完善，药物容易通过血脑屏障到达神经中枢
- 儿童年龄不同，对药物反应不一，药物的毒副作用也有所差异
- 胎儿、乳儿可因母亲用药而受到影响
- 儿童易发生电解质紊乱

儿童药物选用及护理

抗生素

- 严格掌握适应证，防止滥用
- 注意药物的毒、副作用
- 婴儿长时间滥用广谱抗生素，容易发生鹅口疮、肠道菌群失调和消化功能紊乱等副作用

镇静药

- 有高热、烦躁不安等情况，儿童使用后可以得到休息，利于病情恢复
- 常见药物有苯巴比妥、地西泮、水合氯醛等
- 使用中应特别注意观察呼吸情况，以免发生呼吸抑制
- 12岁以内儿童不宜使用阿司匹林，以免发生Reye综合征

镇咳祛痰药

- 婴幼儿一般不用镇咳药，多用祛痰药或雾化吸入稀释分泌物，配合体位引流排痰
- 哮喘患儿应用平喘药时，注意观察有无精神兴奋、惊厥、心悸等
- 新生儿、小婴儿应慎用茶碱类药物

止泻药和泻药

- 儿童腹泻一般不主张用止泻药，多采用调整饮食和补液等方法
- 儿童便秘一般不用泻药，多采用调整饮食和外用松软大便的通便法

（续）儿童药物选用及护理

- 退热药
  - 一般使用对乙酰氨基酚和布洛芬，但剂量不宜过大，可反复使用
  - 用药后观察体温和出汗情况，及时补充液体
  - 复方解热止痛片（APC），对胃有刺激性，且可引起白细胞减少、再生障碍性贫血等不良反应，婴幼儿应禁用
- 肾上腺皮质激素
  - 严格掌握适应证，诊断未明确时一般不用，以免掩盖病情
  - 不可随意减量或停药，防止出现反弹现象
  - 长期使用可抑制骨骼生长，影响水、电解质、蛋白质、脂肪代谢，降低免疫力，还可引起血压增高和库欣综合征
  - 水痘患儿禁用糖皮质激素，以免加重病情

儿童药物剂量计算

- 按体重
  - 是最常用、最基本的计算方法
  - 每日（次）剂量 = 体重（kg）× 每日（次）每千克体重所需药量
  - 须连续数日用药者，如抗生素、维生素等，按每日剂量计算，再分2~3次服用
  - 临时对症治疗用药者，如退热药、催眠药等，常按每次剂量计算
  - 若计算结果超出成人量，则以成人量为限
- 按体表面积
  - 较其他方法更为准确
  - 每日（次）剂量 = 儿童体表面积（m^2）× 每日（次）每平方米体表面积所需药量
  - 体重≤30kg，儿童体表面积（m^2）=体重（kg）× 0.035+0.1
  - 体重＞30kg，儿童体表面积（m^2）=[体重（kg）−30] × 0.02+1.05
- 按年龄
  - 简单易行，用于剂量幅度大、不需十分精确的药物，如营养类药物
- 从成人剂量折算
  - 仅用于未提供儿童剂量的药物，所得剂量一般偏小，故不常用
  - 儿童剂量=成人剂量 × 儿童体重（kg）/50

- 儿童给药方法
  - 口服法
    - 可将药片研碎加少量水或果汁，但任何药不可混于奶中或主食中哺喂，以免因苦味而拒绝进食
    - 肠溶或时间缓释片剂、胶囊不可研碎或打开服用，以免破坏药效
    - 婴儿喂药
      - 可用滴管或去掉针头的注射器给药
      - 小药匙喂药
        - 从口角处顺口颊方向慢慢倒入药液，待咽下后方可拿开药匙
        - 每次量最多不超过 1mL
        - 可用拇指和食指轻捏双颊，使之吞咽
      - 喂药时最好抱起婴儿或抬高其头部，不可捏住鼻子强行灌药，以防呛咳
      - 在喂奶前或两次喂奶间进行
    - 幼儿及学龄前儿童服药
      - 可使用药杯给药
      - 给药前解释服药目的，给药后予以表扬其合作行为
    - 大于5岁的年长儿服药
      - 常用片剂或药丸
      - 可鼓励和训练自己服药
      - 不可欺骗患儿，将药物当成糖果，以免引起不信任或造成误服
    - 青少年服药
      - 与成人相似
      - 应尊重隐私，告知服药目的和副作用，确定服完药后方可离开
    - 有鼻胃管或胃造瘘管患儿服药
      - 可通过管道注入，不过并非所有药物均适用直接注入十二指肠或空肠
      - 必须为液体或将药片研碎加少量水溶解后注入
      - 用药后需冲管以保持管道通畅

(续)儿童给药方法

- **注射法**
  - 肌内注射
    - 奏效快,但刺激大,引起疼痛,非必需不宜采用
    - 常用注射部位
      - 股外侧肌——小于2岁的患儿首选
      - 腹臀肌——2岁至学龄期儿童首选
      - 背臀肌——5岁以上患儿才考虑采用
      - 上臂三角肌——3岁以上儿童采用,作小剂量药物注射的部位
    - 三快注射技术
      - 即进针、注药及拔针均快
      - 适用于不合作,哭闹挣扎的婴幼儿
  - 静脉注射
    - 分为静脉推注和静脉输液
    - 药效作用迅速
    - 静脉推注
      - 多用于抢救
      - 在推注时速度要慢,并密切观察,勿使药液外渗
    - 静脉滴注
      - 用于给药、补充水分及营养、供给能量等
      - 滴速应根据年龄、病情调节
      - 必要时使用静脉输液泵
- **外用法**
  - 以软膏为多,也可用水剂、混悬剂、粉剂、膏剂等
  - 根据不同的用药部位,可对患儿手进行适当约束,以免因抓、摸使药物误入眼、口而发生意外
- **其他方法**
  - 雾化吸入——较常用,但需有人在旁照顾
  - 灌肠给药——采用不多,可用缓释栓剂
  - 含剂、漱剂——婴幼儿使用不便,年长儿可以使用
  - 经耳道给药——注意正确拉耳方法
    - 3岁以下,将耳垂往下往后拉
    - 3岁以上儿童,将耳垂往上往后轻拉

第六章 儿童体液平衡特点及液体疗法

本章扫码做题

体液的总量和分布

- 体液
  - 细胞内液
  - 细胞外液
    - 血浆
    - 间质液
- 总量和分布
  - 与年龄有关
  - 年龄越小，体液总量相对越多，主要是间质液比例较高，血浆和细胞内液比例基本稳定，与成人相近

体液的电解质组成

- 儿童体液电解质组成与成人相似
- 生后数日的新生儿血钾、氯、磷和乳酸偏高，血钠、钙和碳酸氢盐偏低
- 细胞内液与细胞外液的电解质组成差别显著
- 细胞内液以K^+、Ca^{2+}、Mg^{2+}、HPO_4^{2-}和蛋白质为主
- 细胞外液以Na^+、Cl^-和HCO_3^-为主，其中Na^+对维持细胞外液渗透压起主要作用
- 临床可通过测定血钠估算血浆渗透压
- 血浆渗透压(mmol/L)=(血钠+10)x2

- **水代谢的特点**
  - **水的需要量相对较大，交换率高**
    - 体内水的出入量与体液保持动态平衡，即水的摄入量大致等于排出量
    - 儿童新陈代谢旺盛，水排出速度较成人快，年龄越小，出入水量相对越多
    - 婴儿每日水交换量为细胞外液量的1/2，成人为1/7
    - 儿童体表面积相对较大，呼吸频率较快，因此年龄愈小，水的需要量相对愈大，不显性失水相对愈多，对缺水的耐受力愈差
    - 儿童在病理情况下，如呕吐、腹泻时，较容易出现脱水
  - **体液平衡调节功能不成熟**
    - 儿童肾功能不成熟，体液调节功能差
    - 年龄越小，肾脏的浓缩和稀释功能越不成熟，容易出现水、电解质紊乱
    - 儿童肾浓缩功能差，排出同量溶质所需水量较成人多，入水量不足或失水量增加时，易发生代谢产物滞留和高渗性脱水
    - 儿童肾稀释功能相对较好，但肾小球滤过率低，当摄水量过多时易致水肿和低钠血症
    - 儿童肾脏排钠、排酸、产氨能力差，容易发生高钠血症和酸中毒

第六章 儿童体液平衡特点及液体疗法

- **常用溶液**
  - **非电解质溶液**
    - 常用5%葡萄糖液(等渗液),10%葡萄糖液(高渗液)
    - 主要用以补充水分和部分热量,故视为无张力溶液
  - **电解质溶液**
    - 生理盐水和复方氯化钠溶液
      - 均为等渗液
      - 常以生理盐水和1.4%碳酸氢钠按2:1混合,使钠与氯之比为3:2
    - 碱性溶液
      - 用于快速纠正酸中毒
      - 碳酸氢钠溶液
        - 1.4%碳酸氢钠为等渗液
        - 5%碳酸氢钠为高渗液,用5%或10%葡萄糖稀释3.5倍即为等渗液
      - 乳酸钠溶液
        - 需在有氧条件下,经肝脏代谢后起作用
        - 肝功能不全、缺氧、休克、新生儿期以及乳酸潴留性酸中毒时,不宜使用
        - 1.87%乳酸钠为等渗液;11.2%乳酸钠为高渗液,稀释6倍即为等渗液
    - 氯化钾溶液
      - 用于纠正低钾血症
      - 常用10%氯化钾溶液,静脉滴注需稀释成0.2%~0.3%浓度
      - 禁止直接静脉推注,以免发生心肌抑制而死亡
  - **混合溶液**
    - 将几种溶液按一定比例配制而成,满足患儿不同病情时输液的需要
  - **口服补液盐(ORS)**
    - 适用于轻度或中度脱水无严重呕吐者
    - 治疗急性腹泻合并脱水的一种溶液
    - 低渗透压口服补盐液配方
      - 氯化钠2.6g,枸橼酸钠2.9g,氯化钾1.5g,葡萄糖13.5g
      - 渗透压为245mmol/L
      - 用前以温开水1000mL溶解,婴幼儿24h内用完,较大儿童根据年龄8~24h用完
      - 市面上的ORS小型包装专供儿童服用;一般适用于轻度或中度脱水无严重呕吐者
- **液体疗法的实施**
  - **目的**
    - 纠正水、电解质和酸碱平衡失调,以恢复机体正常生理功能
  - **原则**
    - 确定补液总量、性质和速度
    - 遵循"先盐后糖、先浓后淡(指电解质浓度)、先快后慢、见尿补钾、抽搐补钙"原则
  - **累积损失量**
    - 补液量
      - 轻度脱水30~50mL/kg
      - 中度脱水50~100mL/kg
      - 重度脱水100~150mL/kg
    - 补液种类
      - 低渗性脱水补给2/3张液体
      - 等渗性脱水补给1/2张液体
      - 高渗性脱水补给1/3~1/5张液体
      - 判断脱水性质有困难,可先按等渗性脱水处理
    - 补液速度
      - 取决于脱水程度,原则上应先快后慢
      - 伴有周围循环不良和休克的重度脱水患儿,快速输入等渗含钠液,总量不超过300mL,30~60min内静脉推注或快速滴入
      - 循环改善出现排尿后及时补钾

- **（续）液体疗法的实施**
  - **继续损失量**
    - 指补液开始后，因呕吐、腹泻、胃肠引流等继续损失的液体量
    - 遵循“丢多少，补多少”原则
    - 常用 1/3~1/2 张溶液
    - 同生理需要量，于补完累积损失量后 12~16h 内均匀滴入，约 5mL/kg
  - **生理需要量**
    - 指补充基础代谢所需的量
    - 尽量口服补充，口服困难者，补给 1/4~1/5 张液体，补液速度同继续损失量
  - **第 1d 补液总量**
    - 包括累积损失量、继续损失量及生理需要量三个部分
    - 轻度脱水 90~120mL/kg
    - 中度脱水 120~150mL/kg
    - 重度脱水 150~180mL/kg
  - **第 2d 以后补液**
    - 只补充继续损失量和生理需要量
    - 于 12~24h 内均匀输入，尽量口服
- **补液护理**
  - **补液前的准备阶段**
    - 全面了解病史、病情、补液目的及临床意义
    - 做好补液的各项准备工作
    - 向家长解释输液目的，取得配合
    - 做好年长儿解释和鼓励工作，以消除恐惧，不合作患儿适当约束或给予镇静剂
  - **输液过程中注意事项**
    - 按医嘱安排 24h 的液体总量，遵循“补液原则”分期分批输入
    - 严格掌握输液速度，防止输液速度过快或过缓
    - 密切观察病情变化
      - 观察生命体征及一般情况，警惕心力衰竭和肺水肿发生
      - 注意是否有输液反应，若发现应及时与医生联系，并寻找原因和采取措施
      - 观察静脉点滴是否通畅，有无堵塞、肿胀及漏出血管外等现象
      - 观察脱水是否改善及尿量情况，比较输液前后变化，判断输液效果
      - 观察酸中毒表现，注意酸中毒纠正后，有无出现低钙惊厥；补充碱性液体时勿漏出血管外，以免引起局部组织坏死
      - 观察低血钾表现，遵循“见尿补钾”的原则，严格掌握补钾浓度和速度
    - 记录 24h 出入量
      - 入量包括口服液体量、静脉输液量和食物中含水量
      - 出量包括尿量、呕吐和大便丢失的水量、不显性失水量

儿童体液平衡特点及液体疗法

脱水

指水分摄入不足或丢失过多所引起的体液总量尤其是细胞外液量的减少

脱水程度

- 常根据病史和前囟、眼窝、皮肤弹性、循环情况和尿量等临床表现综合估计
- 营养不良患儿因皮下脂肪少，皮肤弹性较差，容易把脱水程度估计过高
- 肥胖患儿皮下脂肪多，脱水程度常易估计过低

脱水性质

根据血清钠水平将脱水分为等渗、低渗、高渗性脱水，以等渗性脱水最常见

	等渗性	低渗性	高渗性
主要原因	呕吐、腹泻	营养不良伴慢性腹泻	腹泻时补含钠液过多
水、电解质丢失比例	水、电解质成比例丢失	电解质丢失多于水	水丢失多于电解质
血钠(mmol/L)	130~150	<130	>150
渗透压(mmol/L)	280~310	<280	>310
主要丧失液区	细胞外液	细胞外液	细胞内脱水
临床表现	一般脱水征	脱水征伴循环衰竭	口渴、烦燥、高热、惊厥

酸碱平衡紊乱

正常血液pH为7.35~7.45，主要通过体液缓冲系统及肺、肾的调节作用维持酸碱平衡

HCO_3^-与H_2CO_3是血液中最重要的一对缓冲物质，在维持细胞外液pH中起决定作用

代谢性酸中毒

是儿童最常见酸碱平衡紊乱类型，主要由于细胞外液中H^+增加或HCO_3^-丢失所致

- 常见原因
  - 呕吐、腹泻丢失大量碱性物质
  - 摄入热量不足引起体内脂肪分解增加，产生大量酮体
  - 血容量减少，血液浓缩，血流缓慢，使组织灌注不良、缺氧和乳酸堆积
  - 肾血流量不足，尿量减少，引起酸性代谢产物堆积体内等
  - 氯化钙、氯化镁等酸性物质摄入过多等
- 临床表现
  - 轻度酸中毒
    - 血HCO_3^-为13~18mmol/L
    - 症状、体征不明显
  - 中度酸中毒
    - 血HCO_3^-为9~13mmol/L
    - 可出现精神萎靡、嗜睡或烦躁不安，呼吸深长，口唇呈樱桃红色等典型症状
  - 重度酸中毒
    - 血HCO_3^-<9mmol/L
    - 症状、体征进一步加重，恶心呕吐，呼气有酮味，心率加快，昏睡或昏迷
  - 新生儿及小婴儿表现为面色苍白、拒食、精神萎靡等，而呼吸改变并不典型
- 治疗要点
  - 主要治疗原发病
  - 中、重度酸中毒或经补液后仍有酸中毒症状者，应补充碱性药物，一般pH<7.3时使用，首选5%碳酸氢钠
  - 纠正酸中毒后，钾离子进入细胞内使血清钾降低，游离钙也减少，故应注意补充

代谢性碱中毒

由于体内H^+丢失或HCO_3^-蓄积所致

- 常见原因：严重呕吐、低血钾、使用过量的碱性药物等
- 临床表现：典型表现为呼吸慢而浅，头痛、烦躁、手足麻木、低钾血症，血清游离钙降低而导致手足抽搐
- 治疗要点
  - 去除病因，停用碱性药物，纠正水、电解质平衡失调
  - 轻症可用0.9%氯化钠溶液，严重者可给予氯化铵治疗
  - 肝肾功能不全和合并呼吸性酸中毒时禁用氯化铵

呼吸性酸中毒

因通气障碍致体内CO_2潴留和H_2CO_3增高而引起

- 常见原因：呼吸道阻塞、肺部和胸腔疾病、呼吸中枢抑制、呼吸机麻痹或痉挛、呼吸机使用不当等

- （续）酸碱平衡紊乱
  - 呼吸性酸中毒
    - 临床表现
      - 常伴有低氧血症和呼吸困难
      - 高碳酸血症可引起血管扩张，颅内出血、颅内血流增加，致头痛及颅内压增高
    - 治疗要点
      - 主要治疗原发病，改善通气和换气功能，解除呼吸道阻塞
      - 重症患儿行气管插管或气管切开、人工辅助通气、低流量氧气吸入
      - 呼吸中枢抑制者酌情使用呼吸兴奋剂；镇静剂可抑制呼吸，一般禁用
  - 呼吸性碱中毒
    - 因通气过度致体内CO_2过度减少，H_2CO_3下降而引起
    - 常见原因——剧烈啼哭、高热、中枢神经系统疾病、肺炎等所致的通气过度
    - 临床表现——典型表现为呼吸深快，其他症状与代谢性碱中毒相似
    - 治疗要点
      - 去除病因，碱中毒可随呼吸改善而逐渐恢复
      - 伴其他电解质紊乱者采取相应措施，予以纠正
  - 混合性酸碱平衡紊乱
    - 呼吸性酸中毒合并代谢性酸中毒是混合性酸中毒中较常见者
    - 治疗应积极去除病因，同时保持呼吸道通畅，必要时使用呼吸机加速潴留CO_2排出
- 钾代谢异常
  - 正常血清钾浓度为3.5~5.5mmol/L
  - 低钾血症
    - 血清钾低于3.5mmol/L；临床上较为多见
    - 常见原因
      - 摄入不足——长期禁食或进食量小，液体疗法时补钾不足
      - 丢失增加——经消化道和肾脏失钾；肾上腺皮质激素分泌过多；原发性失钾性肾病
      - 钾分布异常——碱中毒、胰岛素治疗等钾向细胞内转移，其他还见于家族性周期性麻痹等，均可使血钾过低
    - 临床原因
      - 神经、肌肉兴奋性降低——精神萎靡、反应低下、全身无力、腱反射减弱或消失、腹胀等
      - 心脏损害——心率增快、心肌收缩无力、心音低钝、血压降低、心律失常等
      - 肾脏损害——浓缩功能减低，出现多尿、夜尿、口渴、多饮等；发生低钾、低氯性碱中毒时伴反常性酸性尿
    - 治疗要点
      - 主要治疗原发病和补充钾盐
      - 补钾常以静脉输入，但如患儿情况许可，口服缓慢补钾更安全
      - 静脉滴入液体中钾浓度不能超过0.3%，静滴时间不短于8h，切忌静脉推注
      - 原则为见尿补钾，一般补钾需持续4~6d，能经口进食时，应改为口服补钾
      - 补钾时应监测血清钾水平，有条件时给予心电监护
  - 高钾血症
    - 血清钾高于5.5mmol/L
    - 常见原因
      - 摄入过多——静脉输注钾过多过快，静脉输入大量青霉素钾盐或库存过久的全血
      - 排钾减少——如肾功能衰竭、长期使用潴钾利尿剂
      - 钾分布异常——钾由细胞内转移到细胞外，如严重溶血、缺氧、休克、严重组织创伤等
    - 临床原因
      - 神经、肌肉兴奋性降低——精神萎靡、嗜睡、全身无力等，严重者呈弛缓性瘫痪，脑神经支配的肌肉和呼吸机一般不受累
      - 心脏损害——心率缓慢、心律失常等，早期血压偏高，晚期常降低，心电图显示T波高尖等
      - 消化系统症状——常有恶心、呕吐、腹痛等
    - 治疗要点
      - 积极治疗原发病，停用含钾药物和食物，供应足够的能量
      - 应用10%葡萄糖酸钙、5%碳酸氢钠、胰岛素等拮抗高钾，碱化细胞外液促进蛋白质和糖原合成加速排钾，在用药过程中应注意监测心电图
      - 病情严重者可采用阳离子交换树脂、腹膜透析或血液透析
- 低钙、低镁血症
  - 腹泻、营养不良等患儿，当脱水和酸中毒被纠正时，大多有钙缺乏，少数可有镁缺乏
  - 低血钙或低血镁时表现为手足抽搐、惊厥，若静脉缓注10%葡萄糖酸钙后仍不见好转，应考虑低镁血症，应深部肌内注射25%硫酸镁

第七章 新生儿及新生儿疾病患儿的护理

本章扫码做题

- **定义**
  - 新生儿期是指从脐带结扎至生后满28d，围生期是指围绕分娩前后的一段特定时期，我国定义为从妊娠28周至生后1周
- **根据胎龄分类**
  - 足月儿 — 37周≤胎龄＜42周
  - 早产儿 — 胎龄＜37周
  - 过期产儿 — 胎龄≥42周
- **根据出生体重分类**
  - 正常出生体重儿 — 出生体重2.5~4.0kg
  - 低出生体重儿（出生体重＜2.5kg）
    - 极低出生体重儿 — 出生体重＜1.5kg
    - 超低出生体重儿 — 出生体重＜1.0kg
  - 巨大儿 — 出生体重＞4.0kg，包括正常和有疾病者
- **根据出生体重和胎龄关系分类**
  - 适于胎龄儿 — 出生体重在同龄儿平均体重的第10~90百分位者
  - 小于胎龄儿 — 出生体重在同龄儿平均体重的第10百分位以下者
  - 大于胎龄儿 — 出生体重在同龄儿平均体重的第90百分位以上者

- **高危儿**
  - **母亲异常妊娠史的新生儿**
    - 母亲有妊高症、糖尿病等
    - 母亲曾有死胎、死产史等
  - **异常分娩的新生儿**
    - 各种难产，分娩过程中使用镇静和止痛药物等
  - **出生时有异常的新生儿**
    - 出生时Apgar评分低于7分、脐带绕颈、各种先天性畸形等，以及早产儿、小于胎龄儿、巨大儿、多产儿等
- **新生儿病房分级**
  - **Ⅰ级新生儿病房**
    - 即普通新生儿室
    - 适于健康新生儿护理
  - **Ⅱ级新生儿病房**
    - 即普通新生儿病房
    - 适于胎龄>32周和出生体重>1.5kg者，有各种疾病而无需循环或呼吸支持及外科手术治疗的新生儿
  - **Ⅲ级新生儿病房**
    - 即新生儿急救中心
    - 适于危重新生儿的抢救和治疗
    - 负责接受Ⅰ、Ⅱ级新生儿病房的转诊患儿
    - 配有新生儿急救转运系统
    - 是围产中心重要组成部分

第七章 新生儿及新生儿疾病患儿的护理

- 定义
  - 正常足月儿是指胎龄满37~42周出生，出生体重在2.5~4.0kg，无任何畸形和疾病的活产婴儿
- 外观特点
  - 体重2.5kg以上，身长47cm以上
  - 哭声响亮，肌肉有一定张力，四肢屈曲
  - 皮肤红润，胎毛少，耳壳软骨发育好，较深足底纹
  - 指、趾甲达到或超过指、趾端
  - 乳晕清楚，乳头突出，乳房可扪及结节
  - 男婴睾丸下降，女婴大阴唇覆盖小阴唇
- 生理特点
  - 呼吸系统
    - 呼吸节律常不规则，频率较快，40~60次/min；以腹式呼吸为主
  - 循环系统
    - 胎盘-脐血循环终止
    - 随着呼吸建立和肺膨胀，肺血管阻力降低，肺血流增加
    - 肺静脉回流到左心房血量显著增加，压力增高，使卵圆孔功能性关闭
    - 动脉导管收缩，出现功能性关闭
    - 心率波动较大，平均为120~140次/min，血压平均为70/50mmHg
  - 消化系统
    - 吞咽功能已完善
    - 胃呈水平位，食管下端括约肌松弛，幽门括约肌发达，易溢乳和呕吐
    - 新生儿消化面积相对较大，有利于吸收
    - 生后10~12h开始排胎便，生后24h未排胎便，应检查并排除肛门及消化道畸形情况
    - 肝葡萄糖醛酰基转移酶活力低，多数出现生理性黄疸
  - 血液系统
    - 血液中细胞数较高，血红蛋白中胎儿血红蛋白占70%，缺氧时发绀不明显
    - 白细胞数较高，第3天开始下降
    - 胎儿肝脏维生素K储量低，凝血因子活性低，生后需注射维生素K_1
  - 泌尿系统
    - 肾小球滤过率低，浓缩功能差，易出现水肿或脱水症状
    - 肾小管对钠的耐受程度低，易出现钠潴留和水肿
    - 处理碱的负荷能力不足，易出现代谢性酸中毒
    - 排磷能力差，牛奶喂养时血磷偏高，使血钙降低，出现低钙血症
    - 对糖回吸收能力低，尿糖可呈阳性
    - 解剖结构特征及泌尿系统的异常可导致尿路感染
    - 生后24h内排尿，尿量1~3mL/kg/h，每小时尿量<1.0mL/kg为少尿，每小时尿量<0.5mL/kg为无尿
  - 神经系统
    - 新生儿脑相对较大，脊髓相对较长，大脑皮质兴奋性低，睡眠时间长
    - 视觉、听觉、味觉、触觉、温觉发育好，痛觉、嗅觉（除对母乳外）较差
    - 出生时已有原始反射 —— 觅食反射、吸吮反射、握持反射、拥抱反射、交叉伸腿反射
    - 巴氏征、克氏征、弗斯特征阳性属正常现象
  - 免疫系统
    - 胎儿可从母体获得IgG，对一些传染病如麻疹有免疫力而不易感染
    - 不能通过胎盘获得免疫球蛋白IgA和IgM，易患呼吸道、消化道感染和大肠埃希菌、金黄色葡萄球菌败血症
  - 体温调节
    - 体温调节功能差，皮下脂肪薄，体表面积大，易散热
    - 主要依靠棕色脂肪代谢产热
    - 室温过高时，如体内水分不足，血液浓缩而发热称“脱水热”
    - 室温过低可引起硬肿症
    - 适中温度 —— 维持正常体核及皮肤温度的最适宜环境温度，身体耗氧量最少，蒸发散热量最少，新陈代谢最低

- （续）生理特点
  - 能量、水和电解质需要量
    - 总能量——第一周每天50~75kcal/kg，后逐渐增至每日100~120kcal/kg
    - 体液量——占体重70%~80%，第一天60~80mL/kg，第2天80~100mL/kg，第3天以后100~140mL/kg
    - 足月儿每日钠需要量为1~2mmol/kg，10d后钾的日需要量为1~2mmol/kg
    - 患病时易发生酸碱失衡，特别易发生代谢性酸中毒
  - 常见几种特殊生理状态
    - 生理性体重下降——一般不超过10%，生后10d左右恢复至出生体重
    - 生理性黄疸
    - 乳腺肿大——生后第3~5d出现，一般生后2~3周内消退
    - “马牙”和“螳螂嘴”
    - 假月经——部分女婴生后5~7d阴道可见血性分泌物，可持续1周
    - 粟粒疹——生后3周内出现，多自行消退
- 护理诊断/问题
  - 有窒息的危险——与呛奶、呕吐有关
  - 有体温失调的危险——与体温调节中枢发育不完善有关
  - 有感染的危险——与新生儿免疫功能不足及皮肤黏膜屏障功能差有关
- 护理措施
  - 保持呼吸道通畅
    - 娩出时，呼吸前迅速清除口、鼻部的黏液及羊水
    - 保持舒适体位
      - 仰卧时避免颈部前屈或过度后仰
      - 俯卧位时头偏向一侧
    - 避免物品阻挡口鼻腔或按压其胸部
  - 维持体温稳定
    - 保暖
      - 出生后立即擦干全身，温暖毛巾包裹身体，戴帽，母体胸前怀抱等
      - 接触新生儿的手、仪器、物品等应保持温暖
    - 新生儿室条件
      - 室温22~24℃，相对湿度55%~65%
      - 每张床占$3m^2$的空间，床间距宜1m以上
  - 预防感染
    - 严格执行消毒隔离制度
      - 接触新生儿前后勤洗手
      - 各类医疗器械定期消毒
      - 每季度对工作人员做咽拭子培养，患病者或带菌者暂调离新生儿室
    - 保持脐部清洁干燥
      - 有分泌物者先用3%过氧化氢擦拭，再用0.2%~0.5%碘伏消毒
      - 分娩后立即结扎脐带，消毒处理好残端
      - 有肉芽组织可用硝酸银烧灼局部
    - 做好皮肤护理
      - 体温稳定后可每日沐浴1次
      - 大便后温水清洗会阴及臀部
      - 衣服宽大、质软，不用纽扣
  - 合理喂养
    - 喂养
      - 早哺乳，一般生后半小时内即可哺乳
      - 按需哺乳；人工喂养者奶具专用并严格消毒
      - 奶汁流速以连续滴入为宜
      - 奶量以奶后安静、不吐、无腹胀和理想体重增长为标准
    - 监测体重——定时、定秤测量
  - 确保安全
    - 避免让新生儿处于危险环境，如高空台面、可触及的热源等
    - 照顾者指甲短而钝
  - 健康教育
    - 促进母婴感情建立——提倡母婴同室和母乳喂养
    - 宣传有关育儿保健知识
    - 新生儿疾病筛查
      - 一般生后72h后采取足跟血的纸片法进行
      - 筛查新生儿遗传代谢病、先天性内分泌异常及某些危害严重的遗传性疾病
      - 常见筛查疾病有先天性甲状腺功能减低症、苯丙酮尿症和半乳糖症等

第七章 新生儿及新生儿疾病患儿的护理

外观特点

- 体重大多 < 2.5kg，身长不到 47cm
- 哭声弱，颈肌软弱，四肢肌张力低下
- 皮肤红嫩，胎毛多，耳壳软
- 指、趾甲未达指、趾端，足底纹少，乳晕不清
- 男婴睾丸未降或未完全下降，女婴大阴唇不能盖住小阴唇

生理特点

呼吸系统

- 呼吸中枢发育不成熟，呼吸浅表不规则
- 常出现呼吸暂停 — 呼吸停止 15~20s，或停止时间 < 15s，但伴有心率 < 100 次/min 并出现发绀及四肢肌张力下降
- 肺发育不成熟，缺乏表面活性物质，易发生肺透明膜病
- 有宫内窘迫史者，易发生吸入性肺炎

循环系统

- 心率快，血压较足月儿低，部分可伴有动脉导管未闭

消化系统

- 吸吮能力差，吞咽反射弱 — 易呛乳而发生乳汁吸入
- 胃贲门括约肌松、容量小 — 易发生胃食管反流和溢乳
- 各种消化酶不足，尤其胆酸分泌较少，对脂肪消化吸收较差
- 易发生坏死性小肠炎
- 胎粪形成较少和肠蠕动乏力 — 易发生胎粪延迟排出
- 肝脏不成熟，葡萄糖醛酰转换酶不足 — 生理性黄疸较重，持续时间长，易引起核黄疸
- 肝内糖原储存少，合成蛋白质功能不足 — 易发生低血糖和低蛋白血症
- 维生素 K 依赖凝血因子合成少 — 易发生出血症

血液系统

- 血小板数较足月儿低 — 贫血常见
- 维生素 K、铁、维生素 D 贮存较足月儿低 — 易发生出血、贫血和佝偻病

泌尿系统

- 肾脏浓缩功能更差，对醛固酮反应低下，排钠分数高 — 易发生低钠血症
- 葡萄糖阈值低 — 易发生糖尿
- 碳酸氢根阈值低、排酸能力差 — 普通牛奶人工喂养，可发生晚期代谢性酸中毒

神经系统

- 胎龄越小，反射越差
- 易发生缺氧导致缺氧缺血性脑病
- 脑室管膜下存在发达胚胎生发层组织 — 易导致颅内出血

免疫系统

- 皮肤娇嫩，屏障功能弱，体液及细胞免疫功能均很不完善
- IgG 和补体水平较足月儿更低
- 极易发生各种感染

体温调节

- 体温调节功能更差，棕色脂肪少，基础代谢低，产热量少
- 体表面积相对较大，皮下脂肪少，易散热，汗腺发育不成熟和缺乏寒战反应
- 易随环境温度变化而变化，常因寒冷而发生硬肿症

- 护理诊断/问题
  - 体温过低 — 与体温调节功能差有关
  - 营养失调:低于机体需要量 — 与吸吮、吞咽、消化功能差有关
  - 自主呼吸障碍 — 与呼吸中枢不成熟、肺发育不良、呼吸肌无力有关
  - 有感染的危险 — 与免疫功能不足及皮肤黏膜屏障功能差有关
- 护理措施
  - 维持体温稳定
    - 根据早产儿体重、成熟度及病情,给予不同保暖措施,加强体温监测
    - 室温在24~26℃,相对湿度为55%~65%
  - 合理喂养
    - 尽早开奶,防止低血糖
    - 提倡母乳喂养,无母乳者早产儿配方奶为宜
    - 根据耐受力给予喂乳量,以不发生胃潴留及呕吐为原则,并制订个体化加量方案
    - 吸吮力差及吞咽不协调者,可间歇或持续鼻饲喂养,能量不足者补充静脉高营养
    - 详细记录出入量、准确测量体重
    - 及时补充维生素K、维生素A、维生素C、维生素D、维生素E和铁剂等
  - 维持有效呼吸
    - 保持呼吸道通畅 — 仰卧时肩下垫小软枕
    - 发绀时
      - 查明原因,给予吸氧
      - 吸氧浓度以维持动脉氧分压为50~80mmHg或经皮血氧饱和度在88%~93%为宜
      - 症状改善后及时停氧 — 预防氧疗并发症
    - 呼吸暂停者
      - 拍打足底、托背、刺激皮肤等处理,有条件可放置水囊床垫
      - 反复发作可遵医嘱给予氨茶碱静脉输注
  - 密切观察病情
    - 应用监护仪监测生命体征
    - 观察患儿进食情况、精神反应、哭声、反射、面色、皮肤颜色等情况
    - 需药物治疗及补液时
      - 配置剂量精准
      - 严格控制速度
      - 定时巡视并记录
  - 预防感染
    - 严格执行消毒隔离制度
    - 工作人员相对固定,严格控制入室人数
    - 物品定期更换消毒
    - 强化洗手意识
  - 健康教育 — 鼓励父母参与照顾患儿的活动,并给予指导,使他们得到良好的信息支持并树立照顾患儿的信心
  - 发展性照顾
    - 以患儿和家长为中心,由专业医师、护理人员、营养师、治疗师等共同参与的医护行为
    - 旨在减少医疗环境因素对神经系统发育的不良影响
    - 促进患儿疾病恢复、生长发育、自我协调能力,改善患儿最终预后
    - 目标是使新生儿所处的环境与子宫内尽可能相似,帮助其以有限的能力适应宫外环境

- **定义**
  - 小于胎龄儿又称宫内生长迟缓儿或小样儿，是指出生体重低于同龄儿平均体重的第10百分位数，或低于同龄儿平均体重的2个标准差的新生儿。包括早产小样儿、足月小样儿、过期小样儿，一般以足月小样儿多见
- **常见原因**
  - 胎盘和脐带因素
    - 胎盘功能不全导致胎儿宫内生长发育迟缓是本病主要因素
  - 母亲因素
    - 患妊娠高血压、晚期糖尿病等导致子宫、胎盘血流减少而影响胎儿生长
    - 吸烟、吸毒或应用对胎儿有损伤的药物、接触放射线等
    - 长期营养不良、严重贫血等
  - 胎儿因素
    - 双胎或多胎
    - 遗传性疾病或多发畸形
    - 宫内感染
  - 其他
    - 与父母体型有关，父母矮小者发生率高
- **临床特点**
  - 临床分型
    - 匀称型
      - 影响及干扰因素发生在妊娠早期
      - 体重、头围、身长较小且匀称
      - 常伴先天畸形
    - 非匀称型
      - 影响及干扰因素发生在妊娠晚期
      - 胎儿成形，身长和头围正常，皮下脂肪少，似营养不良儿
  - 产前情况
    - 可通过观察宫底高度增长小于预期值发现
    - 超声波检查可确定胎儿具体情况
    - 胎儿的非应激试验可了解胎盘功能
  - 出生后表现
    - 全身消瘦，通常显头大
    - 骨骼发育不良，颅骨骨缝较大
    - 头发稀疏无光泽，腹部凹陷，脐带干枯可被染成黄色
    - 易发生低血糖
  - 常见并发症
    - 易并发围生期窒息、胎粪吸入综合征、红细胞增多症等

- **(续)临床特点**
  - 远期问题
    - 体格发育
      - 明显落后于足月健康新生儿
      - 多在生后2年内可完成追赶性增长，其中多为6个月内达同龄正常水平
      - 约13%追赶生长不明显
    - 智力发育
      - 智力发育低下较体格发育更明显
      - 出生后最初2年早期给予干预措施，对智力发育和发展至关重要
      - 头颅CT和B超可早期发现脑发育异常
    - 慢性病趋势
      - 1岁以内完成追赶生长有益成年的健康
      - 1岁以后完成追赶生长者，成年后患冠心病风险增加
      - 婴儿期营养补充过剩，易导致肥胖、高血压、冠心病、2型糖尿病
- **护理诊断/问题**
  - 有窒息的危险 — 与宫内慢性缺氧有关
  - 体温调节无效 — 与皮下脂肪缺乏有关
  - 营养失调：低于机体需要量 — 与宫内营养不良有关
  - 焦虑(父母) — 与患儿的高危状态和因宫内营养不良引起的认知受损有关
- **护理措施**
  - 积极复苏，密切观察呼吸情况 — 多数出生时都需要复苏，出生几小时内应严密观察呼吸频率和特征
  - 维持体温稳定 — 调节环境温度至中性温度，加盖棉被或毯子，必要时入暖箱
  - 维持血糖稳定
    - 尽早开奶，生后监测血糖变化
    - 偏低者于生后1~2h内喂糖水或静脉滴注葡萄糖溶液
  - 促进亲子关系
    - 帮助父母树立照顾孩子的信心
    - 创建良好的物理刺激环境，促进孩子的体格生长和智能发育

- **定义**
  - 大于胎龄儿是指出生体重大于同龄儿平均体重的第90百分位，或高于同胎龄儿平均体重的2个标准差的新生儿
- **常见原因**
  - 生理性因素
    - 父母体格高大
    - 孕母妊娠期食欲好、进食多
  - 病理性因素
    - 孕母患糖尿病
    - 患有Beckwith综合征
    - 患儿有大血管错位
- **临床特点**
  - 产前情况
    - 子宫大于同孕周正常子宫大小，超声检查可确诊
    - 分娩时胎儿不能通过正常骨盆应怀疑是否为大于胎龄儿
  - 产时情况
    - 易发生难产而致窒息、颅内出血或各种产伤
    - 可造成皮肤大片淤青或锁骨骨折，或阴道分娩时颈丛神经损害引起的肌肉瘫痪之类的产伤
    - 易导致先锋头、头颅血肿或者头部变形
  - 出生后表现
    - 糖尿病母亲的婴儿常表现肥胖，时有面颊潮红，口唇深红
    - 易发生低血糖
    - 组织器官不成熟，肺表面活性物质不足，肺透明膜病发生率较正常新生儿高
    - 肝功能不成熟，出现高胆红素血症，黄疸持续时间较长
    - 患Beckwith综合征新生儿
      - 体型巨大、突眼、舌大、内脏肿大、脐疝等
      - 有时伴有其他先天畸形，易发生低血糖
    - 大血管错位者 — 常有气促、发绀及低氧血症

- **护理诊断/问题**
  - 有窒息的危险 — 与胎儿过大、难产有关
  - 营养失调：低于机体需要量 — 与糖尿病母亲的婴儿易出现低血糖有关
- **护理措施**
  - 维持呼吸功能 — 密切观察呼吸情况，必要时给予吸氧
  - 合理喂养
    - 尽早开奶，及时提供营养，防止低血糖
    - 母乳喂养后应再增加糖水以提供足够的液体和能量
    - 根据血糖情况，补充液体，维持血糖浓度大于45mg/dL
  - 健康教育 — 告知父母大于胎龄儿的原因及可能存在的问题
- **预防和预后**
  - 预防
    - 预防肥胖从母孕期开始
    - 孕期控制血糖水平
    - 加强产检
    - 选择合适的分娩方式
    - 娩出后接受初期治疗护理后纳入随访体系中，监控成长过程，跟踪随访至成年
  - 预后
    - 发展为肥胖、高血压、糖尿病等慢性疾病概率高于正常体质儿
    - 可有较高的前列腺癌、乳腺癌死亡率

新生儿及新生儿疾病患儿的护理

- **定义**
  - 新生儿重症监护室(NICU)是治疗新生儿危重疾病的集中病室,是为了对高危新生儿进行病情的连续监护和及时有效的抢救治疗及护理而建立的,目的是减少新生儿病死率,促进新生儿的生长发育
- **监护对象**
  - 需要进行呼吸管理的新生儿
  - 病情不稳定、需要急救的新生儿
  - 胎龄 < 30 周、出生 48h 内,或胎龄 < 28 周、出生体重 < 1.5kg 的所有新生儿
  - 大手术后,尤其是术后 24h 内的患儿
  - 严重器官功能衰竭及需要全胃肠外营养、换血者
- **患儿入院前准备及入院时护理**
  - 入院前准备
    - 预热辐射台或暖箱
    - 备好急救用物、仪器及各监护设备等
    - 保证气源、负压等各抢救系统运行正常
  - 入院时处理
    - 置患儿于辐射台上,连接好监护仪
    - 保暖
    - 需要抢救者
      - 配合医生进行心肺复苏、气道吸引
      - 必要时气管插管,放置胸腔引流管,建立静脉输液通路等
    - 不需抢救者
      - 常规操作检查 — 测量体重、身长、血压等
      - 监测血气、血糖
      - 必要时留置胃管
      - 做好身份标识
      - 及时处理医嘱并记录
- **监护内容**
  - 体温监护
    - 包裹新生儿置于预热好的辐射台或暖箱内
    - 辐射台上或暖箱内以体温监测仪监测体温,妥善固定监测仪探头,防止发生烫伤
  - 氧合状态监护
    - 监测方法
      - 经皮氧分压
      - 经皮脉氧饱和度(SPO_2) — 最常用
      - 动脉氧分压
      - 动脉血氧饱和度
    - 使用 SPO_2 监测注意事项
      - 有严重水肿、低体温、循环不良、贫血等情况时,所测值会偏低
      - 不适用于高氧血症的监测
      - 肢体过度活动时读数显示不正确,应在安静状态下读数
      - 传感器上光源极与感光极相对,勿压绕过紧
      - 避免蓝光直接照射,以免损伤探头
  - 心脏监护
    - 持续监测危重儿的心电活动
    - 多采用双极胸前导联 — 电极分别贴于左胸大肌下、右锁骨下、大腿或腋中线下胸部

- **(续)监护内容**
  - **血压监护**
    - 直接测压法(创伤性测压法)
      - 经动脉插入导管,连接传感器显示血压波形及平均值
      - 值较为准确,操作复杂,并发症多
    - 间接测压法(无创伤性测压法)
      - 气囊袖带束缚上臂,接传感器测值
      - 能根据需要定时测值,方法简便,临床多采用
      - 测量完毕及时取下袖带
      - 危重患儿一般2~6h1次,休克、失血等患儿1~2h1次
  - **血糖监测**
    - 新生儿期低血糖是临床最常见问题之一
    - 临床多采用快速纸片血糖测定法
      - 注意穿刺采血手法
      - 避免在输液侧肢体末梢采血
    - 低血糖处理阈值为2.6mmol/L,治疗目标值为血糖≥2.8mmol/L
  - **体液、生化及血气监测**
    - 每天监测尿量、体重及24h出入液量
    - 多数新生儿24h内排尿,若24h后未排尿或以后尿量小于1mL/(kg·h),注意有无循环或肾功能异常等问题
    - 根据病情决定生化和血气监测频率
  - **X线检查**
    - 了解发绀、呼吸困难患儿的心肺情况
    - 有助于上呼吸道梗阻、胸肺及邻近组织器官病变诊断和动态监测
    - 判断气管导管位置和机械正压通气并发症
    - 常采用床旁方式
  - **机械通气监护**
    - 气管导管尖端在理想位置 — 支气管隆突上1~2cm,或胸片显示在第2胸椎水平
    - 班班交接查看
      - 插管深度
      - 固定牢固性
    - 每2~4h更换体位
    - 做好气道护理 — 防止肺不张和导管阻塞
  - **神经系统监护**
    - 注意有无窒息、复苏、抽搐等病史
    - 注意患儿意识、哭声、反应、头围、囟门、瞳孔、肌张力等
    - 产伤、窒息、惊厥和低出生体重儿
      - 头颅B超检查和振幅整合脑电图连续监测
      - 必要时头颅CT/MRI等检查
  - **肝脏功能监测**
    - 所有危重儿均需动态监测肝脏功能
      - 肝功能损害严重者评估凝血功能
      - 评估胆红素动态变化
  - **感染指标监测**
    - 新生儿特别是早产儿免疫功能差,易发生感染
    - 发生感染时临床早期症状、体征常不典型,病情发展迅速
    - 有高危病史者严密观察新生儿状态反应、喂养情况、皮肤颜色、末梢循环、体温变化、有无呼吸暂停等
  - **监护方式**
    - 临床细致观察、多种仪器监护、实验室监护、其他辅助监护
    - 特别强调医护人员在床边的直接观察和综合分析是新生儿监护环节中最重要最基本的部分

第七章 新生儿及新生儿疾病患儿的护理

定义

新生儿窒息是胎儿因缺氧发生宫内窘迫或娩出过程中引起呼吸、循环障碍，以致生后1分钟内无自主呼吸或未能建立规律性呼吸，导致低氧血症和混合性酸中毒，是新生儿伤残和死亡的重要原因之一

原因

- 孕母因素
  - 糖尿病、心脏病、严重贫血及肺部疾患等——患全身性疾病
  - 有妊高症；吸毒、吸烟；年龄＞35岁或＜16岁等
- 胎盘和脐带因素
  - 前置胎盘、胎盘早剥、胎盘老化等；脐带受压、打结、绕颈等
- 分娩因素
  - 难产，手术产如高位产钳；产程中药物使用不当等
- 胎儿因素
  - 早产儿、小于胎龄儿、巨大儿；先天畸形；胎粪或羊水吸入气道；宫内感染致神经系统受损等

病理生理

- 呼吸改变
  - 原发性呼吸暂停
    - 窒息缺氧时，初起1~2min呼吸深快，如缺氧未及时纠正，转为呼吸抑制和反射性心率减慢
    - 患儿肌张力存在，血压升高，循环尚好，但有发绀
    - 及时给氧、适当刺激或无外界帮助下仍能恢复呼吸
  - 继发性呼吸暂停
    - 缺氧持续存在，出现喘息样呼吸，心率继续减慢，血压下降，肌张力消失
    - 面色苍白、呼吸运动减弱，最终出现一次深度喘息进入继发性呼吸暂停
    - 如无正压呼吸帮助无法恢复呼吸而死亡
- 各器官缺血缺氧改变
  - 体内血液重新分布，从而保证重要脏器的供血
  - 持续缺氧时
    - 无氧代谢使酸性产物极度增加，导致重度代谢性酸中毒
    - 储存的糖原耗尽，血流代偿机制丧失，心脏功能受损，心率和动脉压下降，重要脏器供血减少，脑损伤发生；其他已缺血器官更易受到伤害
- 血液生化和代谢改变
  - $PaCO_2$升高，pH和PaO_2值降低
  - 应激状态时，早期血糖正常或增高，缺氧持续，糖原消耗增加，出现低血糖
  - 应激情况下，游离脂肪酸增加，钙离子与蛋白结合而致低钙血症
  - 酸中毒可引起高胆红素血症、低钠血症

临床表现

- 胎儿缺氧（宫内窒息）
  - 早期：胎动增加，胎心增快，≥160次/min
  - 晚期
    - 胎动减少或消失，胎心变慢或不规则，＜100次/min
    - 羊水胎粪污染呈黄绿色或墨绿色
- Apgar评分
  - 一种简易的临床评价新生儿窒息程度的方法

体征	评分标准		
	0	1	2
皮肤颜色	青紫或苍白	躯干红、四肢青紫	全身红
心率（次/min）	无	＜100	＞100
弹足底或插鼻管反应	无反应	有些动作，如皱眉	哭、喷嚏
肌肉张力	松驰	四肢略屈曲	四肢能活动
呼吸	无	慢、不规则	正常，哭声响

  - 8~10分为正常；4~7分为轻度窒息；0~3分为重度窒息
- 各器官受损表现
  - 心血管系统：轻症有传导系统和心肌受损；重者出现心源性休克和心衰
  - 呼吸系统
    - 易发生羊水或胎粪吸入综合征、肺出血、持续肺动脉高压
    - 低体重儿常见肺透明膜病、呼吸暂停等
  - 泌尿系统
    - 急性肾衰时有尿少、蛋白尿、血尿素氮及肌酐增高
    - 肾静脉栓塞时可见肉眼血尿
  - 中枢神经系统：主要是缺血缺氧性脑病和颅内出血
  - 代谢方面：常见低血糖，电解质紊乱如低钠血症、低钙血症等
  - 消化系统：应激性溃疡和坏死性小肠结肠炎等

- **辅助检查**
  - 血气分析
    - 可显示呼吸性酸中毒或代谢性酸中毒；pH≤7.25提示胎儿有严重缺氧
    - 应多次监测pH、$PaCO_2$和PaO_2，作为应用碱性溶液和供氧的依据
  - 根据病情选择性监测血糖、血电解质、血尿素氮及肌酐等生化指标
- **治疗要点**
  - 预防及积极治疗孕母疾病
  - 早期预测 — 有窒息危险时，充分做好准备工作
  - 及时复苏 — 按照ABCDE复苏方案执行
    - A：清理呼吸道，是根本
    - B：建立呼吸，是关键
    - C：恢复循环
    - D：药物治疗
    - E：评价和环境（保温），贯穿整个复苏过程
  - 复苏后处理
    - 评估和监测呼吸、心率、血压、尿量、肤色、SPO_2、神经系统症状等
    - 维持内环境稳定，控制惊厥，治疗脑水肿
- **护理诊断/问题**
  - 自主呼吸障碍 — 与羊水、气道分泌物吸入导致低氧血症和高碳酸血症有关
  - 体温过低 — 与缺氧以及抢救时暴露过分有关
  - 焦虑（家长） — 与病情危重及预后不良有关
- **护理措施**
  - 复苏
    - 复苏程序
      - 严格按照A→B→C→D步骤执行，顺序不能颠倒
      - A畅通气道
        - 生后15~20s内完成
        - 娩出后置于预热好的保暖设备中；温热毛巾揩干头部及全身，减少散热
        - 摆好体位，肩下垫高2~2.5cm，使颈部轻微仰伸
        - 吸净口、咽、鼻黏液，时间不超过10s，先口腔后鼻腔
      - B建立呼吸
        - 触觉刺激 — 拍打足底或摩擦背部后，如心率＞100次/min，出现正常呼吸可予以观察
        - 正压通气
          - 触觉刺激后无自主呼吸或心率＜100次/min，应立即用复苏器加压给氧
          - 面罩密闭遮盖下巴尖端、口鼻，不遮盖眼睛
          - 频率为40~60次/min，吸呼比1∶2
          - 压力以可见胸动和听诊呼吸音正常为宜
          - 30s后评估
            - 心率＞100次/min，出现自主呼吸可予以观察
            - 无规律性呼吸或心率＜100次/min，进行矫正通气步骤后无改善，需行气管插管正压通气
      - C恢复循环
        - 30s气管正压通气后，心率＜60次/min或60~80次/min不再增加，进行胸外心脏按压
        - 采用双拇指法
          - 双拇指并排或重叠于患儿胸骨体下1/3处
          - 其余手指围绕胸廓托在后背
        - 采用中食指法 — 一手中食指按压胸骨体下1/3处，另一手或硬垫支撑患儿背部
        - 频率120次/min，按压通气比3∶1，双人配合，总耗时2s
        - 按压深度为1.5~2cm，放松过程中，手指不离开胸壁
        - 按压有效时可摸到股动脉搏动，30s后评估心率恢复情况
      - D药物治疗
        - 建立有效静脉通路
        - 保证药物的应用
          - 按压30s后心率不恢复，给予1∶10000肾上腺素静脉或气管内注入
          - 心率仍＜100次/min，酌情纠酸、扩容
          - 有休克症状可用多巴胺或多巴酚丁胺
          - 出生前6h内母亲曾用过麻醉剂者，可用纳洛酮静脉或气管内注入
    - 复苏后监护
      - 体温、心率、呼吸、血压、尿量、肤色、神经系统症状
      - 注意酸碱失衡、电解质紊乱、大小便异常、感染和喂养等问题
  - 保暖 — 置于远红外保暖床上，稳定后置于暖箱中或热水袋保暖，维持肛温36.5~37.5℃
  - 家庭支持 — 耐心解答病情，告知目前情况和可能预后，帮助家长树立信心，促进父母角色转变

注：参照《中国新生儿复苏指南》（2016年北京修订版）内容，B建立呼吸步骤中新增“矫正通气步骤”，本内容来源于《儿科护理学》第六版第八章第五节186页新生儿窒息。

第七章 新生儿及新生儿疾病患儿的护理

- 概述
  - 新生儿缺氧缺血性脑病(HIE)是由于各种围生期因素引起的缺氧和脑血流减少或暂停而导致胎儿和新生儿的脑损伤,是新生儿窒息后的严重并发症,病情重,病死率高,少数幸存者可产生永久性神经功能缺陷如智力障碍、癫痫、脑性瘫痪等
- 病因
  - 缺氧
    - 围生期窒息 — 为主要原因
    - 反复呼吸暂停
    - 严重呼吸系统疾病
    - 右向左分流型先天性心脏病等
  - 缺血
    - 心跳停止或严重的心动过缓
    - 重度心力衰竭或周围循环衰竭
- 发病机制
  - 脑血流改变
    - 窒息缺氧不完全时,出现器官间血液重新分布,保证脑组织血液供应
    - 缺氧继续存在,出现第2次血流重新分布
      - 大脑半球血流减少,保证丘脑、脑干和小脑血流灌注
      - 大脑皮质矢状旁区和下面的白质最易受损
    - 缺氧及酸中毒可导致脑血管自主调节功能障碍
      - 血压升高过大时,可造成脑室周围毛细血管破裂出血
      - 低血压时脑血流量减少,又可引起缺血性损伤
  - 脑组织生化代谢改变
    - 缺氧时无氧糖酵解增加,乳酸堆积,导致低血糖和代谢性酸中毒
    - ATP产生减少,细胞膜钠泵、钙泵功能不足,使钠钙离子进入细胞内激活某些酶,破坏脑细胞完整性
  - 神经病理学改变
    - 足月儿 — 常见改变为皮质梗死及深部灰质核坏死
    - 早产儿 — 脑室周围出血和脑室内出血多见,其次为白质病变
- 临床表现
  - 主要表现 — 意识改变及肌张力变化,重者可伴有脑干功能障碍
  - 轻度
    - 兴奋、激惹,肢体及下颏可出现颤动
    - 吸吮反射正常,拥抱反射活跃,肌张力正常,呼吸平稳,前囟平,一般不出现惊厥
    - 上述症状多生后24h内明显,3天内逐渐消失,预后良好
  - 中度
    - 嗜睡、反应迟钝,肌张力减低,肢体自发动作减少,可出现惊厥
    - 前囟张力正常或稍高,拥抱反射和吸吮反射减弱,瞳孔缩小,对光反应迟钝
    - 足月儿上肢肌张力减退较下肢重,表明病变累及矢状窦旁区
    - 早产儿下肢肌张力减退比上肢重,为脑室周围白质软化所致
    - 症状生后72h内明显,恶化者嗜睡程度加深甚至昏迷,反复抽搐,可留后遗症
    - 脑电图检查可见癫痫样波或电压改变
  - 重度
    - 意识不清,常处于昏迷状态
    - 肌张力低下,肢体自发动作消失,惊厥频繁,反复呼吸暂停,前囟张力高
    - 拥抱反射、吸吮反射消失,瞳孔不等大或放大,对光反应差,心率减慢
    - 脑电图及影像学诊断明显异常,脑干诱发电位异常
    - 死亡率高,存活者多留后遗症

- 治疗要点
  - 支持方法
    - 供氧——选择适当的给氧方法
      - 保持 $PaO_2 > 50\sim70mmHg$、$PaCO_2 < 40mmHg$
      - 防止 PaO_2 过高和 $PaCO_2$ 过低
    - 纠正酸中毒——应改善通气以纠正呼吸性酸中毒，在此基础上使用碳酸氢钠纠正代谢性酸中毒
    - 维持血压——保证各脏器的血液灌注，可用多巴胺和多巴酚丁胺
    - 维持血糖在正常高值——注意防止高血糖
    - 补液——每日控制在60~80mL/kg
  - 控制惊厥
    - 首选苯巴比妥钠，负荷量20mg/kg，15~30min静脉滴入，不能控制惊厥时，1h后可加用10mg/kg
    - 在苯巴比妥钠疗效不明显时可加用地西泮，合用时注意呼吸抑制的发生
  - 治疗脑水肿
    - 出现颅内高压症状可先用呋塞米1mg/kg静脉推注
    - 也可用甘露醇，首剂0.5~0.75g/kg静脉推注，后可用0.25~0.5g/kg，每4~6h1次
  - 亚低温治疗
    - 采用人工诱导方法将体温下降2~4℃，减少脑组织代谢，保护神经细胞
    - 可采用全身性或选择性头部降温
    - 仅适用于足月儿，对早产儿尚不宜采用
- 护理诊断/问题
  - 低效性呼吸型态——与缺氧缺血致呼吸中枢损害有关
  - 潜在并发症——颅内压升高、呼吸衰竭
  - 有废用综合征的危险——与缺氧缺血导致的后遗症有关
- 护理措施
  - 给氧
    - 及时清除呼吸道分泌物
    - 选择合适的给氧方式
      - 鼻导管吸氧或头罩吸氧
      - 缺氧严重时，可考虑气管插管及机械辅助通气
  - 监护
    - 呼吸、血压、心率、SPO_2 等
    - 注意神志、瞳孔、前囟张力及抽搐等症状
    - 观察药物反应
  - 亚低温治疗的护理
    - 降温
      - 采用循环水冷却法进行选择性头部降温
      - 起始水温10~15℃，体温降至35.5℃开启体部保暖，头部用覆盖铝箔的塑料板反射加热
      - 脑温降至34℃时间应控制在30~90min，否则将影响效果
    - 维持
      - 头颅温度维持在34~35℃，同时注意保暖，可予以远红外或热水袋保暖
      - 远红外保暖时，肤温设置在35~35.5℃，肤温探头放置于腹部
      - 持续肛温监测，维持肛温在35.5℃左右
    - 复温
      - 缓慢复温，时间 > 5h，速度不高于0.5℃/h
      - 复温过程中持续肛温监测，体温正常后，4h测体温1次
    - 监测
      - 持续动态心电监护、肛温监测、SPO_2 监测、呼吸监测及每小时测血压
      - 观察面色、反应、末梢循环情况
      - 总结24h出入量，做好相关记录
  - 早期康复干预
    - 疑有功能障碍者，将肢体固定于功能位
    - 早期给予动作训练和感知刺激干预措施
    - 恢复期指导家长掌握康复干预措施，取得配合并坚持定期随访

第七章 新生儿及新生儿疾病患儿的护理

- 概述
  - 新生儿颅内出血主要因缺氧或产伤引起，早产儿发病率较高，是新生儿早期的重要疾病与死亡原因，预后较差
- 病因病机
  - 产伤性颅内出血
    - 胎头所受压力过大、局部压力不均或头颅在短时间内变形过速导致硬膜下出血
    - 脑表面静脉撕裂常伴蛛网膜下腔出血
  - 缺血缺氧性颅内出血
    - 缺氧和酸中毒直接损伤毛细血管内皮细胞，其通透性增加或破裂出血
    - 缺氧和酸中毒损伤脑血管自主调节功能
      - 血压升高时，毛细血管破裂
      - 血压下降时，缺血性改变
  - 其他
    - 不适当输注高渗液体、频繁吸引和气胸等
    - 肝功能不成熟，凝血因子不足
    - 出血性疾病
- 临床表现
  - 常见症状
    - 一般生后1~2d出现
    - 意识形态改变——激惹、过度兴奋或表情淡漠、嗜睡、昏迷等
    - 眼症状——凝视、斜视、眼球上转困难、眼震颤等
    - 颅内压增高表现——脑性尖叫、前囟隆起、惊厥等
    - 呼吸改变——增快、减慢、不规则或暂停等
    - 肌张力改变——早期增高以后减低
    - 瞳孔——不对称，对光反应差
    - 其他——黄疸和贫血
  - 各类型颅内出血特点
    - 硬脑膜下出血
      - 多数为产伤所致
      - 急性大出血者数分钟或几小时内神经系统症状恶化、呼吸停止而死亡
      - 亚急性者出生24h后出现症状，惊厥为主，有局灶性脑征，如偏瘫、眼斜向瘫痪侧等
      - 新生儿期不明显，数月后产生慢性硬脑膜下积液
    - 原发性蛛网膜下腔出血
      - 出血源于蛛网膜下腔内的桥静脉
      - 典型症状为生后第2d发作惊厥，发作间歇情况良好
      - 多数预后好，个别出现脑积水后遗症
      - 少量出血者可无症状，大量出血者常于短期内死亡
    - 脑室周围-脑室内出血
      - 多见于早产儿
      - 分级
        - Ⅰ级——脑室管膜下出血
        - Ⅱ级——脑室内出血，无脑室扩大
        - Ⅲ级——脑室内出血伴脑室扩大
        - Ⅳ级——脑室内出血伴脑实质出血
      - 多数生后3d内发病
      - 常见症状为拥抱反射消失，肌张力低下，淡漠及呼吸暂停
      - 小量Ⅰ、Ⅱ级出血可无症状，预后较好
      - Ⅲ、Ⅳ级出血神经系统症状进展快，数分钟到数小时内死亡
    - 小脑出血
      - 多发生于<32周的早产儿，常合并肺透明膜病、肺出血
      - 临床症状不典型，多数有频繁呼吸暂停、心动过缓，后因呼吸衰竭而死亡

- **辅助检查**
  - 脑脊液检查、影像学检查、CT和B超等助于诊断和判断预后
- **治疗要点**
  - 止血 —— 可使用维生素K_1、酚磺乙胺(止血敏)、卡巴克络(安络血)和立止血等
  - 镇静、止惊 —— 选用地西泮、苯巴比妥等
  - 降低颅内压
    - 颅内压高者选用呋塞米
    - 如瞳孔不等大、呼吸节律不整、叹息样呼吸或双吸气等,可用甘露醇
  - 外科处理
    - 足月儿有症状的硬脑膜下出血,可用腰穿针从前囟边缘进针吸出积血
    - 脑积水早期有症状者可行侧脑室穿刺引流,进行性加重者行脑室-腹腔分流
- **护理诊断/问题**
  - 潜在并发症 —— 颅内压升高
  - 低效性呼吸型态 —— 与呼吸中枢受损有关
  - 有窒息的危险 —— 与惊厥、昏迷有关
  - 体温调节无效 —— 与体温调节中枢受损有关
- **护理措施**
  - 密切观察病情,降低颅内压
    - 注意生命体征、神志、瞳孔变化、呼吸型态
    - 及时清理呼吸道分泌物,保持呼吸道通畅
    - 观察惊厥发生时间、性质
    - 及时记录阳性体征并告知医生
    - 保持绝对静卧,抬高头部,减少噪音
    - 集中治疗与护理,动作轻、稳、准,尽量减少移动、刺激和反复穿刺
  - 合理用氧
    - 根据缺氧程度予以用氧,注意用氧的方式和浓度
    - 早产儿血氧饱和度维持在88%~93%,足月儿85%~98%
    - 呼吸衰竭或严重的呼吸暂停时需气管插管、机械通气,并做好相关护理
  - 维持体温稳定
    - 体温过高时予以物理降温
    - 体温过低时用远红外床、暖箱或热水袋保暖
  - 喂养护理
    - 出血早期禁止直接哺乳,可奶瓶喂养
    - 出现恶心、呕吐时提示颅内压增高
    - 观察吃奶情况、热量及液体摄入情况
    - 脱水治疗时观察患儿精神状态、囟门、皮肤弹性、尿量及颜色变化
  - 健康教育
    - 向家长讲解疾病的严重性及可能出现的后遗症
    - 解答病情,予以安慰,缓解紧张情绪
    - 有后遗症者,鼓励坚持治疗和随访,教会家长功能训练的技术

第七章 新生儿及新生儿疾病患儿的护理

定义

胎粪吸入综合征(MAS)是指胎儿在宫内或分娩过程中吸入被胎粪污染的羊水,导致呼吸道和肺泡发生机械性阻塞和化学性炎症,由于胎儿缺氧,出生后常伴缺氧缺血性脑病、颅内出血等多系统损害,足月儿和过期产儿多见

病因病机

宫内胎粪的排出

胎儿宫内或分娩过程中发生窒息和急性或慢性低氧血症时,血流重新分布,肠道与皮肤血流量减少,肠壁缺血痉挛、肛门括约肌松弛而排出胎粪

胎粪吸入过程

- 缺氧刺激胎儿呼吸中枢,使呼吸运动由不规则而逐渐发生强有力的喘息,将胎粪吸入鼻咽及气管内
- 胎儿娩出后的有效呼吸,使上呼吸道内的胎粪吸入肺内

胎粪引起后果

- 造成机械性梗阻,引起阻塞性肺气肿和肺不张,肺泡通气–血流灌注平衡失调
- 易导致气胸、间质性肺气肿或纵隔气肿,加重通气障碍,产生急性呼吸衰竭
- 胎粪内胆酸、胰酶等刺激及继发的感染
  - 引起肺组织化学性、感染性炎症反应
  - 产生低氧血症和酸中毒
- 重症病例由于严重缺氧和酸中毒可导致新生儿持续肺动脉高压

临床表现

概况

- 病情轻重差异大
- 羊水吸入少者出生时可无症状或症状较轻
- 胎粪大量吸入者可致死胎或出生不久死亡
- 分娩时可见羊水中混有胎粪

多数患者常见症状

- 出生后数小时内出现
- 出现呼吸急促(>60次/min)、呼吸困难、鼻翼扇动、呻吟、三凹征、发绀、胸廓饱满
- 两肺先有鼾音、粗湿啰音,后出现中、细湿啰音

症状突然恶化者

应怀疑气胸可能,胸部摄片可确诊

严重胎粪吸入和急性缺氧患儿表现

常伴意识障碍、颅压增高、惊厥等中枢神经系统症状,及红细胞增多症、低血糖、低钙血症和肺出血等表现

长期低氧血症和混合性酸中毒者表现

- 肺动脉阻力增高,右心压力增加,可导致卵圆孔水平的右向左分流
- 功能性关闭或未闭的动脉导管重新或保持开放,动脉导管水平的右向左分流
- 导致新生儿持续肺动脉高压
  - 引起严重青紫
  - 可出现心脏扩大、肝大等心衰表现

治疗要点

尽快清除吸入物,保持呼吸道通畅

胎儿娩出后立即用喉镜进行气管内插管,通过气管导管进行吸引

对症治疗

- 给氧
  - 维持 PaO_2 在60~80mmHg
  - 根据缺氧程度选择鼻导管、面罩或机械通气
- 纠正酸中毒,维持正常循环
  - 用 $NaHCO_3$ 纠正酸中毒,保持动脉血pH>7.4
  - 维持正常血糖与血钙水平
  - 出现低血压或灌注不良,予以扩容并静脉点滴多巴胺
  - 并发脑水肿、肺水肿或心力衰竭者,限制液体入量
- 抗生素使用:继发细菌感染者,根据细菌培养结果及药敏结果应用,不主张预防性应用
- 气胸治疗:并发气胸时作胸腔闭式引流,紧急状态下直接穿刺抽吸
- NO吸入治疗
  - 持续肺动脉高压患儿可选用
  - NO为选择性的肺血管扩张剂,能降低肺动脉高压,同时在不影响全身血压情况下增加氧合

第十节　新生儿胎粪吸入综合征(MAS)患儿的护理

- **护理诊断/问题**
  - 清理呼吸道无效 — 与胎粪吸入有关
  - 气体交换受损 — 与气道阻塞、通气障碍有关
- **护理措施**
  - 清理呼吸道
    - 入院后必须首先彻底清理呼吸道
    - 清理方法
      - 先口鼻，后经口气管插管吸出气管内污染羊水
      - 再通过气管导管注入37℃无菌生理盐水0.5~1mL，加压给氧30s
      - 变换体位进行背部叩击振动肺部，再吸出冲洗液，反复直至冲洗干净
    - 尚未清理呼吸道时，尽量不予以加压通气，防止胎粪进入小气道
  - NO吸入的护理
    - 大剂量吸入对肺有直接损伤作用，应持续监测NO浓度，并设置高限及低限报警值
    - 正确连接呼吸机管路，保持持续吸入
    - 严密监测心率、心律、呼吸、动脉血压及血氧饱和度
    - 积极评价NO吸入对氧合的影响，及时发现NO吸入潜在并发症
  - 机械通气过程的气道护理
    - 掌握正确的翻身、叩背、吸痰方法
    - 翻身
      - 2人配合操作
      - 注意各管路的连接，防止发生导管脱落、移位、打折、堵塞等现象
      - 头颈肩保持在一条直线上，使气道通畅
    - 叩背
      - 吸痰前叩背2~5min，选用软面罩叩击
      - 操作时固定头部，减少头部晃动
      - 早产儿避免叩背，防止颅内出血等发生
    - 吸痰
      - 采用密闭式吸痰法
      - 遵照“由浅至深，先口后鼻”的原则
      - 吸痰管口径小于气管插管内径的1/2
      - 时间≤15s/次，压力≤100mmHg
    - 翻身、叩背、吸痰前后提高氧浓度10%~15%，吸入30~60s，观察面色及SaO_2
    - 吸痰后安抚患儿至安静
  - 病情观察
    - 使用多功能心电监护仪，监测心率、呼吸、血压、SaO_2变化
    - 观察呼吸频率、节律、深浅度、胸廓起伏状态，自主呼吸与呼吸机是否同步
    - 胎粪吸入合并持续性肺动脉高压者，密切观察足背动脉搏动、四肢末梢灌注、尿量等循环系统症状
    - 可能合并心力衰竭者
      - 出现烦躁不安、心率加快、呼吸急促、肝脏短时间迅速增人
      - 立即吸氧，给予强心、利尿药物，控制补液量和补液速度
    - 可能合并气胸或纵隔气肿者
      - 突然出现气促、呼吸困难、青紫加重
      - 立即做好胸腔穿刺及胸腔闭式引流准备
  - 健康教育 — 讲述疾病相关知识、护理要点和患儿病情，做好家长的心理护理

- 概述
  - 新生儿肺透明膜病(HMD)又称新生儿呼吸窘迫综合征(NRDS),多见于早产儿,由于缺乏肺表面活性物质(PS)所致,是新生儿期重要的呼吸系统疾病。临床表现为出生后不久进行性加重的呼吸窘迫和呼吸衰竭。肺病理特征为外观暗红,肺泡壁至终末细支气管壁上附有嗜伊红透明膜和肺不张
- 病因病机
  - PS特征
    - 由肺泡Ⅱ型上皮细胞合成和分泌,主要成分为磷脂
    - 可降低肺泡表面张力,保持功能残气量,防止呼气末肺泡萎陷
    - 可稳定肺泡内压和减少液体自毛细血管向肺泡渗出
    - 孕18~20周开始产生,35~36周迅速增加,故＜35周早产儿多见该病
    - 孕母有糖尿病影响胎儿PS的合成,也受体液pH、体温和肺血流量的影响
  - PS缺乏
    - 肺泡壁表面张力增高,肺顺应性降低,肺泡易萎陷,吸气时难以充分扩张,潮气量和肺泡通气量减少,导致缺氧和CO_2潴留
    - 肺泡通气量减少,导致通气不良,出现缺氧发绀
    - 缺氧、酸中毒引起肺血管痉挛,阻力增加,导致动脉导管、卵圆孔发生右向左分流,青紫加重,缺氧明显,也可导致肺动脉高压
    - 肺灌流量下降使肺组织缺氧更加严重,毛细血管通透性增高,纤维蛋白渗出沉积,透明膜形成,缺氧、酸中毒更加严重
- 临床表现
  - 出生时表现
    - 出生时可正常,也可无窒息表现
  - 呼吸窘迫
    - 生后6h内出现,为代偿性潮气量减少而表现出呼吸急促(＞60次/min)
    - 呼吸窘迫呈进行性加重是本病特点
  - 鼻翼煽动
    - 增加气道横截面积,减少气道阻力
  - 呼气性呻吟
    - 呼气时声门不完全开放,使肺内气体潴留产生正压,保留功能残气,防止肺泡萎陷
  - 吸气性三凹征
    - 呼吸辅助肌参与的结果,以满足增加肺的扩张压
  - 发绀
    - 反映氧合不足,提示还原血红蛋白高于50g/L
  - 其他
    - 可出现肌张力低下,呼吸暂停甚至出现呼吸衰竭
    - 听诊双肺呼吸音降低,早期无啰音,后可听到细小水泡音,心音减弱,胸骨左缘可闻及收缩期杂音
    - 生后第2、3d病情严重,72h后明显好转
- 辅助检查
  - 血气分析
    - 示PaO_2下降,$PaCO_2$升高,pH降低
  - 羊水检测
    - 磷脂和鞘磷脂比值低于2∶1,提示胎儿肺发育不成熟
  - X线检查
    - 早期毛玻璃样改变,后出现支气管充气征
    - 重者可整个肺野不充气呈白色,即“白肺”
  - 胃液振荡试验
    - 胃液1mL加95%乙醇1mL,振荡15s后静置15min
    - 沿管壁有多层泡沫为阳性,阳性者可排除本病
- 治疗要点
  - 纠正缺氧
    - PaO_2维持在50~70mmHg,SaO_2在85%~95%
    - 头罩用氧
      - 选择合适的头罩型号,氧流量不少于5L/min,防止CO_2积聚于头罩内
    - 鼻导管给氧
      - 具有简单方便、价格低廉的特点
      - 氧流量一般为0.5~1.5L/min,适用于轻至中度低氧血症
      - 实际吸入的FiO_2不恒定,受通气量、患儿呼吸气流影响
      - 氧流量较大时干燥的氧气可引起鼻黏膜干燥受损,注意气流的湿化和温化
    - 气道内正压通气(CPAP)辅助呼吸
      - 使自主呼吸患儿在整个呼吸周期都能接受高于大气压的气体,以增加功能残气量,防止肺泡萎陷
      - 压力4~6cmH_2O开始,很少超过8~10cmH_2O
      - 每小时观察CPAP压力和氧浓度,根据病情逐渐调低参数
      - 撤离CPAP时逐渐降低呼气末压力
      - 氧浓度接近21%,压力＜4cmH_2O,考虑试停CPAP
    - 气管插管用氧
      - 保持装置密闭状态及呼吸道通畅
      - 若CPAP使用效果不佳者,采用间隙正压通气及呼吸末正压呼吸

第十一节　新生儿肺透明膜病(HMD)患儿的护理

- **(续)治疗要点**
  - 替代治疗
    - 表面活性物质制剂
      - 分天然制剂、人工制剂、混合制剂
      - 用生理盐水溶解,充分吸痰后从气管内滴入,滴入6h内尽量避免吸痰
      - 第一次给药后效果不明显可考虑重复给药
  - 维持酸碱平衡
    - 呼吸性酸中毒以改善通气为主;代谢性酸中毒用5%碳酸氢钠治疗
  - 支持治疗
    - 保证液体和营养供给,但补液量不宜过多,防止动脉导管开放
    - 动脉导管开放发生心力衰竭时,可用地高辛、呋塞米或吲哚美辛
- **护理诊断/问题**
  - 自主呼吸障碍 — 与PS缺乏导致的肺不张、呼吸困难有关
  - 气体交换受损 — 与肺泡缺乏PS、肺泡萎陷及肺透明膜形成有关
  - 营养失调:低于机体需要量 — 与摄入量不足有关
  - 有感染的危险 — 与抵抗力降低有关
  - 家长焦虑 — 与母婴分离有关
- **护理措施**
  - 保持呼吸道通畅
    - 患儿头稍后仰,使气道伸直,及时清除呼吸道分泌物
    - 吸痰前评估 — 听诊肺部痰鸣音、氧合变差的表现、气管插管管壁分泌物显现、患儿烦躁等
    - 吸痰不应插入过深,勿超过气管插管末端,防损伤气管隆嵴
    - 尽可能采用密闭式吸痰法
  - 用氧护理
    - 监测与记录
      - 持续血氧饱和度监测,至少每小时记录一次
      - 每次调整参数后,需监测血气分析结果
    - CPAP使用的护理
      - 清除呼吸道及口腔分泌物,清洁鼻腔后放置鼻塞
      - 鼻部采用“工”形人工皮保护鼻部皮肤和鼻中隔
      - 常检查装置连接处是否严密、有无漏气
      - 吸痰时取下鼻塞,检查有无皮肤坏死或鼻中隔破损等
      - 每小时观察CPAP的压力和氧浓度
    - 机械通气的护理
      - 妥善固定导管
      - 每班测量并记录置管长度,检查接头有无松脱漏气、管道有无扭转受压
      - 湿化器内蒸馏水的量至标准刻度线处
      - 吸痰操作前后确认导管固定位置,听诊呼吸音是否对称,预防非计划性拔管
  - PS给药护理
    - 常生后24h内给药,用药前彻底清除口鼻腔及气道内分泌物
    - 充分溶解后滴入,予以复苏气囊加压通气,充分弥散
    - 严密监测血氧饱和度、心率、呼吸和血压变化
    - 出现呼吸暂停、PaO_2及心率下降应暂停注药,迅速予复苏囊加压给氧,压力勿过高以免发生气胸
    - 再次注药前确定导管位置正确后再操作
    - 呼吸机辅助通气患儿使用PS后需将呼吸机参数适当下调
  - 保暖 — 环境温度维持在22~24℃,肛温在36.5~37.5℃,相对湿度在55%~65%
  - 喂养 — 保证营养供给,不能吸吮、吞咽者可鼻饲法或静脉补充营养
  - 预防感染
    - 做好口腔护理,气管插管患儿可用1%碳酸氢钠漱口水进行擦拭,每4h1次
    - 做好各项消毒隔离工作
  - 健康教育 — 及时解答病情,告知治疗过程和进展,教会家长居家照顾的相关知识

第七章 新生儿及新生儿疾病患儿的护理

概述

新生儿黄疸是胆红素（大部分为未结合胆红素）在体内积聚而引起的，其原因很多，有生理性和病理性之分；重者可致中枢神经系统受损，产生胆红素脑病，引起死亡或严重后遗症，故应加强对新生儿黄疸的临床观察，尽快找出病因，及时治疗，加强护理

新生儿胆红素代谢特点

- 胆红素生成较多
  - 胎儿期处于低氧分压环境，生成红细胞数较多，出生后氧分压提高，红细胞相对过多、破坏亦多
  - 新生儿红细胞寿命比成人短20~40d，形成胆红素的周期缩短
  - 其他来源的胆红素生成较多，如来自肝脏等器官的血红素蛋白和骨髓中无效造血的胆红素前体较多
- 运转胆红素能力不足
  - 刚娩出的新生儿常有不同程度的酸中毒，影响血中胆红素与白蛋白的联结，早产儿白蛋白数量较足月儿低，均使运送胆红素的能力不足
- 肝功能发育未完善
  - 新生儿肝细胞内摄取胆红素必需的Y、Z蛋白含量低
  - 形成结合胆红素的功能差，即肝细胞内脲苷二磷酸葡萄糖醛酸基转移酶的含量低且活性不足，不能有效将脂溶性未结合胆红素与葡萄糖醛酸结合成水溶性结合胆红素，该酶1周后逐渐正常
  - 排泄结合胆红素能力差，易致胆汁淤积
- 肠肝循环的特性
  - 初生新生儿肠道内细菌量少，不能将肠道内胆红素还原成粪胆原、尿胆原
  - 肠腔内葡萄糖醛酸酶活性较高，能将结合胆红素水解成葡萄糖醛酸及未结合胆红素，后者又被肠吸收经门脉而达肝脏
- 其他
  - 新生儿摄取、结合、排泄胆红素的能力仅是成人的1%~2%，极易出现黄疸，当处于饥饿、缺氧、胎粪排出延迟、脱水、酸中毒、头颅血肿或颅内出血等状态时黄疸加重

生理性黄疸

- 一般情况良好
- 足月儿出生后2~3d出现黄疸，4~5d达高峰，5~7d消退，最迟不超过2周
- 早产儿生后3~5d出现，5~7d达高峰，7~9d消退，最长可延迟至3~4周
- 每日血清胆红素升高＜85μmol/L（5mg/dL）或每小时＜0.85μmol/L（0.5mg/dL）

病理性黄疸

- 特点
  - 出生后24h内出现
  - 黄疸程度重，血清胆红素＞205.2~256.5μmol/L（12~15mg/dL）或每日上升超过85μmol/L（5mg/dL）
  - 黄疸持续时间长（足月儿＞2周，早产儿＞4周）
  - 黄疸退而复现
  - 血清结合胆红素＞34μmol/L（2mg/dL）
- 病因
  - 感染性
    - 新生儿肝炎
    - 新生儿败血症及其他感染
  - 非感染性
    - 新生儿溶血症
    - 胆道闭锁
    - 母乳性黄疸
    - 遗传性疾病
      - 红细胞6-磷酸葡萄糖脱氢酶（G6PD）缺陷病，我国南方多见，核黄疸发生率高
      - 球形红细胞增多症、半乳糖血症、红细胞丙酮酸激酶缺陷病等
    - 药物性黄疸
      - 维生素K_3、维生素K_4、新生霉素等药物引起

- **（续）病理性黄疸**
  - **治疗要点**
    - 找出原因，采取相应措施，治疗基础疾病
    - 降低血清胆红素，给予蓝光疗法
    - 早期喂养，诱导正常菌群建立，减少肠肝循环
    - 保持大便通畅，减少肠壁对胆红素的再吸收
    - 保护肝脏，不用对肝脏有损害及可能引起溶血、黄疸的药物
    - 控制感染、注意保暖、供给营养、及时纠正酸中毒和缺氧
    - 适当用酶诱导剂、输血浆和白蛋白，降低游离胆红素
  - **护理诊断/问题**
    - 潜在并发症——胆红素脑病
    - 知识缺乏（家长）——缺乏黄疸护理的有关知识
  - **护理措施**
    - 观察病情，做好相关护理
      - 密切观察病情
        - 皮肤黏膜、巩膜色泽
        - 神经系统表现，如拒食、嗜睡、肌张力减退等胆红素脑病早期表现
        - 大小便次数、量、性质，如胎便排出延迟，予以灌肠
      - 喂养——耐心喂养，按需调整喂养方式，如少量多次、间歇喂养等保证奶量摄入
    - 针对病因的护理，预防核黄疸的发生
      - 实施光照疗法和换血疗法，并做好相应护理
      - 遵医嘱给予白蛋白和酶诱导剂，纠正酸中毒
      - 合理安排补液计划，根据补液内容调节速度，切忌快速输入高渗性药物，以免血脑屏障暂时开放，使胆红素进入脑组织
    - 健康教育
      - 使家长了解病情，取得家长的配合
      - 若母乳性黄疸者
        - 可继续母乳喂养，如仍出现黄疸，可隔次母乳喂养逐步过渡到正常母乳喂养
        - 黄疸严重，患儿一般情况差，可考虑暂停母乳喂养，黄疸消退后再恢复母乳喂养
      - 若为红细胞G6PD缺陷者
        - 禁食蚕豆及其制品
        - 患儿衣物保管时勿放樟脑丸
        - 注意药物的选用，以免诱发溶血
      - 胆红素脑病者——注意后遗症的出现，给予康复治疗和护理

定义

新生儿溶血病是指母婴血型不合，母血中血型抗体通过胎盘进入胎儿循环，发生同种免疫反应导致胎儿、新生儿红细胞破坏引起溶血

病因和病机

ABO血型不合

- 最为常见
- 多为母亲O型，婴儿A型或B型
- 母为AB型或婴儿为O型均不会发生溶血
- 约50%第一胎即可发病

Rh血型不合

- Rh血型有6种抗原，D抗原最早发现且抗原性最强，具有D抗原者为Rh阳性，反之为阴性
- 主要发生在Rh阴性孕妇和Rh阳性胎儿，也可发生在母婴均为Rh阳性时，主要由抗E，抗C或抗e、c等引起，以抗E多见
- 一般不发生在第一胎，症状随胎次增多而越严重

临床表现

基本特点

- 症状轻重与母亲产生的IgG抗体量、抗体与胎儿红细胞结合度及胎儿代偿能力有关
- Rh溶血症常比ABO溶血者严重

黄疸

- Rh溶血多在24h内出现并迅速加重
- ABO溶血多在2~3d出现，血清胆红素以未结合型为主

贫血

- Rh溶血者一般贫血出现早且重
- ABO溶血者贫血少，一般新生儿后期才出现
- 重症贫血者出生时全身水肿，皮肤苍白，常有胸、腹腔积液，肝脾肿大及贫血性心衰

肝脾肿大

- Rh溶血者多有不同程度肝脾肿大，由于髓外造血活跃所致
- ABO溶血患儿不明显

胎儿水肿

- 血红蛋白下降至40g/L时，由于严重缺氧、充血性心力衰竭、肾脏重吸收水盐增加、继发于肝功能损害的低蛋白血症等，可致胎儿水肿

胆红素脑病

- 一般发生在生后2~7d，早产儿尤易发生

分期	表现	持续时间
警告期	反应低下，肌张力下降，吸吮力弱	0.5~1.5d
痉挛期	肌张力增高，发热，抽搐，呼吸不规则	0.5~1.5d
恢复期	肌张力恢复，体温正常，抽搐减少	2周
后遗症期	听力下降，眼球运动障碍，手足徐动，牙釉质发育不良，智力落后	终生

- **辅助检查**
  - 血型检测可见母子血型不合
  - 红细胞、血红蛋白降低及网织红细胞、有核红细胞增多
  - 血清胆红素增高,三项试验阳性
    - 改良直接抗人球蛋白试验
    - 患儿红细胞抗体释放试验
    - 患儿血清中游离抗体试验
- **治疗要点**
  - 产前治疗 — 可采用孕妇血浆置换术、宫内输血
  - 新生儿治疗
    - 换血疗法
    - 光照疗法
    - 纠正贫血
    - 对症治疗
    - 可输血浆、白蛋白,纠正酸中毒、缺氧,加强保暖,避免快速输入高渗性药物
- **护理措施**
  - 疾病的评估
    - 严重的胎儿溶血可能出现胎儿水肿,生后可出现全身水肿、苍白、皮肤瘀斑、胸腔积液、腹水、心力衰竭和呼吸窘迫
    - 迅速评估后积极参与复苏抢救,保证有效通气,抽腹水或胸水,尽快换血
  - 黄疸的监测及评估
    - 每4~6h监测血清胆红素,判断其发展速度
    - 观察有无胆红素脑病早期表现
  - 保证充足的营养供给
    - 耐心喂养,按需调整喂养方式,保证奶量摄入
    - 合理安排补液计划,切忌快速输入高渗性药物
  - 光疗的护理
    - 保护患儿安全,戴眼罩,避免对视网膜产生毒性作用
    - 观察全身情况,有无抽搐、呼吸暂停等现象
    - 观察皮肤情况,出现大面积光疗皮疹或青铜症,考虑暂停光疗
    - 光疗患儿大便次数增多,做好臀部护理,防止红臀发生
  - 换血的护理
    - 严格按照换血指征进行
    - 术前核对家属已签字的换血知情同意书
    - 选择合适血源
    - 术前停奶一次,抽出胃内容物,防止呕吐
    - 选择合适动静脉通路
    - 过程中计算换血量,保证出入量一致
    - 观察有无抽搐、呼吸暂停、呼吸急促等表现
    - 换血后监测血生化,观察黄疸程度和黄疸症状

概述

脐炎主要是因为断脐时或出生后处理不当，脐残端被细菌入侵、繁殖引起的急性炎症，也可由于脐血置管保留导管或换血时被细菌污染而导致发炎。可由任何化脓菌引起，最常见的是金黄色葡萄球菌，其次为大肠埃希菌、铜绿假单胞菌、溶血性链球菌等。因目前普遍对脐部护理、消毒比较重视，该病发生率有明显下降

临床表现

- 轻者
  - 脐轮与脐周皮肤轻度红肿
  - 可伴少量浆液脓性分泌物
- 重者
  - 脐部及脐周明显红肿发硬，脓性分泌物较多，常有臭味
- 危重者
  - 可形成败血症，伴有全身中毒症状
  - 可伴发热、吃奶差，精神不好，烦躁不安等
- 慢性脐炎者
  - 常形成脐肉芽肿，为小的樱红色肿物，表面可有脓性溢液，可经久不愈

诊断检查

正常新生儿脐部会存在多种细菌，不能仅依靠培养处定植菌而诊断，必须要有脐部的炎症表现

- **治疗要点**
  - 断脐——应严格无菌，保持脐部清洁
  - 脐周无扩散者——局部用2%碘酒及75%乙醇清洗，每日2~3次
  - 有明显脓液、脐周有扩散或全身症状者——局部消毒处理及抗生素治疗
  - 慢性脐肉芽肿
    - 可用硝酸银棒或10%硝酸银溶液涂擦
    - 大肉芽肿用电灼、激光治疗或手术切除
- **护理诊断**
  - 皮肤完整性受损——与脐炎感染性病灶有关
  - 潜在并发症——败血症、腹膜炎
- **护理措施**
  - 密切观察——脐带有无潮湿、渗液或脓性分泌物，如有及时治疗
  - 健康宣教——宣教正确的消毒方法，从脐带根部由内向外环形彻底清洗消毒，保持局部干燥
  - 脐带脱落后处理——观察脐窝内有无樱红色的肉芽肿增生，应及早处理
  - 生活护理——避免大小便污染，最好使用吸水、透气性能好的消毒尿布
  - 脐部护理——操作前先洗手，注意婴儿腹部保暖
  - 脐带残端长时间不脱落处理——应观察是否断脐时结扎不牢，应考虑重新结扎

- **定义**
  - 新生儿败血症指细菌侵入血循环并生长繁殖、产生毒素而造成的全身感染
- **病因病机**
  - 自身因素
    - 免疫系统功能不完善，屏障功能差，血中补体少，白细胞在应激状态下杀菌力下降，T细胞对特异抗原反应差，细菌一旦侵入易致全身感染
  - 病原菌
    - 我国以葡萄球菌、大肠埃希菌为主
    - 近年表皮葡萄球菌、克雷伯杆菌、铜绿假单胞菌等条件致病菌败血症增多
  - 感染途径
    - 产前感染 — 与产妇有明显感染有关，尤其是羊膜腔的感染更易引起发病
    - 产时感染 — 与胎儿通过产道时被细菌感染有关，如胎膜早破、产程延长等
    - 产后感染 — 往往与细菌从脐带、皮肤黏膜损伤处及呼吸道、消化道等侵入有关
    - 近年医源性感染有增多趋势
- **临床表现**
  - 无特征性表现
  - 生后7d内出现症状者为早发型败血症
  - 出生7d以后出现症状者为迟发型败血症
  - 早期表现为精神不佳、食欲不佳、哭声弱、体温异常等
  - 后发展为精神萎靡、嗜睡、不吃不哭不动，面色欠佳和出现病理性黄疸、呼吸异常
  - 少数重者很快发展为循环衰竭、呼吸衰竭、DIC、中毒性肠麻痹、胆红素脑病和酸碱平衡紊乱
  - 常并发化脓性脑膜炎
- **辅助检查**
  - 外周血检测，血培养，直接涂片找细菌，病原菌抗体检测，急相蛋白和血沉检查等助于明确诊断

- **治疗要点**
  - 选用合适的抗菌药物
    - 早期、联合、足量、静脉运用抗生素，疗程足，一般10~14d
    - 病原菌已明确，可按药敏试验用药
    - 病原菌未明确前，结合当地菌种流行病学特点和耐药菌株情况选两种抗生素联合使用
  - 对症、支持治疗
    - 保暖、供氧、纠正酸中毒及电解质紊乱
    - 及时处理脐炎、脓疱疮等局部病灶
    - 保证能量及水的供给
    - 必要时输新鲜血、粒细胞、血小板，早产儿可静注免疫球蛋白
- **护理诊断/问题**
  - 体温调节无效 — 与感染有关
  - 皮肤完整性受损 — 与脐炎、脓疱疮等感染性病灶有关
  - 营养失调：低于机体需要量 — 与吸吮无力、食欲缺乏及摄入不足有关
- **护理措施**
  - 维持体温稳定
    - 体温低或不升时，给予保暖措施
    - 体温过高时，予以物理降温，一般不予以药物降温
  - 保证抗菌药物有效进入体内，注意药物毒副作用
  - 及时处理局部病灶 — 如脐炎、鹅口疮、脓疱疮、皮肤破损等，防止感染继续蔓延扩散
  - 保证营养供给 — 除经口喂养外，结合病情考虑静脉内营养
  - 观察病情
    - 如出现面色青灰、呕吐、脑性尖叫、前囟饱满、两眼凝视，提示脑膜炎的可能
    - 如出现面色青灰、皮肤发花、四肢厥冷、脉搏细弱、皮肤有出血点等应考虑感染性休克或DIC
  - 健康教育 — 指导家长正确喂养和护理患儿，保持皮肤清洁

- 概述
  - 新生儿感染性肺炎是新生儿常见疾病，是新生儿死亡的重要原因之一，病原体的侵入可发生在出生前、出生时及出生后
- 病因
  - 主要因素
    - 细菌、病毒、衣原体等都可引起新生儿感染性肺炎
  - 出生前感染
    - 胎儿宫内吸入污染的羊水
    - 胎膜早破时孕母阴道细菌上行导致感染
    - 母孕期感染病毒、细菌等，病原体通过胎盘达胎儿血循环至肺部引起感染
  - 出生时感染
    - 分娩过程中吸入污染的产道分泌物
    - 断脐消毒不严发生血行感染
  - 出生后感染
    - 由上呼吸道下行感染肺部
    - 病原体通过血循环直接引起肺部感染
- 临床表现
  - 不同时间点感染的特点
    - 出生前感染
      - 出生时常有窒息史
      - 症状出现较早，多在12~24h内出现
    - 出生时感染
      - 要经过一定的潜伏期
    - 出生后感染
      - 多在5~7d内发病
  - 一般症状
    - 一般症状不典型
    - 主要表现反应差、哭声弱、拒奶、口吐白沫、呼吸浅促、发绀、呼吸不规则、体温不稳定
  - 严重者表现
    - 出现点头样呼吸或呼吸暂停
  - 肺部体征
    - 表现不明显，有的表现为双肺呼吸音粗
  - 金黄色葡萄球菌肺炎表现
    - 易并发气胸、脓胸、脓气胸等，病情常较重
- 辅助检查
  - 血液检查
    - 细菌感染者白细胞总数升高
    - 病毒感染者、体弱儿及早产儿白细胞总数多降低
  - X线检查
    - 可显示肺纹理增粗，有点状、片状阴影，有的融合成片
    - 可有肺不张，肺气肿
  - 病原学检查
    - 取血液、脓液、气管分泌物做细菌培养、病毒分离
    - 免疫学方法监测细菌抗原、血清检测病毒抗体及衣原体特异性的IgM等有助诊断

- **治疗要点**
  - 控制感染 — 根据病原菌选择合适抗生素
    - 巨细胞病毒肺炎、单纯疱疹病毒性肺炎可选阿昔洛韦
    - 衣原体肺炎可选用红霉素
  - 保持呼吸道通畅，注意保暖、合理喂养和氧疗
- **护理诊断/问题**
  - 清理呼吸道无效 — 与呼吸急促，患儿咳嗽反射功能不良及无力排痰有关
  - 气体交换受损 — 与肺部炎症有关
  - 体温调节无效 — 与感染后机体免疫反应有关
  - 营养失调：低于机体需要量 — 与摄入困难、消耗增加有关
- **护理措施**
  - 保持呼吸道通畅
    - 及时有效清理呼吸道分泌物，分泌物黏稠者采用雾化吸入
    - 加强呼吸道管理，定时翻身、拍背，体位引流
  - 合理用氧，改善呼吸功能
    - 根据病情和血氧饱和度情况给氧，使 PaO_2 维持在60~80mmHg
    - 重症并发呼吸衰竭者，给予正压通气
    - 保持室内空气新鲜，温湿度适宜
  - 维持体温正常
    - 体温过高时予以降温，体温过低时予以保暖
    - 遵医嘱应用抗生素、抗病毒药物，并密切观察药物的作用
  - 供给足够的能量及水分
    - 少量多餐，细心喂养，喂奶时防窒息
    - 重者给予鼻饲或静脉补充营养物质及液体
  - 密切观察病情 — 注意患儿的反应、呼吸、心率等变化，做好急救准备

定义

新生儿破伤风是因破伤风梭状杆菌经脐部侵入引起的一种急性严重感染，常生后7天左右发病。临床上以全身骨骼肌强直性痉挛和牙关紧闭为特征，故有“脐风”“七日风”“锁口风”之称

病因和病机

- 破伤风杆菌特点
  - 为革兰阳性厌氧菌，广泛分布于土壤、尘埃和人畜粪便中
  - 芽胞抵抗力强，耐煮沸15~60min，需高压消毒、碘酒、双氧乙烷可杀灭
- 破伤风杆菌侵入脐部：产生破伤风痉挛毒素，此毒素沿神经轴逆行至脊髓前角细胞和脑干运动神经核，也可经淋巴、血液至中枢神经系统，导致全身肌肉强烈痉挛
- 咀嚼肌受累：首先受累，使牙关紧闭呈苦笑面容
- 腹背肌肉受累：腹背肌肉痉挛，呈角弓反张
- 毒素兴奋交感神经：导致心动过速、高血压、出汗等

临床表现

- 潜伏期多为4~8d，发病越早，发作期越短、预后越差
- 咀嚼肌受累，患儿口张不大、吸吮困难，随后牙关紧闭、面肌痉挛，苦笑面容
- 双拳紧握、上肢过度屈曲、下肢伸直，呈角弓反张
- 强直性痉挛阵阵发作，间歇期肌强直存在，轻微刺激可引起痉挛发作
- 咽肌痉挛使唾液充满口腔
- 呼吸肌、喉肌痉挛引起呼吸困难、青紫、窒息
- 膀胱、直肠括约肌痉挛导致尿潴留和便秘
- 早期多不发热，以后因肌肉痉挛或肺部继发感染而可引起发热

治疗要点

- 中和毒素：破伤风抗毒素1万单位肌注或静滴，中和未与神经组织结合的毒素
- 控制痉挛
  - 需较大剂量药物始能生效
  - 首选地西泮，其次是苯巴比妥、10%水合氯醛等，各药可交替、联合使用
- 控制感染：选用青霉素、甲硝唑等能杀灭破伤风杆菌的抗生素
- 保证营养：根据病情静脉营养和鼻饲喂养
- 对症治疗：处理脐部、给氧等

护理诊断/问题

- 有窒息的危险：与呼吸肌、喉肌痉挛有关
- 喂养困难：与面肌痉挛、张口困难有关
- 有受伤的危险：与反复抽搐有关
- 体温过高：与骨骼肌强直性痉挛产热增加、感染有关

- **护理措施**
  - **控制痉挛，保持呼吸道通畅**
    - 药物应用 — 注射破伤风抗毒素（用前须做皮试）、镇静剂等
    - 建立静脉通路 — 尽可能使用留置针，避免反复穿刺造成不良刺激
    - 病室环境
      - 单独安置，专人看护
      - 病室要求避光、隔音，患儿戴避光眼镜，减少不必要的刺激
      - 必要的操作最好在使用止痉剂后有条理地集中完成
    - 用氧
      - 有缺氧发绀者间歇给氧，避免鼻导管给氧，防止刺激鼻黏膜，加剧骨骼肌痉挛
      - 可头罩给氧，至少5L/min，避免流量过低引起头罩内CO_2潴留
      - 病情好转，及时停氧，避免氧疗并发症
    - 密切观察病情变化
      - 除专人护理外，应加强监护
      - 详细记录病情变化，尤其止痉药用后第一次抽搐发生的时间、强度、持续时间和间隔时间，抽搐时的面色、心率、呼吸及氧饱和度改变
  - **保证营养**
    - 早期给予静脉营养以保证能量供给
    - 病情允许情况下，给予鼻饲喂养
    - 病情好转，奶瓶喂养来训练吸吮力及吞咽功能，最后撤离鼻饲
  - **防止继发感染和损伤**
    - 口腔护理 — 患儿口唇干裂易破，及时清除分泌物，做好口腔清洁，涂液体石蜡等保护口唇
    - 皮肤护理
      - 适当松包降温、及时擦干汗渍，保持皮肤干燥
      - 患儿手心放一纱布卷，保护掌心皮肤不受损伤，也可保持掌心干燥
      - 定时翻身，预防坠积性肺炎
    - 脐部护理
      - 用消毒剪刀剪去残留脐带的远端并重新结扎，近端用3%过氧化氢或1∶4000高锰酸钾液清洗后涂碘酒
      - 保持脐部清洁干燥
      - 遵医嘱用破伤风抗毒素3000U脐周封闭，中和未进入血流的游离毒素
  - **维持体温正常** — 体温过高时予以物理降温，根据医嘱使用抗生素
  - **健康教育** — 对患儿家长讲授有关育儿知识，指导家长做好脐部护理

定义

新生儿巨细胞病毒感染是指人巨细胞病毒(HCMV)引起的胎儿及新生儿全身多个器官损害并出现临床症状，是胎儿及新生儿最为常见的病毒感染疾病之一，人是人巨细胞病毒的唯一感染源和宿主

病理生理

- 病毒主要存在于宿主咽部、唾液腺、子宫颈、阴道分泌物、尿液、精液、乳液、血液中
- 孕妇感染后，病毒潜伏于胎盘绒毛膜组织中，引起胎盘形态学改变，使胎儿生长发育的环境和条件恶化，造成胎儿反复感染

临床表现

先天性感染

- 除流产、死产外，活婴约5%，表现为典型的全身多系统、多脏器受累
- 另5%表现为非典型的临床表现
- 其余90%均呈亚临床型
- 多系统多脏器受累的特征
  - 单核-巨噬细胞系统和中枢神经系统受侵犯，如小于胎龄儿、小头畸形、黄疸、肝脾大、脑积水等

围生期感染

- 出生时多无症状，2~4个月后发病，多为亚临床型，以呼吸道和消化道系统症状为主
- 30%的病死率，肺炎合并呼吸衰竭为主要的直接死因

诊断

- 证实孕妇体内有人巨细胞病毒侵入，不论有无症状或病变，均属HCMV感染
- 实验室的病原学和血清学检查为确诊依据

治疗要点

- 目前无特效治疗
- 对症支持治疗为主
- 更昔洛韦、膦甲酸、西多福韦等抗病毒药物可以用于治疗该病

- **护理诊断**
  - 体温过高 — 与感染有关
  - 营养失调:低于机体需要量 — 与摄入不足、消耗增加有关
- **护理措施**
  - 严密观察病情变化
    - 观察有无呼吸、心率、血压、血氧饱和度、面色以及意识等方面的变化
    - 注意体温不升或升高、呼吸暂停、心率减慢等情况
  - 做好消毒隔离措施,防止交叉感染
    - 加强医护人员消毒隔离意识
    - 严格执行手卫生
    - 保持病室内环境安静、清洁、舒适、光线柔和
    - 做好保暖条件下定时开窗通风
    - 有条件的医院可采用层流洁净技术
  - 加强基础护理
    - 病房温湿度适宜,足月儿室22~24℃,早产儿室24~26℃,湿度55%~65%
    - 新生儿保温箱内保持适中温度
  - 合理喂养,保障营养供给 — 尽早开奶,喂养不耐受者应根据医嘱静脉营养支持
  - 保持呼吸道通畅,维持有效呼吸
    - 使患儿处于鼻吸气位,保持气道通畅
    - 痰多稀薄者,可翻身拍背、体位引流利于痰液排出
    - 痰黏稠不易咳出者,给予雾化吸入或支气管灌洗
  - 健康教育
    - 讲解病情及治疗情况
    - 指导掌握出院后随访方法,了解成长发育及智力发育
    - 教会家长简单功能训练技术,减少后遗症的发生

第七章 新生儿及新生儿疾病患儿的护理

- **概述**
  - 新生儿梅毒又称先天性梅毒、胎传梅毒，是梅毒螺旋体由母体经胎盘进入胎儿血液循环所致的感染，受累胎儿约50%发生早产、流产、死胎或死产，2岁以内发病者为早期梅毒，2岁以后发病者为晚期梅毒
- **临床表现**
  - 基本特点
    - 多数早期梅毒患儿出生时无症状，2~3周后逐渐出现
    - 孕母早期感染梅毒未及时治疗者，新生儿发病早且病情重
  - 一般症状
    - 发育差、营养差、皮肤萎缩貌似老人、低热、黄疸、贫血、低血糖、哭声嘶哑、易激惹等
  - 皮肤黏膜损害
    - 皮疹
      - 常于生后2~3周出现，为多形性
      - 表现为全身散在斑丘疹、梅毒性天疱疮
      - 常见于口周、鼻翼、肛周
      - 皮损数月后呈放射状裂痕
    - 梅毒性鼻炎
      - 表现为鼻塞、脓血样分泌物，即“涕溢”，含大量病原体，极具传染性
    - 鞍鼻
      - 由鼻黏膜溃疡累及鼻软骨形成
  - 骨损害
    - 约占90%，多生后数周发生，因剧痛而形成“假瘫”
    - X线见对称性长骨骨骺端横行透亮带
  - 肝、脾、全身淋巴结肿大
    - 几乎所有患儿均有肝肿大，可出现黄疸、肝功能受损
    - 滑车上淋巴结肿大有诊断价值
  - 中枢神经系统症状
    - 新生儿罕见
    - 多在3~6个月出现急性化脓性脑膜炎样症状
    - 脑脊液中细胞数增加以淋巴为主，糖正常
  - 其他
    - 可见视网膜脉络膜炎、胰腺炎、肺炎、心肌炎、肾小球病变等
- **辅助检查**
  - 出生时胎盘大而苍白是宫内感染的指征
  - 性病研究实验室试验（VDRL）可作为筛查试验
  - 荧光螺旋体抗体吸附试验有助于确诊
- **治疗要点**
  - 强调早期诊断、及时治疗、防止发展至晚期
  - 抗梅毒治疗
    - 首选青霉素
      - 每次5万U/kg，静脉滴注，12h1次
      - 7d后改为8h1次，再用2周
    - 神经梅毒者用240万U/(kg·d)静脉滴注，治疗3周
    - 先天性梅毒常规采用水剂青霉素治疗，浓度为0.03U/mL
    - 青霉素过敏者可用红霉素

- **护理诊断/问题**
  - 皮肤完整性受损——与梅毒螺旋体损伤皮肤黏膜有关
  - 疼痛——与骨损害有关
  - 焦虑(家长)——与对治疗、预后知识缺乏有关
- **护理措施**
  - 心理护理
    - 首先取得家长配合
    - 针对产妇及配偶做好心理护理
    - 理解和支持产妇的要求,对患儿病情予以保密
    - 根据家长不同文化程度,进行有关本病的健康教育,解除思想顾虑
  - 消毒隔离
    - 做好床旁隔离,治疗护理操作集中进行
    - 静脉穿刺时避开皮肤斑丘疹部位,动作轻柔,严格执行无菌操作技术
    - 用过的衣被、褥套等物品消毒后进行清洗
    - 暖箱、蓝光箱用后严格消毒
    - 护士做好自我保护
      - 操作时戴一次性手套
      - 操作前后及时进行手消毒
    - 用过的一次性物品集中焚烧处理,对其他物品做好终末消毒工作
  - 皮肤护理
    - 皮肤护理至关重要,必要时入暖箱、穿单衣便于护理操作
    - 斑丘疹处涂红霉素软膏,之后用单层纱布覆盖创面,每天换药1次
    - 注意头发内斑丘疹的搽药
    - 躁动时保护易擦伤的足跟部,用纱布加以包扎
    - 加强臀部护理,保持全身皮肤清洁干燥,防止皮肤感染
  - 梅毒假性麻痹护理
    - 护理操作时动作轻柔,不采取强行体位
    - 尽量减轻患儿的疼痛和不必要的刺激
    - 出现哭闹、烦躁不安时,必须检查全身情况,发现异常及时处理
  - 健康教育
    - 指导定期复查,保证得到正确、全程、彻底的治疗
    - 治疗后1、2、3、6、12个月时应进行随访
    - 治疗成功时,快速血浆反应素试验在3个月时滴度下降,6~12个月转阴
    - 神经梅毒患儿应每6个月检查脑脊液直至细胞数正常、VDRL阴性
    - 需再次治疗的情况
      - 1岁时滴度未降低或升高,应再次进行正规治疗(10~14d)
      - 6个月时脑脊液中VDRL阳性和(或)持续异常细胞数或蛋白至2岁,应再次治疗

第七章 新生儿及新生儿疾病患儿的护理

- **定义**
  - 新生儿寒冷损伤综合征简称新生儿冷伤，又称新生儿硬肿症（SN），主要由受寒引起，临床特征是低体温和多器官功能损伤，严重者出现皮肤和皮下脂肪变硬和水肿
- **病因病机**
  - 主要原因
    - 寒冷、早产、感染和窒息
  - 新生儿体温调节与皮下脂肪组成特点
    - 体温调节中枢发育不成熟
    - 皮肤表面积相对较大、血流丰富，易失热
    - 能量贮备少，产热不足
    - 以棕色脂肪组织的化学产热为主，缺乏寒战等物理产热方式
    - 皮下脂肪的饱和脂肪酸比未饱和脂肪酸多，皮脂容易发生硬化
  - 寒冷损伤
    - 寒冷环境或保温不当
      - 体温下降，外周小血管收缩，皮肤血流量减少
      - 出现肢端发冷和微循环障碍，进一步引起心功能低下表现
    - 低体温和低温环境导致缺氧、各种能量代谢紊乱和代谢性酸中毒，严重时发生多器官功能损坏
  - 其他
    - 严重感染、早产、颅内出血和红细胞增多症等
- **临床表现**
  - 概况
    - 冬春季节多发，生后3d内或早产儿多见
    - 发病初期表现体温降低、吮乳差或拒乳、哭声弱等症状
    - 病情加重时发生硬肿和多器官损害体征
  - 低体温
    - 体核温度（肛门内5cm处温度）常降至35℃以下，重症＜30℃
    - 腋温－肛温差值（T_{A-R}）
      - 作为判断棕色脂肪状态指标
      - $T_{A-R}<0$℃
        - 正常状态，棕色脂肪不产热
        - 重症硬肿症，棕色脂肪耗尽
      - $T_{A-R}\geq 0$℃
        - 硬肿症初期，棕色脂肪代偿产热增加
  - 硬肿
    - 由皮脂硬化和水肿形成
    - 皮肤硬肿，紧贴皮下组织，不能移动，有水肿者压之有轻度凹陷
    - 发生顺序
      - 小腿→大腿外侧→整个下肢→臀部→面颊→上肢→全身
    - 范围计算
      - 头颈部20%
      - 双上肢18%
      - 前胸及腹部14%
      - 背及腰骶部14%
      - 臀部8%
      - 双下肢26%
  - 多器官功能损害
    - 早期常有心音低钝、心率缓慢、微循环障碍表现
    - 严重时可呈休克、DIC、急性肾衰竭和肺出血等多器官衰竭表现
  - 病情分度

分度	肛温	腋－肛温差	硬肿范围	全身情况及器官功能改变
轻度	≥35℃	＞0	＜20%	无明显改变
中度	＜35℃	≥0	20%~50%	反应差、功能明显低下
重度	＜30℃	＜0	＞50%	休克、DIC、肺出血、急性肾衰竭

第二十节　新生儿寒冷损伤综合征患儿的护理

- **治疗要点**
  - 复温
    - 治疗的关键
    - 原则是逐步复温，循序渐进
  - 支持疗法
    - 根据情况选择经口喂养或静脉营养
    - 严格控制输液量及速度
  - 合理用药
    - 有感染者选用抗生素
    - 纠正代谢紊乱
    - 出血倾向者用止血药，高凝状态时，考虑用肝素，但DIC已发生出血时不宜用肝素
    - 休克时除扩容、纠正酸中毒外，可用多巴胺
- **护理诊断/问题**
  - 体温过低 — 与新生儿体温调节功能低下、寒冷、早产、感染、窒息等有关
  - 营养失调：低于机体需要量 — 与吸吮无力、热量摄入不足有关
  - 有感染的危险 — 与免疫、皮肤黏膜屏障功能低下有关
  - 皮肤完整性受损 — 与皮肤硬肿、水肿有关
  - 潜在并发症 — 肺出血、DIC
  - 知识缺乏（家长） — 缺乏正确保暖及育儿知识
- **护理措施**
  - 复温
    - 轻、中度寒冷损伤综合征 — 置于已预热至中性温度的暖箱，一般6~12h内恢复正常体温
    - 肛温＜30℃，置于箱温比肛温高1~2℃的暖箱中，每小时提高箱温1~1.5℃，箱温不超过34℃，12~24h内恢复正常体温
    - 肛温＞30℃，T_{A-R}＜0℃时，也应采用外加温使体温回升
    - 如无以上条件者，可采用温水浴、电热毯或母亲怀抱等方式复温，但防止烫伤
  - 合理喂养
    - 能吸吮的轻者，经口喂养
    - 吸吮无力者用滴管、鼻饲或静脉营养保证能量供给
  - 保证液体供给，严格控制补液速度
    - 应用输液泵控制
    - 每小时记录输液量及速度
  - 预防感染
    - 做好消毒隔离，加强皮肤护理
    - 经常更换体位，防止发生体位性水肿和坠积性肺炎
    - 尽量减少肌内注射，防止皮肤破损引起感染
  - 观察病情
    - 注意体温、脉搏、呼吸、硬肿范围及程度、尿量、有无出血症状等
    - 详细记录护理单，备好抢救药物和设备
  - 健康教育
    - 介绍疾病知识
    - 指导家长加强护理，注意保暖，保持适宜的环境温湿度
    - 鼓励母乳喂养，保证足够的热量

第七章 新生儿及新生儿疾病患儿的护理

- **概述**
  - 新生儿坏死性小肠结肠炎(NEC)是围生期多种致病因素导致的肠道疾病,多在生后2周内发病,严重威胁新生儿的生命,常见于未成熟儿,临床上以腹胀、呕吐、便血为主要表现,腹部X线平片以肠道充气、肠壁囊样积气为特点
- **病因病机**
  - 发病原因尚未明了,可能与下列因素有关
  - 早产
    - 早产儿肠道功能发育不成熟,胃酸水平低,肠蠕动弱
    - 肠道通透性高,SIgA低下,利于细菌侵入肠壁繁殖
  - 肠道缺血和缺氧
    - 多因素引起低氧血症或低血容量休克
      - 体内血液重新分布
      - 肠道、皮肤、肾脏供血减少
    - 肠道缺血,肠道分泌保护性黏液减少引起肠黏膜损伤,肠道内细菌侵入而坏死
  - 喂养因素
    - 本病多发生于人工喂养的早产儿
    - 人工喂养
      - 肠道黏膜缺乏IgA保护,利于病菌生长与繁殖
      - 配方奶渗透压高于460mOsm/L时,易导致肠道缺血,引起黏膜损伤
  - 感染
    - NEC与感染有关,多为细菌,以产气杆菌、大肠埃希菌、金黄色葡萄球菌等为主
    - 部分病例在患流行性腹泻时或无任何诱因下发生本病
- **临床表现**
  - 基本特点:多见于早产儿和小于胎龄儿,常有窒息史
  - 早期表现:生后4~10d发病,出现反应差、拒食、呕吐、腹胀、腹泻和便血等表现
  - 轻症表现:仅有中度腹胀,可无呕吐,大便2~3次/d,稀薄,颜色深或带血,隐血试验阳性
  - 重症表现
    - 腹胀明显,可见肠型,大便如果酱样或柏油样,或带鲜血有腥臭味
    - 不积极治疗,病情急剧恶化,患儿面色苍白、四肢发凉、体温不升、代谢性酸中毒、黄疸加深、呼吸不规则、心率减慢
    - 严重者出现休克、DIC、肠穿孔、腹膜炎等
- **辅助检查**
  - X线
    - 显示肠道充气,有多个液平面,具有特征性肠壁囊性样积气,肠壁炎症、局限性坏死
    - 可见多个小气泡或线状气体阴影沿肠管排列
    - 严重病例者,门静脉有气体阴影
    - 肠穿孔时,可见膈下游离气体形成气腹
- **治疗要点**
  - 禁食
    - 一经确诊立即禁食,同时胃肠减压,定期抽出胃液
    - 轻者禁食5~7d,重者禁食10~14d
    - 腹胀消失,大便隐血试验阴性可试进食
  - 静脉供给液体和高营养液
    - 有条件可输全血、血浆或白蛋白
    - 根据日龄和失水量补充
    - 长期补液时,根据需要补充电解质
  - 抗生素:根据细菌培养和药敏试验选择
  - 对症治疗:合并休克、DIC时,给予相应治疗
  - 手术治疗:经内科治疗无效,或肠穿孔、腹膜炎、明显肠梗阻时,应手术治疗

- **护理诊断/问题**
  - 体温过高 — 与细菌毒素有关
  - 腹胀 — 与肠壁组织坏死有关
  - 腹泻 — 与肠道炎症有关
  - 体液不足 — 与液体丢失过多及补充不足有关
- **护理措施**
  - 监测体温 — 根据监测结果给予相应的物理降温或药物降温
  - 减轻腹胀、腹痛,控制腹泻
    - 立即禁食
    - 肠胀气明显者胃肠减压
    - 观察腹胀消退情况及引流物色、质、量
    - 观察有无呕吐,呕吐时头偏向一侧,及时清除呕吐物
    - 记录呕吐物色、质及量
    - 做好口腔护理
    - 遵医嘱给予抗生素控制感染
  - 密切观察病情
    - 中毒性休克识别及处理
      - 患儿表现为脉搏细速、血压下降、末梢循环衰竭等
      - 发生时,立即通知医生组织抢救
      - 迅速补充有效循环血量,改善微循环,纠正脱水、电解质紊乱及酸中毒,补充能量及营养
    - 观察记录大便次数、性质、颜色及量,了解变化过程,及时正确留取大便标本送检,做好臀部皮肤护理
  - 补充液体,维持营养
    - 恢复喂养
      - 腹胀消失,大便隐血试验转阴逐渐恢复饮食
      - 开始只喂水或5%葡萄糖水,2~3次后,无呕吐或腹胀再喂乳汁
      - 母乳为佳
      - 牛乳从1:1浓度开始,初为3~5mL,以后每次递增2mL,逐渐增加浓度及奶量
      - 调整饮食期间继续观察腹胀及大便情况
    - 补液护理
      - 建立良好的静脉通路,合理安排滴速
      - 准确记录24h出入量
  - 健康教育
    - 帮助家长掌握有关饮食的控制、皮肤和口腔卫生等护理知识
    - 使家长了解病情,取得理解和配合

第七章 新生儿及新生儿疾病患儿的护理

- **概述**
  - 新生儿出血较年长儿多见，是由于新生儿肝脏与骨髓发育不全，不能生产凝血因子与血小板，从而纤维蛋白原与血小板减少，其他凝血因子活性减低，出现出血倾向，如感染、低温、酸中毒等危险因子存在，出血即可发生，其中最严重的为DIC、颅内出血，甚至两者并存
- **分类**
  - **维生素K缺乏性出血症**
    - 发生原因：维生素K不易通过胎盘；母乳中维生素K含量低；新生儿肠道菌群未正常建立；胆道疾病；母孕期用药
    - 临床特点
      - 婴儿突然出血，如头颅出血、颅内出血、脐带或胃肠道出血等
      - 其他方面正常，无严重的潜在疾病
  - **血小板减少症**
    - 早期血小板减少
      - 原因为血小板生成障碍，宫内生长迟缓或母亲有高血压，早产儿好发
      - 一般轻到中度，呈自限性，多无出血表现
    - 72h内重度血小板减少
      - 常见原因为同族免疫性血小板减少性紫癜
      - 特别是新生儿一般状况良好而母亲无免疫性血小板减少病史者应考虑
    - 72h后出现的重度血小板减少 — 注意败血症、NEC、宫内感染或DIC可能
    - 存在先天缺陷或外观异常需考虑一些遗传性疾病因素引起
    - 药物也可引起血小板减少、血栓症等
  - **血友病**
    - 最常见的遗传性出血性疾病
      - 血液病A缺乏凝血因子Ⅷ
      - 血液病B缺乏凝血因子Ⅸ
    - 主要症状为出血，多为医源性出血
    - 新生儿任何出血均应考虑到血友病的诊断
- **诊断**
  - **病史**
    - 家族出血史
    - 母亲患病史 — 感染、特发性血小板减少性紫癜、红斑狼疮
    - 母亲既往妊娠出血史
    - 母亲及新生儿用药史 — 抗惊厥药、抗凝血药、阿司匹林等
  - **临床特点**
    - 生后有自发性反复出血表现，可呈广泛性或局限性
    - 皮肤、黏膜、关节、肌肉等为主要发生部位
    - 给予一般止血药治疗效果差，但静脉输注含各种凝血因子的血制品疗效较好
    - 贫血程度与出血量一致，且一般无肝脾及淋巴结肿大
- **治疗要点**
  - **新生儿出血的预防**：生后常规肌注维生素K_1；护理时动作轻柔，避免创伤；避免使用易致出、凝血药物，如阿司匹林等；密切观察有无出血体征
  - **病因治疗**：针对原发病治疗和对症支持治疗，局部大出血需外科治疗
  - **药物应用**
    - 根据病因选择针对性强的药物
    - DIC
      - 高凝期用肝素
      - 消耗期，同时补充凝血因子和加用肝素
      - 纤溶亢进期，肝素基础上加用抗纤溶制剂
  - **替代治疗**
    - 新鲜冰冻血浆 — 对缺乏凝血因子患儿有效
    - 冷沉淀 — 低纤维蛋白原血症患儿最好治疗方法
    - 血小板 — 血小板减少症患儿目前唯一特异性对症治疗方法
    - 所有替代治疗必须在原发病得到控制的基础上才有效
  - **其他**
    - 穿刺部位压迫止血，局部冷敷有助于止血，需注意保持正常体温
    - 有伤口的用凝血酶、纤维蛋白原海绵局部敷贴止血
- **护理诊断/问题**
  - **组织完整性受损** — 与皮肤黏膜出血性损害有关
  - **潜在并发症** — 颅内出血

- 护理措施
  - 严密观察各种出血症状及紧急处理
    - 消化系统症状
      - 烦躁、哭闹、恶心、腹胀等呕吐先兆者尽早留置胃管
      - 检查胃液颜色、性质、量
      - 抽吸胃液速度缓慢，禁止强行回抽，用10mL以上空针回抽
      - 抽出咖啡色液体
        - 提示消化道出血可能
        - 及时送检胃液
        - 做大便潜血试验
        - 生理盐水洗胃
    - 神经系统症状
      - 出现激惹、尖叫、吐奶、前囟饱满、张力高等临床体征，提示合并颅内出血，予以止血、镇静、降低颅内压等治疗
      - 严密观察瞳孔大小及对光反射
      - 观察有无双眼凝视、肢体抖动、惊跳等神经系统症状
      - 护理要点
        - 操作集中进行，保持安静，减少头部活动
        - 避免头皮静脉穿刺，严格控制输液速度
        - 抬高头肩20~30cm，右侧卧位，防止呕吐，保持气道通畅
    - 呼吸系统症状
      - 早期肺部突发密集水泡音，两肺分布均匀广泛的较粗网状影
      - 临床表现
        - 患儿反应差，肤色发绀，呼吸困难，三凹征阳性，SPO_2波动，气道吸出血性液体
      - 处理措施
        - 立即通知医生
        - 配合予以气管插管，持续正压通气，气道内滴入肾上腺素等
    - 休克症状
      - 失血性休克早期征象
        - 面色苍白、呼吸急促、心率加快、血压下降、皮肤花斑纹、肢端凉等
      - 处理措施
        - 通知医生并配合抢救处置，做好输液、输血准备
        - 严密监测生命体征和SPO_2
        - 尽早建立有创动脉血压监测
  - 保暖
    - 多种因素可引起体温不升，应给予保暖
  - 加强基础护理，预防感染
    - 保持温、湿度适宜，空气清新、清洁，定时消毒，开窗通风，限制探视人数及次数
    - 保持床单清洁平整，皮肤清洁，用棉质衣物和包被，避免皮肤摩擦及肢体受压
    - 修剪患儿指甲，必要时戴手套
    - 清水擦浴，及时清除渗出的血液及分泌物
    - 经常检查皮肤出血点与瘀斑
    - 加强口腔、脐部、臀部护理
    - 严格遵守消毒隔离规范，加强手卫生消毒，严格无菌操作，必要时行保护性隔离
  - 集中操作，减少出血
    - 操作集中进行，动作轻柔，减少刺激
    - 尽量减少不必要的侵入性操作，静脉穿刺、抽血后延长按压时间
    - 尽量避免手术，如需手术，应在术前、中、后补充所缺的凝血因子
    - 使患儿保持安静，避免哭吵
  - 加强宣教
    - 告知家长疾病相关知识，指导家长做好优生优育及产前咨询工作
    - 指导家长观察患儿病情，包括精神状态、皮肤颜色等，如有异常，及时就医
    - 遵医嘱按时正确服药，出院后定期随访，血液科继续治疗

新生儿低血糖

- **概述**
  - 新生儿低血糖一般指足月儿出生3天内全血血糖<1.67mmol/L(30mg/dL),3天后<2.2mmol/L(40mg/dL);低体重儿出生3天内<1.1mmol/L(20mg/dL),1周后<2.2mmol/L(40mg/dL);目前认为凡全血血糖<2.2mmol/L(40mg/dL)都诊断为新生儿低血糖
- **病因病机**
  - 葡萄糖产生过少和需要增加
    - 早产儿、小于胎龄儿 — 与肝糖原、脂肪、蛋白贮存不足和糖原异生功能低下有关
    - 败血症、寒冷损伤、先天性心脏病 — 由于能量摄入不足,代谢率高,而糖的需要量增加,糖原异生作用低下所致
    - 先天性内分泌和代谢缺陷病 — 常出现持续顽固低血糖
  - 葡萄糖消耗增加 — 多见于糖尿病母亲婴儿、Rh溶血病、Beckwith综合征、窒息缺氧及婴儿胰岛素细胞增生症等,均由高胰岛素血症所致
- **临床表现**
  - 无症状或无特异性症状,表现反应差或烦躁、喂养困难、哭声异常、肌张力低、激惹、惊厥、呼吸暂停等
  - 补充葡萄糖后症状消失,血糖恢复正常
  - 反复发作需考虑糖原累积症、先天性垂体功能不全和胰高糖素缺乏症等
- **辅助检查**
  - 常用微量纸片法测量血糖,异常者采静脉血测定血糖明确诊断
  - 可能发生低血糖者出生后进行持续血糖检测
  - 顽固性低血糖者进一步做血胰岛素、T_4、TSH、生长激素及皮质醇等检查,以明确是否患有先天性内分泌疾病或代谢性缺陷病
- **治疗要点**
  - 无症状低血糖者 — 进食葡萄糖,如无效改为静脉输注葡萄糖
  - 有症状低血糖者 — 静脉输注葡萄糖6~8mg/(kg·min)
  - 持续或反复低血糖者
    - 静脉输注葡萄糖
    - 结合病情加用氢化可的松静脉点滴、胰高糖素肌注或泼尼松口服
- **护理诊断/问题**
  - 营养失调:低于机体需要量 — 与摄入不足、消耗增加有关
  - 潜在并发症 — 呼吸暂停
- **护理措施**
  - 喂养
    - 生后尽早喂养,根据病情给予10%葡萄糖或吸吮母乳
    - 早产儿或窒息儿尽快建立静脉通路,保证葡萄糖输入
  - 监测血糖 — 定期监测血糖,静脉输注葡萄糖时及时调整输注量及速度,用输液泵控制并每小时观察记录
  - 病情观察 — 注意有无震颤、多汗、呼吸暂停等,有呼吸暂停者及时处理

新生儿高血糖

- **概述**
  - 新生儿高血糖是指全血血糖>7.0mmol/L（125mg/dL）或血浆糖>8.12~8.40mmol/L（145~150mg/dL）
- **病因病机**
  - 医源性高血糖
    - 发生率高，常见于早产儿和极低体重儿
    - 输入葡萄糖浓度过高、速率过快或机体不耐受所致
  - 用药影响 — 呼吸暂停使用氨茶碱时激活了肝糖原分解，抑制糖原合成
  - 疾病影响 — 窒息、感染、寒冷应激状态下，肾上腺能受体兴奋，儿茶酚胺释放增加及胰岛反应差均可导致高血糖症
  - 真性糖尿病 — 新生儿期少见
- **临床表现**
  - 轻者可无症状
  - 血糖显著升高者表现为口渴、烦躁、糖尿、多尿、体重下降、惊厥等症状
- **治疗要点**
  - 减少葡萄糖用量和减慢输液速度
  - 治疗原发病，纠正脱水及电解质紊乱
  - 高血糖不易控制者可用胰岛素输注并做血糖监测
- **护理诊断/问题**
  - 有体液不足的危险 — 与多尿有关
  - 有皮肤完整性受损的危险 — 与多尿、糖尿有关
- **护理措施**
  - 维持血糖稳定 — 严格控制葡萄糖输液速度和量，监测血糖变化
  - 病情观察 — 观察体重和尿量变化，及时补充电解质溶液，纠正电解质紊乱
  - 做好臀部护理 — 勤换尿布，保持会阴清洁干燥

概述

新生儿低钙血症是新生儿惊厥的常见原因之一，主要与暂时的生理性甲状旁腺功能低下有关，血清总钙低于1.8mmol/L（7.0mg/dL）或游离钙低于0.9mmol/L（3.5mg/dL）即为低钙血症

病因病机

主要病因

- 妊娠晚期母血甲状旁腺激素（PTH）水平高，分娩时脐血总钙和游离钙均高于母血水平，故使新生儿甲状旁腺功能暂时受到抑制
- 生后母亲钙供应中断，外源钙摄入不足
- 新生儿PTH水平低，骨质中钙不能入血

早期低血钙

- 发生于生后3d内，多见于早产儿、小于胎龄儿、IDM及母亲患妊娠高血压综合征所生新生儿

晚期低血钙

- 发生于出生3d后，高峰在第1周末，多见于牛乳喂养的足月儿
- 主要由于牛乳中磷含量高，钙磷比例不适宜，不利于钙吸收
- 新生儿肾小球滤过率低，肾小管对磷的重吸收能力较强，导致血磷过高，血钙沉积于骨

先天性永久性甲状旁腺功能不全

- 发生于出生3d后，高峰在第1周末，多见于牛乳喂养的足月儿
- 主要由于牛乳中磷含量高，钙磷比例不适宜，不利于钙吸收
- 新生儿肾小球滤过率低，肾小管对磷的重吸收能力较强，导致血磷过高，血钙沉积于骨

临床表现

- 症状可轻重不同，与血钙浓度不一定平行，多发生在生后5～10d
- 主要表现为烦躁不安、肌肉抽动及震颤、手腕内屈、踝部伸直，可有惊跳及惊厥，喉痉挛不常见
- 惊厥发作时常伴呼吸暂停和发绀
- 早产儿生后3d内容易出现血钙降低，通常无明显体征

辅助检查

- 血液检查
  - 血清总钙<1.8mmol/L(7mg/dL),血清游离钙<0.9mmol/L(3.5mg/dL),血清磷>2.6mmol/L(8mg/dL),碱性磷酸酶多正常
  - 必要时还应检查母血钙、磷和PTH水平
- 心电图
  - QT间期延长(早产儿>0.2s,足月儿>0.19s)提示低钙血症

治疗要点

- 静脉或口服补钙
- 晚期低血钙患儿给予母乳或配方奶
- 甲状旁腺功能不全者除补钙外,加用维生素D

护理诊断

- 有窒息的危险——与低血钙造成喉痉挛有关
- 知识缺乏(家长)——缺乏育儿知识

护理措施

- 遵医嘱补钙
  - 10%葡萄糖酸钙静脉滴注或静脉注射需5%~10%葡萄糖水稀释至少1倍,注意缓推(速度<1mL/min),并予以心电监护,心率<80次/min应停用
  - 静脉用药过程中确保输液通畅,防止药液外渗引起组织坏死,一旦发生药液外溢,应立即拔针停止注射,同时使用透明质酸酶对症处理
  - 口服补钙时,在两次喂奶间给药,禁与牛奶合用,影响吸收
  - 备好急救物品,发生喉痉挛及时抢救
- 健康教育
  - 鼓励母乳喂养,多晒太阳
  - 不允许母乳喂养时,应给予母乳化配方奶喂养
  - 牛奶喂养期间加用钙剂及维生素D

第七章 新生儿及新生儿疾病患儿的护理

概述

头皮血肿是常见产伤之一，多见于顺产分娩儿在胎头下降过程中受骨盆挤压、摩擦致骨膜下血管破裂，血液积于颅骨与骨膜之间而引起的局部包块。新生儿锁骨骨折是新生儿产伤性骨折中最常见的一种，常与出生体重、产钳助产、肩难产等高危因素相关，也有约41%发生在无高危因素的阴道顺产儿中，大多预后良好。臂丛神经损伤即产瘫，是分娩过程中多种原因导致臂丛神经根牵拉性损伤引起的上肢运动障碍。皮肤软组织损伤是产伤导致的，可发生于身体任何部位，但以先露位为最常见

头皮血肿

- 病因
  - 产程长，难产，头位产，产前助产或胎头吸引史，多见于第一胎第一产
- 临床表现
  - 头皮血肿不超过骨缝，外观与皮肤颜色一致，触诊肤温正常，有波动感
  - 常在数小时至数天增大，2~3d达高峰，以后逐渐减小
  - 顶枕部常见，其次为额部与枕部，可出现在单侧或双侧
- 辅助检查
  - 透光实验：区别于头皮水肿，试验阴性者为头皮血肿
  - 体检：触诊头部，可在单侧或双侧，以顶枕部多见，伴波动感，血肿大小不超过骨缝
  - 其他
    - 多不需要头颅MRI检查
    - 出血量较大者可导致贫血、黄疸加重，需完善血常规、凝血功能、胆红素水平等实验室检查
- 治疗要点
  - 一般治疗
    - 大于80%患儿3~4周内可自然吸收，一般无需特异性治疗
    - 若出现血红蛋白降低、胆红素水平增加应及时对症处理
  - 手术治疗：头皮血肿外观光整、触之质地坚硬、CT提示血肿骨化、颅骨破坏者必须手术
- 护理措施
  - 体位护理
    - 每2h更换体位，健侧卧位为主，避免各种线路及管道压在患儿身下或缠绕
    - 观察头部受压部位，破损处予以敷料覆盖，头部给予水枕，忌局部按摩和热敷
  - 病情观察
    - 观察头皮血肿增长和消退情况
    - 密切随访皮肤颜色及胆红素情况
    - 血肿较大时，及时随访血红蛋白及凝血功能，出现贫血时予以输血治疗
  - 术后护理：观察生命体征、精神反应、肌张力、伤口等，防止颅内出血、低血容量休克或感染

锁骨骨折

- 病因病机
  - 右锁骨中段外1/3处为好发部位，与解剖特点有关：有两个生理弯曲，呈"S"状，内2/3较粗，外1/3相对较细，且无肌肉附着
  - 肩难产时，胎儿娩出骨盆出口时两肩剧烈向内侧压，S形锁骨凹面卡在母亲耻骨弓下，容易折断
  - 新生儿骨质含矿物质少，骨强度低，易发生骨折
  - 体重过大时，存在胎头大且硬，不易变形，故易导致难产，从而增加锁骨骨折风险
- 临床表现
  - 患侧上肢或上臂活动障碍，但手或前臂活动正常
  - 轻压患肩，患儿啼哭或痛苦表情
  - 患肩低垂，拥抱反射减弱或消失
  - 局部肿胀，有骨擦音，甚至可扪及骨痂硬块
- 辅助检查
  - 全面查体可早期发现
  - 常规体检时，发现有难产史、有骨擦音、上肢活动障碍等可疑锁骨骨折患儿，应重点检查，必要时X摄片
  - X线通常可明确诊断
- 治疗要点
  - 一般不需特殊处理，几乎全部均可自行愈合，一般需2周
  - 青枝骨折与无移位锁骨骨折时，一般予以平卧位
  - 早期或有移位，可用"8"字绷带固定
- 护理措施
  - 加强宣教 预防为主
    - 通过门诊宣教，加强对体重增加过快、过多，腹围增加过快或B超提示胎儿双顶径、胸径、腹径、股骨径均偏大产妇，进行管理，控制饮食
    - 对于胎儿体重>4.0kg的产妇建议剖宫产
    - 正确处理产程，切忌暴力牵引，保护会阴
    - 前肩未充分娩出时，不要过早抬胎儿后肩
  - 已确诊的患儿
    - 不完全骨折
      - 无需处理，注意保护患处以免再次损伤或增加疼痛
      - 临床应注意肢体保护及病情观察
    - 完全骨折
      - 予以绷带固定，出院时教会家长相关辅助疗法
      - 遵医嘱用药，并做好家庭用药宣教，出院后促进家庭的随访依从性

第二十五节 新生儿产伤性疾病患儿的护理

臂丛神经损伤

- **病理生理**
  - 主要原因 —— 肩难产、臀位分娩
  - 高危因素 —— 巨大儿、第二产程延长、使用产钳、肩难产、初产、高龄产妇及多胎
  - 损伤机制 —— 肩难产需要头部极度向一侧侧屈及牵拉造成牵拉性损伤，在过度牵拉上肢时，导致颈5～胸1神经根磨损及破裂
- **临床表现**
  - 基本特点 —— 引出拥抱反射时患侧肢体不出现主动运动，可伴锁骨上肿胀与锁骨骨折
  - Ⅰ型
    - 上臂型受累肢体呈现“服务员指尖”位，肩外展及屈肘不能，肩关节内收及内旋，肘关节伸展，前臂旋前，手腕及手指屈曲
    - 二头肌肌腱反射消失，拥抱反射不对称，持握反射存在，可伴膈神经损伤
  - Ⅱ型
    - 较少见，可累及颈8及胸1，致手内肌及手腕与长指长屈肌无力
    - 持握反射消失，二头肌肌腱反射能引出，胸1交感神经损伤可致眼睑下垂、瞳孔缩小及半侧面无汗
  - Ⅲ型
    - 累及全上肢所有臂丛神经，表现为全上肢松弛，反射消失
    - 可同时存在胸锁乳突肌血肿，锁骨或肱骨骨折
- **诊断检查**
  - 根据病史中的肩难产与上肢被牵拉，出生后立即出现一侧上肢部分或完全软瘫的特殊体位
  - 结合神经-肌电图检查结果
- **治疗要点**
  - 物理保守治疗、显微外科神经功能重建术、继发性骨关节畸形矫正术及肌肉转移性功能重建术
  - 治疗的关键根据患儿具体情况实施保守治疗或手术治疗
- **护理措施**
  - 保暖
    - 禁忌热水袋、暖宝宝等局部致热物品，以免烫伤
    - 臂丛神经损伤常伴随感觉功能障碍，同时伴交感神经功能障碍，患侧肢体可出现体温降低现象，注意肢体保暖，必要时入暖箱、远红外床保暖治疗
  - 关节被动运动
    - 初期根据病情固定上肢
    - 神经水肿消失后行关节被动活动或其他辅助治疗
    - 出院后教会家长相关辅助疗法
  - 围手术期护理 —— 有手术探查或神经束缝合术患儿，做好术前准备，术后观察伤口渗血及神经肌肉的运动功能恢复情况
  - 特殊用药护理 —— 遵医嘱使用神经营养药物，出院后做好家庭用药宣教，保证营养药物的足够疗程
  - 随访 —— 充分告知出院后随访的目的和重要性，促进家庭随访的依从性

皮肤软组织损伤

- **病理生理**
  - 先露部位软组织在产道受子宫收缩与产道阻滞两者的共同作用，导致软组织受压，呈现静脉淤血、组织水肿及渗出而造成局部皮肤损伤
  - 器械助娩外力作用损伤局部皮肤导致产钳伤
- **临床表现**
  - 先露部位受压时表现为皮肤瘀点瘀斑
  - 损伤严重者可有皮肤软组织坏死或组织水肿及渗出
- **诊断检查**
  - 生后即可在先露部位发现皮肤瘀斑、瘀点
  - 对使用器械助娩儿则在先露部位出现局部皮肤破损
- **治疗要点**
  - 产道压迫所致的皮肤瘀点、瘀斑，或皮肤软组织水肿渗出时，一般无特殊处理
  - 皮肤软组织坏死时需去除坏死组织，提供湿性愈合环境，促进伤口愈合
- **护理措施**
  - 心理护理 —— 消除家长恐慌情绪，告知家属青紫的原因及消退时间
  - 皮肤软组织坏死的护理 —— 皮肤坏死需清创护理，提供湿性愈合环境
  - 病情观察
    - 产伤导致的局部组织水肿，一般无需特殊处理，数日可自行消退，需与先天性卵巢发育不全导致手背、足背淋巴水肿鉴别
    - 水肿导致的局部受压可予以水枕或水床，定时翻身，防止压力性损伤发生

第八章 营养障碍疾病患儿的护理

本章扫码做题

- 概述
  - 蛋白质-能量营养不良(PEM)是由于多种原因引起的能量和(或)蛋白质长期摄入不足,不能维持正常新陈代谢而致自身组织消耗的营养缺乏性疾病,多见于3岁以下婴幼儿。主要表现为体重减轻、皮下脂肪减少和皮下水肿,常伴有各器官系统功能紊乱。临床上常见3种类型:消瘦型、水肿型、消瘦-水肿型
- 病因
  - 膳食供给不足(原发性营养不良)
    - 战争、贫穷、饥饿等原因造成儿童食物匮乏
    - 我国主要因喂养不当所致
      - 母乳不足,未及时添加其他乳品
      - 奶粉配制过稀
      - 突然停止喂奶未及时引入其他食物
      - 长期以淀粉食品为主食
      - 年长儿的不良饮食习惯等
  - 疾病因素(继发性营养不良)
    - 消化道畸形,迁延性腹泻,急慢性传染病,过敏性肠炎,严重心、肝、肾疾病等造成营养素吸收不良或消耗增加
  - 先天不足
    - 早产、双胎及多胎、低体重出生儿
- 病理生理
  - 新陈代谢异常
    - 蛋白质
      - 蛋白质摄入不足或丢失过多,使体内蛋白质代谢处于负平衡
      - 当血清总蛋白<40g/L、白蛋白<20g/L时,便可发生低蛋白水肿
    - 脂肪
      - 体内大量脂肪消耗致血清胆固醇浓度下降
    - 碳水化合物
      - 摄入不足和消耗过多,致糖原不足和血糖偏低,轻度症状不明显,重度可引起低血糖甚至猝死
    - 水、盐代谢
      - 脂肪大量消耗,低蛋白血症可进一步加剧而呈现水肿
      - PEM时易出现低渗性脱水、酸中毒、低血钾、低血钠、低血钙和低血镁症
    - 体温调节能力下降
      - 热量摄入不足,皮下脂肪薄散热快,氧耗量低,脉率和周围血循环量减少,体温偏低
  - 各系统功能低下
    - 消化系统
      - 消化功能低下,易发生腹泻
    - 循环系统
      - 心脏收缩力减弱,心排血量减少,血压偏低,脉细弱
    - 泌尿系统
      - 肾小管吸收功能减低,尿量增加而尿比重下降
    - 神经系统
      - 精神抑郁但时有烦躁不安、表情淡漠、反应迟钝、记忆力减退、条件反射不易建立
    - 免疫系统
      - 非特异性和特异性免疫功能均明显降低,极易并发各种感染

临床表现

一般表现

- 早期表现为体重不增，继之出现体重下降，皮下脂肪逐渐减少以至消失
- 皮下脂肪层厚度是判断营养不良程度的重要指标之一
- 皮下脂肪消耗顺序首先为腹部，其次为躯干、臀部、四肢，最后为面颊，严重者皮下脂肪消失
- 可出现皮肤干燥、苍白，逐渐失去弹性，肌张力减低、肌肉萎缩等

婴幼儿不同程度营养不良的临床表现

项目	Ⅰ度(轻度)	Ⅱ度(中度)	Ⅲ度(重度)
体重低于正常均值	15%~25%	25%~40%	>40%
腹部皮下脂肪厚度	0.4~0.8cm	<0.4cm	消失
肌张力	正常	降低、肌肉松弛	低下、肌肉萎缩
身长(高)	正常	低于正常	明显低于正常
精神状态	无明显变化	烦躁	萎靡、抑制与烦躁交替

5岁以下儿童营养不良的分型和分度

- 体重低下
  - 体重低于同年龄、同性别参照人群值的均值减2SD(标准差)为体重低下
  - 体重低于均值减2~3SD为中度；低于均值减3SD为重度
  - 此指标主要反映患儿有慢性或急性营养不良，但单凭此指标不能区别急、慢性营养不良
- 生长迟缓
  - 身高(长)低于同年龄、同性别参照人群值的均值减2SD为生长迟缓
  - 身高(长)低于均值减2~3SD为中度；低于均值减3SD为重度
  - 此指标主要反映过去或长期慢性营养不良
- 消瘦
  - 体重低于同性别、同身高(长)参照人群值的均值减2SD为消瘦
  - 体重低于均值减2~3SD为中度；低于均数减3SD为重度
  - 此指标主要反映小儿近期、急性营养不良

并发症

营养性贫血

- 与铁、叶酸、维生素B_{12}、蛋白质等造血原材料缺乏有关
- 缺铁性贫血最常见，巨幼细胞贫血也可以出现或两者兼有

感染

- 免疫力低下引起，易患各种感染，呼吸道及消化道感染最常见
- 特别是婴儿腹泻，可迁延不愈，可加重营养不良，形成恶性循环

多种维生素及微量元素的缺乏

- 维生素A缺乏最常见，如干眼症、口腔炎、末梢神经炎
- 可伴B族维生素、维生素C、维生素D及钙、镁、锌、铜等缺乏

自发性低血糖

- 常出现在夜间和清晨，是重度营养不良患儿死亡的重要原因
- 突然出现面色苍白、神志不清、呼吸暂停、脉搏缓慢、体温不升时，应立即静脉推注25%~50%葡萄糖

- 辅助检查
  - 血清蛋白测定
    - 血清蛋白浓度降低是特征性改变，但半衰期长故不敏感
    - 视黄醇结合蛋白、前蛋白等血浆蛋白质具有早期诊断价值
    - 胰岛素样生长因子1(IGF1)是诊断蛋白质营养不良的较好指标
  - 酶活性测定
    - 血清淀粉酶、脂肪酶、胆碱酯酶、转氨酶、碱性磷酸酶、胰酶和黄嘌呤氧化酶活力下降
    - 经治疗可迅速恢复正常
  - 其他
    - 胆固醇、各种电解质及微量元素浓度皆可下降，生长激素水平升高
- 治疗要点
  - 早发现、早治疗，采取综合性治疗措施，如调整饮食及补充营养物质
  - 消除病因，改变喂养方法
  - 积极治疗原发病
  - 控制继发感染
  - 促进消化和改善代谢功能
  - 纠正并发症
- 护理诊断/问题
  - 营养失调：低于机体需要量
    - 与能量、蛋白质摄入不足和(或)需要、消耗过多有关
  - 有感染的危险
    - 与机体免疫功能低下有关
  - 生长发育迟缓
    - 与营养物质缺乏，不能满足生长发育的需要有关
  - 潜在并发症
    - 营养性缺铁性贫血、低血糖、维生素A缺乏
  - 知识缺乏
    - 患儿家长缺乏营养知识及育儿经验

- **护理措施**
  - **调整饮食补充营养物质**
    - 饮食调整原则 — 由少到多、由稀到稠、循序渐进，逐渐增加饮食，直至恢复正常
    - 能量供给
      - 轻度营养不良
        - 开始每日供给热量250~330kJ/kg，以后逐渐递增
        - 当能量供给达每日585kJ/kg时，体重一般可获满意增长
        - 待体重接近正常后，恢复供给正常需要量
      - 中重度营养不良
        - 能量供给从每日165~230kJ/kg开始，逐步少量增加
        - 若消化吸收能力较好，可逐渐增加到每日500~727kJ/kg，按实际体重计算所需能量
        - 待体重恢复，体重与身高(长)比例接近正常后，恢复供给正常需要量
    - 蛋白质的供给
      - 从每日1.5~2.0g/kg开始，逐步增加到3.0~4.5g/kg，过早给予高蛋白食物可引起腹胀、肝肿大
      - 除乳制品外，可给予高蛋白食物，必要时可添加酪蛋白水解物、氨基酸混合液或要素饮食
      - 轻度营养不良患儿可从牛奶开始，逐渐过渡到带有肉末的食物
      - 中重度营养不良患儿可先喂稀释奶或脱脂奶，再给全奶，然后才能给带有肉末的食物
    - 维生素及微量元素的补充 — 每日给予新鲜蔬菜水果，应从少量逐渐增多，以免引起腹泻
    - 尽量保证母乳喂养 — 能母乳喂养尽量母乳喂养，所增加的补充食品最好是半流质和固体食物
    - 选择合适的补充途径
      - 胃肠功能好，尽量选择口服补充
      - 食欲差、吞咽困难、吸吮力弱，可选择鼻胃管喂养
      - 肠内营养明显不足或胃肠道功能严重障碍，选择静脉营养
    - 建立良好的饮食习惯 — 早餐吃饱，午餐应保证足够的能量和蛋白质
  - **促进消化、改善食欲**
    - 遵医嘱给予各种消化酶和B族维生素口服
    - 给予蛋白同化类固醇制剂，如苯丙酸诺龙肌注，促进蛋白质合成，增加食欲
    - 食欲差的患儿可给予胰岛素注射，增加饥饿感，提高食欲
    - 给予锌制剂口服，可提高味觉敏感度，增加食欲
  - **预防感染**
    - 保持皮肤清洁、干燥，防止皮肤破损
    - 做好口腔护理，保持生活环境舒适卫生，注意保护性隔离
  - **观察病情**
    - 观察有无低血糖、维生素A缺乏、酸中毒等临床表现并及时报告，做好急症抢救准备
    - 治疗和护理开始后每日记录进食情况，定期测量体重、身高(长)及皮下脂肪厚度
  - **健康教育**
    - 介绍科学育儿知识，纠正不良饮食习惯；保证充足睡眠，坚持户外活动
    - 预防感染；按时预防接种；先天畸形患儿及时手术治疗；做好发育监测

- **定义**
  - 儿童单纯性肥胖症是由于长期能量摄入超过人体的消耗，使体内脂肪过度积聚、体重超过一定范围的一种营养障碍性疾病
- **病因**
  - 能量摄入过多
    - 是本病的主要原因
    - 长期摄入的营养超过机体代谢需要，剩余的能量便转化为脂肪贮存于体内
  - 活动量过少
    - 活动过少和缺乏适当的体育锻炼是发生肥胖的重要因素
    - 即使摄食不多，也可引起肥胖
  - 遗传因素
    - 肥胖有高度的遗传性
    - 肥胖双亲的后代发生肥胖者高达70%~80%
    - 双亲之一尤其是母亲肥胖者，后代肥胖发生率为40%~50%
    - 双亲正常的后代发生肥胖者仅为10%~14%
  - 其他
    - 进食过快，饱食中枢和饥饿中枢调节失衡以致多食；精神创伤、心理异常等因素可致儿童过量进食
- **病理生理**
  - 脂肪细胞数目增多或者体积增大
    - 脂肪细胞数目增多主要在出生3个月内、生后第1年和青春期三个阶段
  - 肥胖患儿代谢及内分泌改变
    - 对环境温度的变化反应不敏感，用于产热的能量消耗少，有低体温倾向
    - 常有血浆胆固醇、甘油三酯、极低密度脂肪蛋白及游离脂肪酸增加，但高密度脂肪蛋白减少，易并发动脉硬化、冠心病、高血压、胆石症等疾病
    - 嘌呤代谢异常，血尿酸增高，易发生痛风
    - 内分泌异常亦常见
      - 血清PTH、25-(OH)D_3、24，25-(OH)$_2D_3$水平升高
      - 生长激素减少，睡眠时生长高峰消失，但胰岛素样生长因子1分泌正常，胰岛素分泌增加，故肥胖儿童无明显生长发育障碍
      - 男性雌激素增高，可有轻度性功能障碍；女性雌激素水平升高，可有月经不调和不孕
      - 肥胖者有高胰岛素血症的同时又存在胰岛素抵抗，导致糖代谢异常，可出现糖耐量减低和糖尿病
- **临床表现**
  - 一般表现
    - 肥胖可发生任何年龄，常见于婴儿期、5~6岁和青春期
    - 患儿食欲旺盛喜吃甜食和高脂肪食物
    - 常有自卑、胆怯、孤独等心理障碍
  - 明显肥胖者表现
    - 常感疲劳，用力时出现气短或腿痛
  - 严重肥胖者表现
    - 肥胖-换气不良综合征
      - 脂肪过度堆积而限制胸廓扩展及膈肌运动，导致肺通气不良
      - 引起低氧血症、红细胞增多、发绀，严重时心脏扩大、心力衰竭甚至死亡
    - 胸腹、臀部及大腿皮肤出现皮纹，两下肢负荷过重可致膝外翻和扁平足
  - 体格检查表现
    - 皮下脂肪丰满，分布均匀
    - 女孩胸部脂肪堆积应与乳房发育鉴别
    - 男性阴茎可隐匿在阴阜脂肪垫内而被误诊为阴茎发育不良
    - 性发育较早，故最终身高略低于正常儿童

- **（续）临床表现**
  - 诊断/评价指标
    - 超重
      - 体重超过同性别、同身高参照人群均值 10%~19%
      - 或体质指数（BMI）在同年龄、同性别的第 85~95 百分位数
    - 肥胖
      - 超过 20% 以上者
        - 轻度肥胖 — 超过 20%~29%
        - 中度肥胖 — 超过 30%~49%
        - 重度肥胖 — 超过 50%
      - 或 BMI > 同年龄、同性别的第 95 百分位数
- **辅助检查**
  - 甘油三酯、胆固醇大多增高，严重患儿血清β白蛋白也增高
  - 常伴有高胰岛素血症，血生长激素水平减低，生长激素刺激试验的峰值也较正常儿童为低
  - 肝脏超声检查常有脂肪肝
- **治疗要点**
  - 控制饮食，适量运动 — 为主要措施
  - 消除心理障碍
  - 药物治疗 — 慎用
  - 外科手术 — 并发症严重，不宜用于儿童
- **护理诊断/问题**
  - 肥胖 — 与摄入高能量食物过多和（或）运动过少有关
  - 体像紊乱 — 与肥胖引起自身形体改变有关
  - 社会交往障碍 — 与肥胖造成心理障碍有关
  - 潜在并发症 — 高血压、高血脂、糖尿病
  - 知识缺乏 — 患儿及家长缺乏合理营养知识
- **护理措施**
  - 饮食管理
    - 推荐低脂肪、低糖和高蛋白饮食，保证微量营养素供给，必要时可服用复合维生素片剂
    - 鼓励进食体积大、饱腹感强而能量低的蔬菜类食品，如萝卜、胡萝卜、青菜、黄瓜等
    - 养成良好的饮食习惯，如少食多餐，避免过饱，不吃宵夜，细嚼慢咽等
  - 运动疗法
    - 促进脂肪分解，减少胰岛素分泌，使脂肪合成减少，蛋白质合成增加，促进肌肉发育
    - 选择既有效又易于坚持的运动，如晨跑、爬楼梯、跳绳、游泳等，每日至少 30min
    - 活动量以运动后轻松愉快、不感到疲劳为度
  - 行为矫正和心理支持
    - 患儿的行为治疗，家庭的参与至关重要
    - 鼓励患儿坚持控制饮食及加强锻炼，增强减肥信心
    - 鼓励患儿多参加集体活动，改变孤僻、自卑的心理
    - 帮助患儿建立健康的生活方式，具备自我管理的能力
  - 健康教育
    - 向家长讲述科学喂养知识，培养良好的饮食习惯，改变家长“越胖越健康”的陈旧观念
    - 对患儿实施生长发育监测，定期门诊观察

概述

营养性维生素D缺乏性佝偻病是儿童体内维生素D不足引起钙、磷代谢紊乱，产生的一种以骨骼病变为主要特征的全身慢性营养性疾病。典型的表现是生长中的长骨干骺端和骨组织矿化不全。主要见于2岁以下婴幼儿，北方佝偻病患病率高于南方。我国营养性维生素D缺乏性佝偻病发病率逐年降低，病情趋于轻度

维生素D的来源生理功能及代谢

来源

- 母体–胎儿的转运
  - 胎儿可通过胎盘从母体获得维生素D
  - 早期新生儿体内的维生素D水平与母体的维生素D的营养状况及胎龄有关
- 食物中的维生素D
  - 天然食物及母乳中的维生素D很少
  - 婴幼儿可从配方奶粉、米粉等维生素D强化食品中获得充足的维生素D
- 皮肤光照合成 — 是儿童和青少年维生素D的主要来源

体内活化

- 维生素D是一组具有生物活性的脂溶性类固醇衍生物，包括维生素D_2和维生素D_3
- 这两种形式的维生素D在人体均无活性，进入血液后与维生素D结合蛋白结合后被转运和贮存在肝脏、脂肪等组织
- 维生素D在体内必须经过两次羟化作用后才能发挥生物效应

生理功能

- 促进小肠粘膜细胞合成钙结合蛋白，增加钙、磷吸收，促使骨钙沉积
- 增加肾近曲小管对钙、磷的重吸收，特别是磷的重吸收，提高血钙磷浓度，利于骨的矿化作用
- 促进成骨细胞增殖和破骨细胞分化，直接影响钙磷在骨的沉积和重吸收

代谢的调节

- 机体主要通过控制肾脏–羟化酶活性来调控维生素D内分泌系统
- 1,25-$(OH)_2D_3$、甲状旁腺素、降钙素和血清钙、磷浓度是主要调节因子

病因

- 围生期维生素D不足 — 母亲妊娠期特别是妊娠后期维生素D营养不足，可导致婴儿体内维生素D贮存不足
- 日光照射不足
  - 婴儿缺乏户外活动，可使内源性维生素D不足
  - 城市高大建筑、烟雾、尘埃、气候等因素，均影响内源性维生素D的生成
- 需要量增加
  - 骨骼生长速度与维生素D和钙的需要量成正比
  - 早产或双胎婴儿体内贮存的维生素D不足，出生后生长速度较足月儿快，易发本病
- 摄入不足 — 天然食物及母乳中维生素D含量少
- 疾病和药物的影响 — 胃肠道、肝胆疾病；肝肾严重损害；长期服用抗惊厥药物；长期使用糖皮质激素

- **发病机制**
  - 机体为维持血钙水平而对骨骼造成的损害
    - 维生素D缺乏时，肠道吸收钙、磷减少，血钙水平降低，PTH分泌增加以动员骨释放钙、磷
    - PTH同时抑制肾小管重吸收磷，使尿磷排除增加、血磷降低
    - 血清钙、磷浓度不足，骺软骨正常生长和钙化受阻，出现骨骺病变
- **临床表现**
  - 一般表现
    - 常见于3月龄~2岁的婴幼儿
    - 主要表现为生长最快部位的骨骼改变、肌肉松弛及神经兴奋性改变
  - 初期（早期）
    - 多见于婴儿（特别是6个月内）
    - 主要表现为神经兴奋性增高，如夜惊、易激惹、烦躁不安、常与室温季节无关的多汗
    - 尤其头部多汗而刺激头皮，致婴儿摇头擦枕，出现枕秃
    - 骨骼改变不明显，可有病理性颅骨软化
  - 激期（活动期）
    - 多见于3个月至2岁婴儿，主要为骨骼改变和运动功能发育迟缓
    - 骨骼改变
      - 头部——乒乓头、方盒样头型，严重呈马鞍状或十字状头型；前囟闭合延迟，出牙迟、易患龋齿
      - 胸部——佝偻病串珠、肋膈沟或郝氏沟、鸡胸、漏斗胸
      - 四肢——佝偻病手、足镯，O形腿、X形腿
      - 脊柱——脊柱后凸或侧凸畸形
      - 骨盆——严重者可致骨盆畸形，形成扁平骨盆，成年后女性可致难产
    - 运动功能发育迟缓——全身肌肉松弛，肌张力降低和肌力减弱，坐、立、行等运动功能发育落后，腹肌张力低下，腹部膨隆如蛙腹
    - 神经、精神发育迟缓
      - 重症患儿神经系统发育迟缓，表情淡漠，语言发育落后，条件反射形成缓慢
      - 免疫力低下，易合并感染及贫血
  - 恢复期——经治疗及日光照射后，临床症状和体征逐渐减轻或消失
  - 后遗症期——因严重佝偻病，残留不同程度的骨骼畸形，或运动功能障碍；多见于2岁后儿童；临床症状消失

- **辅助检查**
  - X线检查
    - 初期常无骨骼表现，X线检查可正常或钙化带稍模糊
    - 激期可见钙化带消失，干骺端毛刷样、杯口样改变，骨骺软骨盘增宽（>2mm），骨密度减低，骨皮质变薄
    - 可有骨干弯曲畸形或青枝骨折，骨折可无临床症状
    - 治疗2~3周后骨骼X线改变有所改善，出现不规则的钙化线，以后钙化带致密增厚，骨骺软骨盘<2mm，骨质密度逐渐恢复正常
    - 后遗症期X线检查骨骼干骺端病变消失
  - 血生化检查
    - 初期血清25-(OH)D_3下降，PTH升高，血钙、血磷下降，碱性磷酸酶正常或稍高
    - 激期除血清钙稍低外，其余指标改变更加明显
    - 恢复期血钙、磷逐渐恢复正常，碱性磷酸酶约需1~2个月降至正常
    - 后遗症期血生化正常
- **治疗要点**
  - 一般疗法
    - 合理饮食，坚持经常晒太阳，增加户外活动时间（6个月以下避免直晒）
  - 药物疗法
    - 活动期可口服维生素D2000~4000IU/d，连续1个月后改为400~800IU/d
    - 口服困难或存在腹泻等影响吸收情况时，采用大剂量突击疗法，维生素D一次15万~30万IU肌注，一个月后改为维持剂量
    - 用药后密切随访，1个月后如症状、体征、实验室等相关检查均无改善考虑其他疾病，注意鉴别诊断
  - 其他治疗
    - 钙剂补充
      - 补充维生素D的同时，给予适量钙剂；同时调整膳食结构，增加膳食钙的摄入
    - 微量营养素补充
      - 维生素D缺乏性佝偻病多伴有锌、铁等微量元素的降低
      - 及时适量补充微量元素，利于儿童骨骼健康生长，是防治佝偻病的重要措施之一
    - 外科手术
      - 严重的骨骼畸形可采取外科手术矫正畸形

- **护理诊断**
  - 营养失调:低于机体需要 — 与日光照射不足和维生素D摄入不足有关
  - 生长发育迟缓 — 与钙磷代谢异常致骨骼、神经发育迟缓有关
  - 有感染的危险 — 与免疫功能低下有关
  - 潜在并发症 — 骨骼畸形、药物副作用
  - 知识缺乏 — 患儿家长缺乏佝偻病的预防及护理知识
- **护理措施**
  - 户外活动
    - 出生后2~3周可户外活动,冬季保证每日1~2h户外活动
    - 夏季可在阴凉处活动,尽量暴露皮肤
    - 冬季室内活动时开窗,让紫外线能够透过
  - 补充维生素D
    - 按时引入换乳期食物,给予富含维生素D、钙、磷和蛋白质食物
    - 遵医嘱给予维生素D制剂,注意过量的中毒表现,如出现厌食、恶心、烦躁不安、体重下降和顽固性便秘等表现应立即停用维生素D,并立即通知医生
  - 加强生活护理,预防感染 — 保持室内空气清新,温湿度适宜,阳光充足,避免交叉感染
  - 预防骨骼畸形和骨折
    - 衣着柔软、宽松,床铺松软,避免早坐、久坐、早站、久站和早行走
    - 严重佝偻病患儿肋骨、长骨易发生骨折,护理操作时避免重压和强力牵拉
  - 加强体格锻炼
    - 已有骨骼畸形患儿可采取主动和被动方法矫止
      - 胸廓畸形,可做俯卧位抬头展胸运动
      - 下肢畸形可施行肌肉按摩
      - “O”型腿可按摩外侧肌
      - “X”型腿可按摩内侧肌
    - 对于行外科手术矫治者,指导家长正确使用矫形器具
  - 健康教育
    - 讲述有关疾病的预防、护理知识,鼓励孕妇多户外运动
    - 指导家长进行户外活动和调整饮食的方法
    - 正确补充维生素D
      - 新生儿出生后2周开始每日给予维生素D400~800IU至青春期
      - 早产儿、低出生体重儿、双胎儿出生后即应每日补充维生素D800~1000IU,连用3个月改为400~800IU/d
      - 不同地区和季节可适当调整剂量
      - 告知家长避免过量服用,注意观察有无中毒表现

- 定义
  - 维生素D缺乏性手足搐搦症是由于维生素D缺乏致血钙降低，而出现惊厥、手足肌肉抽搐或喉痉挛等神经肌肉兴奋性增高症状，多见于6个月以下小婴儿
- 病因病机
  - 维生素D缺乏
    - 血钙下降而甲状旁腺不能代偿性分泌增加，低血钙不能恢复
    - 血清总钙量<1.75~1.88mmol/L或钙离子<1.0mmol/L时，即可导致神经肌肉兴奋性增高，出现手足抽搐、喉痉挛，甚至全身性惊厥
    - 机体出现甲状旁腺功能低下的原因
      - 维生素D缺乏早期，甲状旁腺急剧代偿分泌增加，以维持血钙水平
      - 维生素D继续缺乏时，甲状旁腺功能反应过度而疲劳，出现血钙降低
    - 本病患儿同时存在甲状旁腺功能亢进所产生的佝偻病的表现和甲状旁腺功能低下的低血钙所致的临床表现
- 临床表现
  - 主要为惊厥、喉痉挛和手足搐搦，并有不同程度的活动性佝偻病表现
  - 隐匿型
    - 血清钙多在1.75~1.88mmol/L
    - 面神经征：以指尖或叩诊锤轻叩患儿颧弓与口角间的面颊部，引起眼睑和口角抽动者为阳性，新生儿期可呈假阳性
    - 腓反射：以叩诊锤叩击膝下外侧腓骨小头处的腓神经，引起足向外展者为阳性
    - 陶瑟征：以血压计袖带包裹上臂，充气使血压维持在收缩压与舒张压之间，5min之内出现手痉挛症状为阳性
  - 典型发作
    - 血清钙低于1.75mmol/L可出现惊厥、喉痉挛和手足抽搦
    - 无热惊厥最常见
    - 惊厥
      - 多见于婴儿期，突然发作，一般不发热
      - 表现为四肢抽动，双眼上翻，面肌颤动，神志不清，发作时间数秒至数分钟
      - 发作时间长者可伴有口周发绀
      - 缓解后多入睡，醒后活泼如常，发作次数可数日1次或1日数次
      - 发作轻时仅有短暂的眼球上窜和面肌抽动，神志清楚
    - 手足搐搦
      - 多见于较大婴幼儿，发作时手足痉挛呈弓状，双手腕部屈曲，手指强直，拇指向掌心内收
      - 足部踝关节伸直，足趾同时向下弯曲呈“芭蕾舞足”
    - 喉痉挛：婴儿多见，喉部肌肉及声门突发痉挛，呼吸困难，有时可突发窒息甚至死亡

- **治疗要点**
  - 急救处理
    - 吸氧，保持呼吸道通畅
    - 迅速控制惊厥或喉痉挛
      - 喉痉挛者将舌头拉出口外，进行口对口呼吸或加压给氧，必要时气管切开
      - 控制惊厥或喉痉挛可用10%水合氯醛保留灌肠，地西泮肌注或缓推
  - 钙剂治疗
    - 尽快给予10%葡萄糖酸钙5~10mL加入10%葡萄糖液5~20mL中缓推（>10min）或滴注
    - 惊厥反复发作时，每日注射2~3次，不可皮下或肌肉注射以免造成局部坏死
    - 惊厥停止后改口服钙剂
  - 维生素D治疗 — 急诊情况控制后，按维生素D缺乏性佝偻病治疗方法采用维生素D治疗
- **护理诊断**
  - 有窒息的危险 — 与惊厥发作及喉痉挛有关
  - 有受伤的危险 — 与惊厥发作及手足搐搦有关
  - 营养失调：低于与机体需要量 — 与维生素D缺乏有关
  - 知识缺乏 — 家长缺乏有关惊厥及喉痉挛的护理知识
- **护理措施**
  - 控制惊厥及喉痉挛
    - 遵医嘱立即给予镇静剂、钙剂。静脉注射钙剂时需缓推（10min以上）或滴注，并监测心率，以免血钙骤升，发生呕吐甚至心跳骤停
    - 避免药物外渗，不可皮下或肌肉注射引起局部坏死
  - 防止窒息
    - 出现惊厥或喉痉挛者立即吸氧，做好气管插管或切开前准备
    - 喉痉挛者立即将舌头拉出口外，将头偏向一侧，清除口鼻分泌物，保持呼吸道通畅，避免吸入窒息
    - 已出牙的患儿，放置牙垫，避免舌咬伤，必要时行气管插管或气管切开
  - 定期户外活动，补充维生素D
  - 健康教育
    - 指导家长合理喂养
    - 教会家长处理惊厥、喉痉挛发作的处理方法，如使患儿平卧，松开衣领，颈部伸直，头后仰，保持呼吸道通畅，同时呼叫医护人员

第八章 营养障碍疾病患儿的护理

定义

维生素A缺乏症是指体内维生素A缺乏所致的以眼和皮肤黏膜病变为主的全身性疾病，多见于1~4岁儿童。轻度维生素A缺乏时，仅表现为免疫功能下降而无典型的临床表现，又称"亚临床状态维生素A缺乏"

维生素A的来源、代谢及生理功能

来源

- 乳类、蛋类、动物内脏中含量丰富
- 植物中的胡萝卜素也是维生素A的重要供应来源，尤其是深色蔬菜

代谢

- 无论维生素A还是胡萝卜素，在小肠细胞中转化成棕榈酸酯后与乳糜颗粒结合，通过淋巴系统入血转运至肝脏中酯化后储存
- 当周围靶器官需要时，肝脏中的维生素A棕榈酸酯经酯酶水解为醇式后，与视黄醇结合蛋白结合，再与前蛋白结合，形成复合体后释放入血，转运至靶器官
- 维生素A在体内氧化后转变为视黄酸，是维生素A在体内发生多种生物作用的重要活性形式

生理功能

- 维持皮肤黏膜层完整性
- 构成视觉细胞感光物质
- 促进生长发育和维护生殖功能
- 维持和促进免疫功能
- 参与铁代谢，影响造血功能

病因

先天储备不足

- 维生素A不易通过胎盘

利用与排泄增加

- 腹泻、发热等疾病时维生素A需要量及排泄量增加，吸收量减少
- 严重营养不良时视黄醇蛋白合成减少不能与肝内维生素A结合释放入血
- 锌和铁缺乏可影响视黄醇的利用与转运等

摄入不足或吸收障碍

- 膳食中脂肪含量过低易发生维生素A缺乏
- 一些消化道疾病影响维生素A的吸收
- 甲状腺功能低下及糖尿病时，胡萝卜素转变为视黄醇障碍导致维生素A缺乏

临床表现

典型维生素A缺乏

- 多见于婴幼儿，常与营养不良及其他维生素缺乏同时存在
- 眼部病变
  - 是维生素A缺乏的早期表现
  - 初为暗光适应时间延长，后在暗光下视力减退，黄昏时视物不清，继而发生夜盲症
  - 上述症状持续数周后，出现眼干不适，故本病又称眼干燥症
  - 眼结膜和眼角膜失去光泽和弹性，眼球向两侧转动时可见球结膜皱褶，形成与角膜同心的皱纹圈，在近角膜旁有泡沫状银灰色斑块，即毕脱斑
  - 角膜因干燥、浑浊而软化，即角膜软化症，甚至形成溃疡继发感染，愈合后形成白斑，影响视力
  - 重者可出现角膜穿孔、虹膜脱出以致失明

- **（续）临床表现**
  - （续）典型维生素A缺乏
    - 皮肤、黏膜表现
      - 黏膜上皮可发生变性，易发生反复呼吸道及泌尿道感染
      - 皮肤干燥、毛囊角化，触之如粗砂样，以四肢伸面、肩部多见
      - 毛发无光泽易脱落
      - 指（趾）甲薄脆多纹，易折断
    - 生长发育障碍——严重、长期维生素A缺乏可导致体格、智能发育落后
  - 亚临床维生素A缺乏——无维生素A缺乏的典型临床症状，免疫功能低下为主要表现
- **治疗要点**
  - 积极治疗原发病，去除病因
    - 调节膳食，提供富含维生素A的动物食物或含胡萝卜素较多的深色蔬菜
    - 有条件的可采用维生素A强化食品，并重视原发病的治疗
  - 维生素A治疗——轻症口服维生素A制剂，病情严重如有角膜病变、慢性腹泻或肠道吸收障碍者可深部肌肉注射维生素AD注射剂
  - 加强眼部护理
- **护理诊断/问题**
  - 营养失调：低于机体需要量——与维生素A摄入不足和（或）吸收障碍有关
  - 有感染的危险——与维生素A缺乏所致免疫功能降低以及角膜溃疡有关
- **护理措施**
  - 调节膳食
    - 供给富含维生素A的食品
    - 鼓励母乳喂养，及时添加含维生素A辅食，如蛋、肝及水果等
  - 补充维生素A——维生素A口服或肌注，注意观察治疗效果，防止维生素A中毒
  - 保护眼睛，防止视觉障碍
    - 用消毒鱼肝油滴眼，促进上皮细胞修复
    - 角膜软化或溃疡者用0.5%红霉素、0.25%氯霉素或金霉素眼药膏，防止继发感染
    - 1%阿托品散瞳，防止虹膜粘连
    - 眼部护理时动作轻柔，勿压迫眼球，以免角膜穿孔
  - 预防感染——注意保护性隔离，预防呼吸道及其他感染
  - 健康教育
    - 指导家长合理喂养，注意维生素A的补充，及时治疗感染、腹泻及其他消耗性疾病
    - 在预防的同时要防止长期、大量补充维生素A所致维生素A过量

定义

维生素B_1缺乏症又称脚气病，是由于体内缺乏维生素B_1所致的一种以消化系统、神经系统及心血管系统的症状为主要临床表现的疾病。我国南方本病发病率较高，由于这些地区以精米为主食，且气候炎热潮湿，汗液中丢失的维生素B_1较多

维生素B_1的来源及生理功能

- 来源
  - 维生素B_1（硫胺素）存在于谷类、豆类、坚果、酵母、肝、鱼、肉中
  - 米、面加工过细，淘米过度、烹饪加热时间过长、加入苏打等可造成其丢失或破坏
- 生理功能
  - 硫胺素在体内先由磷酸化成焦磷酸硫胺素，作为辅酶参与糖代谢
  - 硫胺素缺乏影响糖、脂肪酸及能量代谢，使组织中丙酮酸、乳酸堆积，造成主要由葡萄糖功能的神经组织及骨骼肌、心肌等受损，引起相应的临床症状

病因

- 摄入不足
  - 单纯母乳喂养未引入换乳期食物，乳母又缺乏维生素B_1时易患本病
  - 米谷类加工或烹饪不当及长期偏食
- 需要量或消耗量增加
  - 长期发热、消耗性疾病、高温作业、妊娠、哺乳、糖尿病、尿崩症等
- 吸收利用障碍
  - 胃肠道及肝胆疾病，如慢性腹泻、吸收不良综合征、慢性肝炎等
- 抗硫胺素因子
  - 有些食物中含抗硫胺素因子（ATF）可使硫胺素变构而降低其生物活性

临床表现

- 婴儿常突然发病，以神经系统症状为主要表现者为脑型；以心力衰竭为主要表现者为心型
- 年长儿症状近似成人，以水肿和周围神经炎为主
- 消化道症状
  - 常有乏力、倦怠、食欲缺乏、呕吐、腹泻或便秘，伴腹痛、腹胀、体重减轻等
- 神经系统症状
  - 常先表现烦躁不安，继而神情淡漠、反应迟钝，软弱无力，腱反射减低
  - 婴儿常累及喉返神经，出现哭声嘶哑
  - 严重者出现颅压增高，昏迷惊厥，甚至死亡
  - 年长儿多发周围性神经病变较突出，常由下肢开始，呈上升性、对称性发展，先知觉过敏，后麻木，蚁走样感觉，肌无力，行走困难，蹲下后不易起立

- **（续）临床表现**
  - **心血管系统症状**：常突发心力衰竭，婴儿烦躁不安、气促、唇指青紫，出现奔马律、心脏扩大，两肺满布湿啰音，肝脾进行性肿大，可有全身皮肤发绀、水肿，重症迅速死亡
  - **先天性脚气病**：孕母缺乏维生素B_1，新生儿可患先天性脚气病，表现为哭声无力、精神萎靡、吸吮无力、频吐、水肿、嗜睡；喂健康人乳或牛乳后症状逐渐消失
- **治疗要点**
  - 维生素B_1治疗，婴儿每日口服10~30mg，母乳喂养者，乳母每日口服100mg，持续1月
  - 重症患儿及消化吸收障碍者可肌注维生素B_1 10mg，2日后改为口服，连用数周
  - 常合并其他B族维生素缺乏，应同时口服复合维生素B
- **护理诊断/问题**
  - **营养失调：低于机体需要量**：与维生素B_1摄入不足和（或）吸收利用障碍有关
  - **潜在并发症**：心功能不全、惊厥发作
- **护理措施**
  - **改善营养**
    - 供给富含维生素B_1的食物
    - 婴儿期及时添加换乳期食物
    - 养成儿童不挑食习惯
    - 乳母补充维生素B_1
  - **补充维生素B**：遵医嘱给予维生素B_1制剂
  - **观察病情**：密切观察重症患儿呼吸、脉搏、心率、心律及神志等变化，出现心力衰竭立即抢救
  - **健康教育**：指导孕母、乳母加强营养，合理喂养，按时添加换乳期食物，多进食粗杂粮，改进烹饪方式

第八章 营养障碍疾病患儿的护理

- **定义**
  - 维生素C缺乏症又称坏血病，是由于长期缺乏维生素C引起的营养性缺乏性疾病，临床上典型表现为出血和骨骼病变
- **维生素C的来源及生理功能**
  - 来源
    - 婴儿出生时有适宜的维生素C储备
    - 人体内维生素C均来自新鲜水果、绿叶蔬菜、母乳等食物
    - 孕母饮食缺乏维生素C，新生儿也可患坏血病
    - 母乳中维生素C含量与乳母摄入量呈正比
    - 牛乳中含量低，谷类更少，经煮烧后损失
  - 生理功能
    - 维生素C是胶原生物合成的辅酶，具有氧化还原能力
    - 参与和调节体内大量氧化还原过程及羟化作用
    - 使叶酸转变成四氢叶酸，促进红细胞合成
    - 将三价铁还原为二价铁，利于肠道对铁的吸收及血红蛋白的合成
    - 促进肾上腺素、垂体激素、免疫球蛋白及神经递质的合成
    - 促进胶原蛋白的合成
    - 缺乏时毛细血管通透性增加，引起各部位出血，并阻碍骨化过程
- **病因**
  - 摄入不足
    - 食物中缺乏新鲜蔬菜和水果，或食物加工不当致维生素C破坏过多
    - 乳母膳食长期缺乏维生素C或人工喂养儿未及时添加富含维生素C的食物
  - 需要量或消耗量增加
    - 生长发育快，患感染等慢性消耗性疾病、严重创伤等
  - 吸收和利用障碍
    - 慢性消化功能紊乱，长期腹泻等可致吸收减少
  - 药物影响
    - 肾上腺皮质激素、降钙素、阿司匹林、雌激素等可影响维生素C的代谢
- **临床表现**
  - 多见于6个月~2岁儿童
  - 一般症状
    - 起病缓慢，初有面色苍白、倦怠、厌食、体重减轻，可有易激惹、低热、呕吐、腹泻等
  - 出血症状
    - 皮肤瘀点为较突出症状，牙龈出血及肿胀，牙齿松动、脱落
    - 重者可有消化道出血、血尿、关节腔及颅内出血

- **(续)临床表现**
  - 贫血
    - 常伴有巨幼细胞贫血，可能同时缺乏叶酸
    - 可合并缺铁性贫血
  - 骨骼症状
    - 常出现长骨骨膜下出血或骨干骺端脱位，可引起患肢疼痛，导致假性瘫痪
    - 婴儿早期症状之一是四肢疼痛呈蛙状体位，患肢肿胀、压痛明显
    - 少数患儿在肋骨、软骨交界处因骨干骺端半脱位隆起为"坏血病串珠"
- **治疗要点**
  - 维生素C治疗
    - 轻症每日维生素C100~300mg口服，连用2~3周
    - 胃肠功能紊乱和重症患儿每日500~1000mg静脉注射，4~5d后改为口服，每日300~500mg
- **护理诊断/问题**
  - 营养失调：低于机体需要量 — 与维生素C摄入不足和(或)吸收利用障碍有关
  - 疼痛 — 与骨膜下出血、关节出血有关
  - 躯体活动障碍 — 与骨膜下出血所致运动肢体产生的疼痛有关
- **护理措施**
  - 调节膳食 — 提供富含维生素C的食物，注意加工方法，纠正偏食，及时添加辅食
  - 补充维生素C — 遵医嘱给予维生素C口服或静脉注射
  - 减轻疼痛 — 保持安静，少动，护理中动作轻柔，避免不必要的移动患肢，以免疼痛加剧和发生骨折、骨干骺脱位
  - 观察生命体征 — 密切观察神志、呼吸、脉搏、血压及瞳孔变化，及早发现颅内出血先兆
  - 预防感染
    - 注意口腔卫生，避免牙龈出血部位继发感染
    - 注意保护隔离，避免交叉感染
  - 健康教育
    - 指导孕母、乳母多食富含维生素C的食物，必要时每日补充维生素C制剂
    - 指导家长合理喂养，按时添加果汁、蔬菜，改进烹饪方式
    - 纠正儿童偏食习惯

锌缺乏

概述

锌缺乏是指体内因长期缺乏微量元素锌所引起的食欲减退、生长发育迟缓、异食癖以及皮炎为主的临床表现。碘缺乏症(IDD)是由于自然环境中碘缺乏造成机体碘营养不良所表现的一组有关联的疾病总称,包括地方性甲状腺肿、甲状腺功能减退、亚临床甲状腺功能减退、单纯性聋哑、胎儿流产、早产、死产和先天畸形等

病因

- 摄入不足:摄入动物性食物、坚果类食物不足的素食者易缺锌
- 吸收障碍
  - 各种原因所致腹泻可妨碍锌的吸收
  - 谷类食物中的植酸和粗纤维妨碍锌的吸收
  - 牛乳锌含量与母乳相似,但吸收率低,长期纯牛奶喂养易缺锌
  - 肠病性肢端皮炎因小肠缺乏吸收锌的载体,可表现为严重缺锌
- 需要量增加
  - 生长发育迅速的婴儿
  - 组织修复过程中或营养不良恢复期等状态下,机体对锌需求增多
- 丢失过多:反复出血、溶血、大面积烧伤、慢性肾脏疾病、长期透析、蛋白尿以及应用金属螯合剂等

临床表现

- 食欲减退:锌缺乏使味蕾易于受累,味觉敏感性下降,食欲缺乏
- 生长发育落后
  - 锌缺乏可妨碍生长激素轴功能以及性腺轴的成熟
  - 表现为生长发育迟缓、体格矮小、性发育延迟和性腺功能减退
- 蛋白质代谢障碍
  - 锌的生理功能主要与人体内80多种含锌酶的功能有关
  - 锌缺乏可使核酸、蛋白质合成障碍,出现伤口不愈合、毛发干枯易脱落、皮炎等
- 免疫功能降低:缺锌可导致T淋巴细胞功能损伤而容易感染
- 神经系统受损
  - 现已认为锌为一种神经递质,参与脑发育
  - 长期缺锌可影响儿童行为、智力发育,可出现注意力不集中、学习困难、智力发育迟滞等
  - 补锌后行为异常等可恢复
- 其他
  - 地图舌、反复口腔溃疡、视黄醇结合蛋白减少而出现夜盲、贫血等
  - 餐后血清锌浓度反应试验(PICR)较一次血清锌测定准确,若PICR > 15%提示缺锌

治疗要点

- 针对病因,治疗原发病
- 给予含锌量多的食物
- 口服锌制剂,常用葡萄糖酸锌,每日剂量为锌元素0.5~1mg/kg,连服2~3个月

护理诊断

- 营养失调:低于机体需要量:与锌摄入不足、需要量增加、吸收障碍、丢失增多有关
- 有感染的危险:与锌缺乏导致免疫功能低下有关
- 生长发育迟缓:与锌缺乏影响核酸及蛋白质合成、生长激素分泌减低有关
- 知识缺乏:患儿家长缺乏营养知识及儿童喂养知识

护理措施

- 改善营养、促进生长发育
  - 供给富含锌的食物如肝、鱼、瘦肉等
  - 尽量母乳喂养,合理引入换乳期食物,培养儿童不偏食、不挑食
- 避免感染:保持室内空气清新,注意口腔护理,防止交叉感染
- 健康教育:让家长了解导致患儿缺锌的原因,以配合治疗和护理

- 碘缺乏
  - 病因病机
    - 病因 — 环境缺碘是儿童发生碘缺乏的高危因素
    - 机制 — 碘缺乏使甲状腺合成障碍而影响机体生长发育
  - 临床表现
    - 主要危害是影响脑发育
      - 导致儿童智力损伤和体格发育障碍
      - 表现为以智能障碍为主要特征的精神-神经-甲低综合征
      - 严重程度取决于碘缺乏的程度、持续时间和碘缺乏时机体所处的发育阶段
    - 不同时期缺碘表现
      - 胎儿期缺碘 — 可引起早产、死产及先天畸形
      - 新生儿期缺碘 — 表现为甲状腺功能低下
      - 胎儿期和婴儿期严重缺碘 — 可造成克汀病
      - 儿童和青春期缺碘 — 可引起甲状腺肿、甲状腺功能低下、智能低下
      - 儿童期轻度缺碘
        - 可出现亚临床型甲状腺功能减低症(亚临床克汀病)
        - 常伴有体格生长落后
  - 辅助检查
    - 血清总T_3、T_4或游离T_3、T_4降低，而TSH增高
    - 尿碘降低
  - 治疗要点
    - 给予富含碘的食物
    - 给予碘剂、甲状腺素治疗
  - 护理诊断/问题
    - 营养失调：低于机体需要量 — 与碘摄入不足有关
    - 生长发育迟缓 — 与碘缺乏影响甲状腺素合成有关
    - 知识缺乏 — 患儿家长缺乏营养知识及儿童喂养知识
  - 护理措施
    - 改善营养
      - 食用海带、紫菜等海产品
      - 在缺碘地区可采用碘化食盐、碘化水等方法补碘
    - 补充碘剂、甲状腺素制剂 — 遵医嘱给予复方碘溶液和碘化钾及甲状腺素制剂
    - 健康教育 — 让家长了解导致患儿缺碘的原因，正确选择含碘丰富的食物

本章扫码做题

口腔

- 足月新生儿在出生时已具有较好的吸吮和吞咽功能，生后即可开奶
- 早产儿吸吮和吞咽功能较差
- 婴幼儿口腔黏膜干燥、薄嫩，血管丰富，唾液腺发育不够完善，容易损伤和发生局部感染
- 3个月以下婴儿因唾液中淀粉酶含量低，不宜喂淀粉类食物
- 3~4个月婴儿唾液分泌开始增加，5～6个月明显增多，但口底浅，唾液吞咽不及时，常发生生理性流涎

食管

- 食管长度
  - 新生儿 — 8~10cm
  - 1岁 — 12cm
  - 5岁 — 16cm
  - 学龄期儿童 — 20~25cm
  - 成人 — 25～30cm
- 婴儿的食管呈漏斗状，黏膜薄嫩、腺体缺乏、弹力组织和肌层不发达
- 婴儿食管下端贲门括约肌发育不成熟，控制能力差，常发生胃食管反流，一般在8～10个月时症状消失
- 婴儿吸奶时常因吞咽过多空气，而易发生溢奶

胃

- 胃容量
  - 新生儿 — 30～60mL
  - 1～3个月 — 90～150mL
  - 1岁 — 250～300mL
  - 5岁 — 700～850mL
  - 成人 — 2000mL
- 婴儿胃呈水平位，当开始行走后渐变为垂直位
- 贲门和胃底部肌张力低，幽门括约肌发育较好，易发生幽门痉挛而出现呕吐
- 哺乳后不久幽门即开放，胃内容物逐渐流入十二指肠，故实际哺乳量常超过上述胃容量
- 胃排空时间因食物种类不同而异，水1.5~2h，母乳2～3h，牛乳3～4h
- 早产儿胃排空慢，易发生胃潴留

- **肠**
  - 儿童肠管相对比成人长，一般为身长的5～7倍，成人仅为4倍
  - 肠管黏膜血管丰富，小肠绒毛发育较好，有利于消化吸收
  - 肠黏膜肌层发育差，肠系膜柔软而长，固定差，易发生肠套叠和肠扭转
  - 肠壁薄，通透性高，屏障功能差，肠内毒素、过敏原等易通过肠黏膜吸收进入体内，引起全身性感染和变态反应性疾病
  - 婴儿由于大脑皮质功能发育不完善，进食时常引起胃-结肠反射，产生便意，所以大便次数较成人多
- **肝**
  - 年龄越小，肝相对越大，新生儿约为体重的4%，成人约为体重的2%
  - 肝的上、下界随年龄而异
  - 正常肝上界在右锁骨中线第5肋间(婴儿在第4肋间)，腋中线第7肋间，背后第9肋间
  - 婴幼儿肝在右肋下可触及，6～7岁后则不易触及
  - 婴儿肝血管丰富，肝细胞再生能力强，但肝功能不成熟，解毒能力差，在感染、缺氧、中毒等情况下易发生肝肿大和变性
  - 婴儿期胆汁分泌较少，对脂肪的消化和吸收功能较差
- **胰腺**
  - 出生时胰液分泌量少，3～4个月时随胰腺的发育增多，但6个月以内胰淀粉酶活性较低，1岁后才接近成人
  - 新生儿胰液中所含脂肪酶活性不高，2～3岁时接近成人水平，对脂肪的消化和吸收不完善，易发生消化不良
  - 婴幼儿时期胰液及其消化酶的分泌易受炎热天气和各种疾病的影响而被抑制，发生消化不良
- **肠道细菌**
  - 在母体内，胎儿肠道内无细菌，出生后数小时细菌即从口、鼻、肛门侵入肠道，主要分布在结肠及直肠
  - 肠道菌群受食物成分影响，母乳喂养儿以双歧杆菌占绝对优势
  - 人工喂养和混合喂养儿肠内的大肠埃希菌、嗜酸杆菌、双歧杆菌及肠球菌所占比例几乎相等
  - 婴幼儿肠道正常菌群脆弱，易受许多内外因素的影响而致菌群失调，导致消化道功能紊乱
- **健康儿童粪便**
  - 食物进入消化道至粪便排出时间因年龄及喂养方式而异，母乳喂养儿平均为13h，人工喂养儿平均为15h，成人平均为18~24h
  - 母乳喂养儿粪便呈黄色或金黄色、糊状、偶有细小乳凝块，或较稀薄、绿色、不臭，呈酸性反应(pH4.7~5.1)，每日排便2~4次，一般在添加换乳期食物后次数即减少
  - 人工喂养儿粪便呈淡黄色或灰黄色，较干稠，有臭味，呈中性或碱性反应(pH6～8)，每日排便1～2次，易发生便秘
  - 部分母乳喂养儿粪便与人工喂养儿粪便相似，但较软、色黄；添加谷类、蛋、肉、蔬菜、水果等食物后，粪便性状逐渐接近成人，每日排便1次

概述

口炎是指口腔黏膜的炎症，若病变仅局限于舌、齿龈、口角亦可称为舌炎、齿龈炎或口角炎，多由病毒、真菌、细菌引起。全年可发病，婴幼儿多见。可单独发生，亦可继发于全身性疾病如急性感染、腹泻、营养不良、久病体弱和维生素B、C缺乏等

鹅口疮（雪口病）

病因

- 白色念珠菌感染所致，多见于新生儿、营养不良、腹泻、长期使用广谱抗生素或激素的患儿
- 新生儿多由产道感染，或因哺乳时乳头不洁及使用污染的奶具而感染

临床表现

- 口腔黏膜表面出现白色或灰白色乳凝块样小点或小片状物，不易拭去，不痛、不流涎
- 以颊黏膜最常见，其次是舌、齿龈及上腭
- 重者可蔓延至咽、喉、食管、气管、肺等处，出现呕吐、吞咽困难、声音嘶哑或呼吸困难

治疗要点

- 保持口腔清洁：可用2%碳酸氢钠溶液于哺乳前后清洁口腔
- 局部用药：局部涂抹10万~20万U/mL制霉菌素鱼肝混悬溶液，每日2~3次

疱疹性口炎

病因

- 由单纯疱疹病毒Ⅰ型感染所致，多见于婴幼儿，无明显季节性，传染性强

临床表现

- 发热，齿龈红肿，触之易出血
- 口腔黏膜有小疱疹，直径约2mm，周围有红晕，破溃后可形成浅表溃疡或多个融合为大溃疡
- 疱疹常见于齿龈、口唇、舌和颊黏膜，有时累及上腭及咽部
- 疼痛明显，患儿表现拒食、流涎、烦躁，常有颌下淋巴结肿大
- 体温在3~5d后恢复正常，病程1~2周，淋巴结肿大可持续2~3周

治疗要点

- 保持口腔清洁：多饮水，可用3%过氧化氢溶液清洗口腔，避免刺激性食物
- 局部用药
  - 抑制病毒：局部涂碘苷、锡类散或喷西瓜霜等
  - 预防继发感染：涂2.5%~5%金霉素鱼肝油
  - 缓解疼痛：可在进食前局部涂2%利多卡因
- 对症处理
  - 发热者给予物理或药物降温，补充营养和水分
  - 继发感染时按医嘱使用抗生素治疗

溃疡性口炎

病因

- 由链球菌、金黄色葡萄球菌、肺炎链球菌、铜绿假单胞菌或大肠埃希菌等引起
- 婴幼儿常发生于机体抵抗力下降时，口腔不洁更利于细菌繁殖而致病

临床表现

- 常见于舌、唇内及颊黏膜处，可蔓延到唇及咽喉部
- 开始口腔黏膜充血水肿，随后出现糜烂或溃疡，有假膜形成、呈灰白色或黄色、边界清楚、易拭去
- 局部疼痛、流涎、拒食、烦躁，常有发热，局部淋巴结肿大
- 全身症状轻者1周左右体温恢复正常，溃疡逐渐愈合，严重者可出现脱水和酸中毒

- (续)溃疡性口炎
  - 治疗要点
    - 控制感染——选用有效抗生素
    - 保持口腔清洁——可用3%过氧化氢或0.1%依沙吖啶(利凡诺)溶液清洁口腔
    - 局部用药——溃疡面涂5%金霉素鱼肝油、锡类散等
    - 补充水分和营养
- 护理诊断/问题
  - 口腔黏膜受损——与口腔感染有关
  - 体温过高——与口腔炎症有关
  - 疼痛——与口腔黏膜糜烂、溃疡有关
  - 营养失调:低于机体需要量——与疼痛引起拒食有关
  - 知识缺乏——患儿及家长缺乏本病的预防及护理知识
- 护理措施
  - 口腔护理
    - 根据不同病因选择不同溶液,清洁口腔后涂药,年长儿可用含漱剂
    - 多饮水,进食后漱口,保持口腔黏膜湿润和清洁
    - 流涎者,及时清除分泌物,保持皮肤干燥、清洁,避免引起皮肤湿疹及糜烂
  - 正确涂药
    - 涂药前将纱布或干棉球放在颊黏膜腮腺管口处或舌系带两侧,以隔断唾液
    - 用干棉球将病变部位表面吸干后涂药
    - 涂药后闭口10min后,取出纱布或棉球,不可立即漱口、饮水或进食
  - 发热护理——监测体温变化,根据情况选择物理或药物降温
  - 饮食护理
    - 供给高热量、富含维生素的温凉流质或半流质饮食
    - 饮食宜甜、不宜咸,避免酸辣或粗硬食物
    - 口腔黏膜糜烂或溃疡者,因疼痛影响进食,进食前可局部涂2%利多卡因
    - 不能进食者,可管饲喂养或肠外营养,以确保能量与液体的供给
  - 健康教育
    - 教育患儿养成良好的卫生习惯,纠正吮指、不刷牙等不良习惯
    - 年长儿应教导其进食后漱口,避免用力或粗暴擦伤口腔黏膜
    - 均衡饮食,避免偏食、挑食,培养良好的饮食习惯
    - 食具专用,患儿使用过的食具应煮沸消毒或压力灭菌消毒

- **概述**
  - 胃食管反流是指胃内容物，包括从十二指肠流入胃的胆盐和胰酶等反流入食管甚至口咽部，分生理性和病理性两种
- **分类**
  - **生理性**
    - 生理情况下，由于小婴儿食管下端括约肌发育不成熟或神经肌肉协调功能差，往往于日间餐时或餐后，出现反流，又称“溢乳”
  - **病理性**
    - 病理性反流即胃食管反流，是由于食管下端括约肌（LES）功能障碍和（或）与其功能有关的组织结构异常，以至LES压力低下而出现的反流，常发生于睡眠、仰卧位及空腹时，引起一系列临床症状和并发症
- **病因病机**
  - **抗反流屏障功能低下**
    - 食管下端括约肌压力降低是引起胃食管反流的主要原因
    - 食管下端括约肌周围组织薄弱或缺陷，可破坏正常的抗反流作用
  - **食管廓清能力降低**
    - 食管蠕动减弱、消失、或出现病理性蠕动时，有害的反流物质在食管内的停留时间延长
  - **食管黏膜的屏障功能破坏**
    - 反流物中的某些物质，如胃酸等使食管黏膜的屏障功能受损，引起食管黏膜炎症
  - **胃、十二指肠功能失常**
    - 胃排空能力低下、胃容量增加致胃扩张、幽门括约肌关闭不全导致十二指肠胃反流
- **临床表现**
  - 食管上皮细胞暴露于反流的胃内容物中，是产生症状和体征的主要原因
  - **呕吐**
    - 新生儿和婴幼儿以呕吐为主，表现为溢乳、反刍或吐泡沫，严重者呈喷射状呕吐
    - 约85%患儿于生后第1周即可出现呕吐，约10%患儿于生后6周内出现呕吐
    - 呕吐程度轻重不一，多数发生在进食后，有时在夜间或空腹时
    - 呕吐物为胃内容物，有时含少量胆汁
    - 年长儿以反胃、反酸、嗳气多见
  - **反流性食管炎**
    - 常见症状有：烧灼感、吞咽疼痛、呕血和便血，严重的反流性食管炎可发生缺铁性贫血
  - **Barrett食管**
    - 由于慢性胃食管反流，食管下端鳞状上皮细胞被增生的柱状上皮细胞所替代，易发生食管溃疡、狭窄和腺癌
    - 溃疡较深者可发生食管气管瘘
  - **食管外症状**
    - 呼吸系统 — 呼吸道感染、哮喘、窒息和呼吸暂停
    - 营养不良 — 见于约80%的患儿，主要表现为体重不增和生长发育迟缓
    - 其他 — 声音嘶哑、中耳炎、鼻窦炎、反复口腔溃疡、龋齿或精神、神经症状
- **辅助检查**
  - **食管钡剂造影**
    - 可对食管形态、运动状况、钡剂的反流、食管与胃连接部的组织结构做出判断
  - **食管pH动态监测**
    - 24h连续监测食管下端pH，可区分生理性或病理性反流，是目前最可靠的诊断方法
  - **其他检查**
    - 食管胆汁反流动态监测、食管动力功能检查、食管内镜检查及黏膜活体组织检查
- **治疗要点**
  - **体位治疗**
    - 见本节护理措施
  - **饮食治疗**
    - 见本节护理措施

- **(续)治疗要点**
  - 药物治疗
    - 促胃肠动力药 — 多潘立酮(吗丁啉),每日3次,饭前半小时及睡前口服,疗程4周
    - 抑酸和抗酸药
      - 抑酸药有西咪替丁、奥美拉唑(洛赛克)
      - 中和胃酸药有氢氧化铝凝胶,多用于年长儿
      - 疗程8~12周
    - 黏膜保护剂 — 可选用硫糖铝、硅酸铝盐、磷酸铝,疗程4~8周
  - 手术治疗 — 手术指征
    - 经内科治疗6~8周无效,有严重并发症
    - 严重食管炎伴溃疡、狭窄或发现食管裂孔疝
    - 严重呼吸道并发症,如呼吸道梗阻、反复发作吸入性肺炎或窒息、伴支气管肺发育不良
    - 合并严重神经系统疾病
- **护理诊断/问题**
  - 有窒息的危险 — 与溢奶和呕吐有关
  - 营养失调:低于机体需要量 — 与反复呕吐致能量和各种营养素摄入不足有关
  - 疼痛 — 与胃内容物反流致反流性食管炎有关
  - 知识缺乏 — 患儿家长缺乏本病护理的相关知识
- **护理措施**
  - 适宜体位
    - 床头抬高30°
    - 新生儿和小婴儿以前倾俯卧位为最佳,睡眠时宜仰卧位及左侧卧位
    - 年长儿直立位和坐位,睡眠时宜左侧卧位,床头抬高20~30cm
  - 合理喂养
    - 少量多餐
    - 母乳喂养儿增加哺乳次数
    - 人工喂养儿可在牛奶中加入糕干粉、米粉或进食谷类食品
    - 严重反流及生长发育迟缓可管饲喂养
    - 年长儿以高蛋白低脂肪饮食为主,睡前2h不予以进食
    - 避免食用降低食管下端括约肌张力和增加胃酸分泌的食物,如碳酸饮料、巧克力和高脂、辛辣食品
  - 用药护理
    - 不能吞服时应将药片研碎
    - 多潘立酮(吗叮啉)应饭前半小时或睡前口服
    - 服用西沙必利时,不能同时饮用橘子汁,加强观察心率和心律变化
    - 西咪替丁应在进餐时或睡前服用效果好
  - 手术护理
    - 术前配合做好各项检查和支持疗法
    - 术后应保持胃肠减压,做好引流管护理
    - 术后注意观察有无腹部切口裂开、穿孔、大出血等并发症
  - 健康教育
    - 告知家长体位及饮食护理的方法、重要性和长期性
    - 指导家长观察患儿有无发绀,判断患儿反应状况和喂养是否耐受,新生儿每日监测体重
    - 带药出院需详细说明用药方法和注意事项,尤其是用药剂量和不良反应

- **病因**
  - **易感因素**：消化系统发育不成熟、生长发育快、机体防御功能差、肠道菌群失调、人工喂养
  - **感染因素**
    - 肠道内感染：尤以病毒和细菌多见，也可由真菌、寄生虫引起
    - 肠道外感染
      - 发热及病原体毒素作用使消化功能紊乱，或肠道外感染的病原体同时感染肠道
      - 当患中耳炎、肺炎、上呼吸道、泌尿道及皮肤感染时可伴有腹泻
  - **非感染因素**
    - 饮食因素
      - 喂养不当、食物过敏
      - 其他因素如原发或继发双糖酶缺乏，乳糖酶活力降低，肠道对糖的消化吸收不良而引起腹泻
    - 气候因素
      - 天气突然变冷、腹部受凉使肠蠕动增加
      - 天气过热致消化液分泌减少或口渴时饮奶过多，诱发消化功能紊乱而引起腹泻
- **发病机制**
  - **渗透型腹泻**：肠腔内存在大量不能吸收的具有渗透活性的物质
  - **分泌型腹泻**：肠腔内电解质分泌过多
  - **渗出型腹泻**：炎症所致的液体大量渗出
  - **肠道功能异常性腹泻**：肠道运动功能异常
- **临床表现**
  - **病程分类**
    - 急性腹泻：病程＜2周
    - 迁延性腹泻：病程在2周至2个月之间
    - 慢性腹泻：病程＞2个月
  - **急性腹泻**
    - 轻型腹泻
      - 多由饮食因素或肠道外感染引起，以胃肠道症状为主
      - 表现为食欲缺乏，偶有溢奶或呕吐，大便＜10次/日
      - 每次大便量不多，稀薄或带水，呈黄色或黄绿色，酸味，常见白色或黄白色奶瓣和泡沫
      - 一般无脱水及全身中毒症状，多在数日内痊愈
    - 重型腹泻
      - 多由肠道内感染所致，有较重的胃肠道症状，还有明显的脱水、电解质紊乱及全身中毒症状
      - 胃肠道症状
        - 腹泻频繁，大便＞10次，甚至数十次
        - 常伴呕吐（严重者可吐咖啡样物）、腹胀、腹痛、食欲缺乏等
        - 大便呈黄绿色水样或蛋花汤样、量多，含水分多，有少量黏液或少量血便
      - 水、电解质和酸碱平衡紊乱症状：有脱水、代谢性酸中毒、低钾、低钙、低镁血症等表现
      - 全身中毒症状：体温可达40℃，烦躁不安或萎靡、嗜睡，进而意识模糊，甚至昏迷、休克
  - **迁延性和慢性腹泻**
    - 多与营养不良和急性期治疗不彻底有关
    - 以人工喂养儿、营养不良儿多见
    - 表现为腹泻迁延不愈，病情反复，大便次数和性质不稳定，严重时出现水、电解质紊乱
  - **生理性腹泻**
    - 多见于6个月以内婴儿，外观虚胖，常有湿疹
    - 表现为出生后不久即出现腹泻，但除大便次数增多外，无其他症状，食欲好，不影响生长发育
    - 添加换乳期食物后，大便逐渐转为正常，此类腹泻可能为乳糖不耐受的一种特殊类型

- **常见肠炎临床特点**
  - **轮状病毒性肠炎**
    - 好发于秋、冬季，以秋季流行为主，故又称秋季腹泻
    - 经粪–口传播，也可通过气溶胶形式经呼吸道感染而致病
    - 多见于6个月~2岁的婴幼儿，潜伏期1~3d
    - 起病急，常伴有发热和上呼吸道感染症状
    - 病初即呕吐，大便次数增多，量多，呈黄色或淡黄色，水样或蛋花汤样，无腥臭味
    - 常并发脱水、酸中毒及电解质紊乱
    - 也可侵犯多个脏器，如中枢神经系统、心肌等
    - 大便镜检偶有少量白细胞
    - 本病为自限性疾病，自然病程3~8d
  - **产毒性细菌引起的肠炎**
    - 多发生在夏季，潜伏期1–2d，起病较急
    - 轻症仅大便次数稍增，性状轻微改变
    - 重症腹泻频繁，量多，呈水样或蛋花汤样，混有黏液，镜检无白细胞
    - 常伴呕吐，严重者可伴发热、脱水、电解质和酸碱平衡紊乱
    - 本病为自限性疾病，自然病程3~7d
  - **侵袭性细菌性肠炎**
    - 起病急，全年均可发病，潜伏期长短不等，高热可发生热性惊厥
    - 腹泻频繁，大便呈黏液状，带脓血，有腥臭味
    - 常伴恶心、呕吐、腹痛和里急后重，可出现严重的全身中毒症状甚至休克
    - 大便镜检有大量白细胞及数量不等的红细胞
    - 粪便细菌培养可找到相应的致病菌
  - **出血性大肠埃希菌肠炎**
    - 大便开始呈黄色水样便，后转为血水便，有特殊臭味，常伴腹痛
    - 大便镜检有大量红细胞，一般无白细胞
  - **抗生素相关性腹泻**
    - 应用抗生素后发生的、与抗生素有关的腹泻
    - 抗生素的使用破坏了肠道正常菌群是引起腹泻最主要病因
    - 常见的有金黄色葡萄球菌肠炎、伪膜性小肠结肠炎、真菌性肠炎
- **辅助检查**
  - **血常规**
    - 细菌感染时白细胞总数及中性粒细胞增多
    - 寄生虫感染和过敏性腹泻时嗜酸性粒细胞增多
  - **大便常规**
    - 肉眼检查大便的性状如外观、颜色、是否有黏液脓血等
    - 大便镜检有无脂肪球、白细胞、红细胞等
  - **病原学检查**
    - 细菌性肠炎大便培养可检出致病菌
    - 真菌性肠炎大便镜检可见真菌孢子和菌丝
    - 病毒性肠炎可做病毒分离检查
  - **血液生化**
    - 血钠测定可了解脱水性质
    - 血钾测定可了解有无低钾血症
    - 碳酸氢盐测定可了解体内酸碱平衡失调的性质及程度

- **治疗要点**
  - **调整饮食**
    - 强调继续进食
    - 根据疾病的特殊病理生理状况、个体消化吸收功能和平时的饮食习惯进行合理调整
  - **纠正水、电解质及酸碱平衡紊乱**
    - 口服补液(ORS) — 可用于预防脱水及纠正轻、中度脱水
    - 静脉补液 — 中、重度脱水伴周围循环衰竭者
    - 纠正酸中毒 — 重度酸中毒或经补液后仍有酸中毒症状者，给予5%碳酸氢钠
    - 口服或静脉补钾 — 低钾血症者“见尿补钾”，静脉补钾浓度不超过0.3%，不可推注
  - **药物治疗**
    - 控制感染
      - 病毒性肠炎 — 以饮食疗法和支持疗法为主，一般不用抗生素
      - 大肠埃希菌肠炎 — 可选用抗革兰氏阴性杆菌抗生素
      - 抗生素诱发性肠炎 — 应停用原使用的抗生素，可选用万古霉素、新青霉素、抗真菌药物等
      - 寄生虫性肠炎 — 可选用甲硝唑、大蒜素等
    - 肠道微生态疗法 — 常用双歧杆菌、嗜酸乳杆菌
    - 肠黏膜保护剂 — 常用蒙脱石散(思密达)
    - 补锌治疗
      - 针对急性腹泻者，疗程10~14d
      - 年龄>6个月者，应每日给予元素锌20mg
      - 年龄<6个月者，应每日给予元素锌10mg
    - 对症治疗
      - 腹泻一般不宜用止泻剂，会增加毒素的吸收
      - 腹胀明显者可肌注新斯的明或肛管排气
      - 呕吐严重者可肌注氯丙嗪或针刺足三里等
  - **预防并发症** — 迁延性、慢性腹泻常伴营养不良或其他并发症，病情复杂，必须采取综合治疗措施
- **护理诊断/问题**
  - **腹泻** — 与感染、喂养不当、肠道功能紊乱等有关
  - **体液不足** — 与腹泻、呕吐致体液丢失过多和摄入不足有关
  - **营养失调：低于机体需要量** — 与腹泻、呕吐丢失过多和摄入不足有关
  - **体温过高** — 与肠道感染有关
  - **有皮肤完整性受损的危险** — 与大便刺激臀部皮肤有关

- **护理措施**
  - **调整饮食**
    - 继续进食，以满足生理需要，缩短病程，促进恢复
    - 母乳喂养者可继续哺乳，减少哺乳次数，缩短每次哺乳时间，暂停换乳期食物添加
    - 人工喂养者可喂米汤、酸奶、脱脂奶等，好转后少量多餐进食粥、面条等，逐步过渡到正常饮食
    - 呕吐严重者可暂禁食4~6h（不禁水），待好转后由少到多，由稀到稠继续喂食
    - 病毒性肠炎者多有双糖酶缺乏，不宜用蔗糖，并暂停乳类喂养，改用酸奶、豆浆等
    - 少数严重病例口服营养物质不能耐受者，应加强支持疗法，必要时全静脉营养
  - **维持水、电解质及酸碱平衡**
    - 口服补液（ORS）
      - ORS用于腹泻时预防脱水及纠正轻、中度脱水
      - 轻度脱水50~80mL/kg，中度脱水80~100mL/kg
      - 8~12h内将累积损失量补足
      - 明显腹胀、休克、心功能不全或其他严重并发症者及新生儿不宜口服补液
    - 静脉补液
      - 用于中、重度脱水、吐泻严重或腹胀的患儿
      - 第1天补液
        - 输液总量=累积损失量+继续损失量+生理需要量
        - 输液种类根据脱水性质而定，判断有困难时，先按等渗性脱水处理
        - 输液速度遵循"先快后慢"原则
      - 第2天及以后补液
        - 输液量=继续损失量+生理需要量
        - 于12~24h内均匀输入，能口服者尽量口服
  - **控制感染**
    - 选用针对病原菌的抗生素，发热的患儿根据情况给予物理降温或药物降温
    - 严格执行消毒隔离制度
      - 感染性与非感染性腹泻患儿分室居住、注意手卫生、患儿的尿布、便盆应分类消毒
  - **保持皮肤完整性（尿布皮炎的护理）**
    - 选用吸水性强、柔软布质或纸质尿布，勤更换，避免使用不透气的塑料布或橡皮布
    - 每次便后温水清洗臀部并擦干，保持皮肤清洁、干燥
    - 局部皮肤发红可涂5%鞣酸软膏或40%氧化锌油并按摩片刻
    - 局部皮肤糜烂或溃疡者可采用暴露法
    - 女婴应注意会阴部清洁，预防上行性尿路感染
  - **密切观察病情**
    - 观察神志及生命体征等
    - 观察并记录大便次数、颜色、气味、性状、量等情况，做好动态比较
    - 观察全身中毒症状，包括发热、精神萎靡、嗜睡、烦躁等
    - 观察水、电解质和酸碱平衡紊乱症状，如脱水情况及其程度、代谢性酸中毒表现、低钾血症表现
  - **健康教育**
    - 指导护理
      - 讲解腹泻病因、潜在并发症及相关治疗措施；说明调整饮食的重要性
      - 指导正确洗手及做好污染尿布、衣物的处理，出入量的监测及脱水表现的观察
      - 指导家长配制和使用ORS溶液，强调应少量多次饮用，呕吐不是禁忌证
    - 做好预防
      - 指导合理喂养，提倡母乳喂养，避免在夏季断奶，按时逐步添加换乳期食物
      - 注意饮食卫生，饭前便后洗手，勤剪指甲，培养良好的卫生习惯
      - 加强体格锻炼，注意气候变化
      - 避免长期滥用广谱抗生素

概述

肠套叠是指部分肠管及其肠系膜套入邻近肠腔内造成的一种绞窄性肠梗阻，是婴幼儿时期常见的急腹症之一。约60%的患儿年龄在1岁以内，约80%的患儿年龄在2岁以内，但新生儿罕见；男女孩发病率约为4∶1；健康肥胖患儿多见

病因病机

原发性

- 95%为原发性，婴幼儿多见
- 病因尚未完全明了，目前有人认为与婴儿回盲部系膜固定未完善、活动度大有关

继发性

- 约5%为继发性，年长儿多见
- 发生肠套叠的肠管可见明显的机械原因，如与肠息肉、肠肿瘤等牵拉有关
- 饮食改变、腹泻及病毒感染等导致肠蠕动紊乱，从而诱发肠套叠

病理生理

- 肠套叠多为近端肠管套入远端肠腔内，多为顺行性套叠，与肠蠕动方向一致
- 根据套入部分不同分为回盲型(多见)、回结型、回回结型、小肠型、结肠型和多发型
- 肠套叠时套入部肠管淤血、水肿，肠壁增厚、颜色变紫，肠腔内血性渗液及腺体黏液分泌增加，产生典型果酱样血便
- 肠壁水肿、静脉回流障碍加重，引起动脉供血不足，导致肠壁缺血性坏死并出现全身中毒症状
- 严重者可并发肠穿孔和腹膜炎

临床表现

急性肠套叠

- 腹痛
  - 突发剧烈的阵发性肠绞痛，哭闹不安，屈膝缩腹，面色苍白，出汗，拒食
  - 持续数分钟后缓解，可安静入睡，间歇10~20min又反复发作
- 呕吐
  - 腹痛后数小时发生
  - 早期反射性呕吐，呕吐物为胃内容物，初为乳汁、乳块或食物残渣，后可含胆汁
  - 晚期梗阻性呕吐，可吐粪便样液体
- 血便
  - 约85%病例在发病后6~12h排果酱样黏液血便
  - 或直肠指检时发现血便
- 腹部包块
  - 早期多数病例在右上腹部触及腊肠样肿块
  - 晚期可出现腹胀、腹水、腹肌紧张及压痛，不易扪及肿块
- 全身情况
  - 早期一般情况好，体温正常，无全身中毒症状
  - 并发肠坏死或腹膜炎时，出现全身中毒症状，如脱水、高热、嗜睡、昏迷及休克等

慢性肠套叠

- 阵发性腹痛为主要表现
- 腹痛时上腹或脐周可触及肿块，缓解期腹部平坦柔软无包块，病程可长达十余日
- 年长儿肠腔较宽阔可无梗阻现象，肠管也不易坏死
- 呕吐少见，血便发生也较晚

- **辅助检查**
  - 腹部B超
    - 横断扫描可见同心圆或靶环状肿块图像
    - 纵断扫描可见“套筒征”
  - B超监视下水压灌肠 — 可见靶环状肿块影退至回首部，“半岛征”逐渐消失，诊断治疗同时完成
  - 空气灌肠 — 可见杯口阴影，可同时进行复位治疗
  - 钡剂灌肠 — 只用于慢性肠套叠的疑难病例
- **治疗要点**
  - 急性肠套叠是急症，其复位是紧急的治疗措施，一旦确诊需立即进行
  - 非手术治疗
    - 灌肠疗法包括空气灌肠(首选)、B超监视下水压灌肠、钡剂灌肠(少用)
    - 适用于病程48h内，全身情况好，无腹胀、明显脱水及电解质紊乱者
  - 手术疗法
    - 手术方法包括单纯手法复位、肠切除吻合术、肠造瘘术
    - 适用于灌肠不能复位的失败病例、肠套叠超过48~72h、疑有肠坏死或肠穿孔及小肠型肠套叠的病例
- **护理诊断/问题**
  - 急性疼痛 — 与肠系膜受牵拉和肠管强烈收缩有关
  - 知识缺乏 — 患儿家长缺乏有关疾病护理的相关知识
- **护理措施**
  - 密切观察病情
    - 有无阵发性腹痛、呕吐、便血和腹部扪及腊肠样肿块
    - 腹痛的特点及部位，以助于诊断
  - 非手术治疗效果观察
    - 密切观察腹痛、呕吐、腹部包块等情况
    - 灌肠复位成功的表现
      - 拔出肛管后排出大量带臭味的黏液血便或黄色粪水
      - 安静入睡，不再哭闹及呕吐
      - 腹部平软，触不到原有包块
      - 复位后给予口服0.5~1g活性炭，6~8h后可见大便内炭末排出
  - 手术护理
    - 术前护理
      - 观察生命体征、意识状态，特别注意有无水电解质紊乱、出血及腹膜炎等征象，做好术前准备
      - 向家长说明选择治疗方法的目的，消除其心理负担，争取对治疗和护理的支持与配合
    - 术后护理
      - 维持胃肠减压功能，保持胃肠道通畅，预防感染及吻合口瘘
      - 排气、排便后可拔除胃肠引流管，逐渐恢复由口进食

第九章 消化系统疾病患儿的护理

概述

先天性巨结肠又称先天性无神经节细胞症或赫什朋病，是由于直肠或结肠远端的肠管持续痉挛，粪便淤滞在近端结肠而使该段肠管肥厚、扩张。是较常见的先天性肠道发育畸形，发病率为1/2000~1/5000，男女比为(3~4)∶1，有遗传倾向

病因

多基因遗传和环境因素共同作用的结果

病理生理

- 局部肠壁肌间和黏膜下神经丛缺乏神经节细胞，致该段肠管收缩狭窄呈持续痉挛状态
- 痉挛肠管的近端因肠内容物堆积而扩张，在形态上分为痉挛段、移行段和扩张段
- 根据病变肠管痉挛段的长度分为四型
  - 常见型：病变自肛门向上达乙状结肠远端，约占85%
  - 短段型：病变局限于直肠下端，约占10%
  - 长段型：病变肠段延伸至降结肠以上，约占4%
  - 全结肠型：约占1%

临床表现

- 胎粪排出延迟、顽固性便秘和腹胀
  - 生后24~48h内多无胎便或仅有少量胎便排出
  - 生后2~3d出现腹胀、拒食、呕吐等急性低位性肠梗阻表现，以后逐渐出现顽固性便秘
  - 数日甚至1~2周以上排便一次，腹胀明显，可见肠型和蠕动波
  - 灌肠排出奇臭粪便和气体后症状好转，后又反复，严重者须依赖灌肠才能排便
- 呕吐、营养不良、发育迟缓
  - 可出现呕吐，量不多，呕吐物含少量胆汁，严重者可见粪液
  - 腹胀、呕吐、便秘使患儿食欲下降，影响营养吸收致营养不良、发育迟缓
- 并发症：常并发小肠结肠炎、肠穿孔及继发感染

辅助检查

- X线检查
  - 腹部平片多提示低位结肠梗阻，近端结肠扩张，盆腔无气体
  - 钡剂灌肠检查可显示痉挛段及其上方的扩张肠管，排钡功能差
- 活体组织检查：取直肠黏膜或直肠壁肌层组织检查，多提示无神经节细胞
- 肌电图检查：可见低矮波形，频率低，不规则，峰波消失

治疗要点

- 少部分慢性及轻症患儿可选用灌肠等保守治疗
- 对于体重>3kg、全身情况较好者，尽早施行根治术，切除无神经节细胞肠段和部分扩张结肠
- 对于新生儿，年龄稍大但全身情况较差或并发小肠结肠炎的患儿，先行结肠造瘘术再行根治术
- 施行根治术前应清洁灌肠，纠正脱水、电解质紊乱及酸碱平衡失调，加强支持疗法，改善全身状况

- **护理诊断/问题**
  - **便秘** — 与远端肠段痉挛、低位性肠梗阻有关
  - **营养失调:低于机体需要量** — 与便秘、腹胀引起食欲减退有关
  - **生长发育迟缓** — 与腹胀、呕吐、便秘使患儿食欲减退,影响营养物质吸收有关
  - **知识缺乏** — 家长缺乏疾病治疗及护理的相关知识
- **护理措施**
  - **术前护理**
    - 清洁肠道解除便秘
      - 口服缓泻剂、润滑剂,帮助排便
      - 使用开塞露、扩肛等刺激括约肌,诱发排便
      - 生理盐水清洁灌肠,1次/日,肛管插入深度超过狭窄段肠管,忌用清水,以免发生水中毒
    - 改善营养 — 存在营养不良、低蛋白血症者应加强支持疗法
    - 观察病情 — 特别注意有无小肠结肠炎的征象,如高热、腹泻、排出奇臭粪液,伴腹胀、脱水、电解质紊乱等
    - 术前准备
      - 清洁肠道
      - 术前2d按医嘱口服抗生素,检查脏器功能并作相应处理
    - 健康教育 — 向家长说明选择治疗方法的目的,消除心理负担,争取对治疗和护理的支持与配合
  - **术后护理**
    - 常规护理
      - 禁食至肠蠕动功能恢复
      - 胃肠减压防止腹胀
      - 记尿量
      - 更换伤口敷料以防感染
      - 按医嘱应用抗生素
    - 观察病情
      - 体温升高、大便次数增多,肛门有脓液流出,直肠指检可扪得吻合口裂隙,表示盆腔感染
      - 腹胀,且无排气、排便,可能与病变肠段切除不彻底或吻合口狭窄有关,应报告医师及时处理
    - 健康教育
      - 指导家长术后2周左右开始每天扩肛1次,坚持3~6个月,同时训练排便习惯
      - 定期随诊,确定是否有吻合口狭窄

- **概述**
  - 先天性胆道闭锁是先天性胆道发育障碍导致胆道梗阻，是新生儿胆汁淤积最常见的原因。在亚洲发病率较高，女孩＞男孩，约3:2
- **病因**
  - 先天性发育畸形学说、病毒感染学说
- **病理**
  - 肝内和（或）肝外各级胆管闭锁所致的进行性胆汁性肝硬化是本病的特点
  - 胆汁排出受阻，肝脏体积逐渐增大为正常的1~2倍，质地坚硬、结节状、暗绿色
  - 分型
    - Ⅰ型：胆总管闭锁，肝管未闭锁
    - Ⅱ型：肝管闭锁，而胆囊及胆总管存在，称为胆总管未闭锁型胆道闭锁
    - Ⅲ型：肝门部闭锁
- **临床表现**
  - 黄疸
    - 为本病的特征性表现
    - 一般出生时并无黄疸，1~2周后出现，呈进行性加重
    - 巩膜、皮肤由黄转为暗绿色，皮肤瘙痒严重
    - 粪便渐成白陶土样，尿色随黄疸加深而呈浓茶样
  - 肝脾肿大
    - 腹部逐渐膨隆，肝脏进行性肿大，质地由软变硬，2~3个月可发展为胆汁性肝硬化及门静脉高压
  - 发育迟缓
    - 未及时治疗3个月后发育渐显迟缓，可维持8~12个月
    - 8~12个月后终因营养不良、感染、门静脉高压、出血、肝功能衰竭、肝性脑病而死亡
- **辅助检查**
  - 实验室检查
    - 血清直接胆红素持续升高
    - 谷丙转氨酶、谷草转氨酶、碱性磷酸酶均增高，γ-谷氨酰胺转肽酶亦可升高
    - 血浆低密度脂蛋白-X（LP-X），＞5000mg/L，则胆道闭锁可能性大
  - 超声显像检查
    - 未见胆囊或见有小胆囊疑为胆道闭锁，探得胆囊也不可完全排除胆道闭锁
  - 放射性核素显影
    - 不能显示胆管
  - 十二指肠引流液分析
    - 十二指肠液不含胆汁，化验无胆红素或胆酸
  - 影像学检查
    - 有助于诊断
- **治疗要点**
  - 早期诊断早期治疗者预后较好
  - 手术治疗是唯一有效方法
  - Kasai根治术（肝门-空肠吻合术）是首选手术方法
  - 晚期病例和Kasai根治术失败的患儿需肝移植

- **护理诊断/问题**
  - 营养失调:低于机体需要量 — 与肝功能受损有关
  - 生长发育迟缓 — 与肝功能受损致消化吸收功能障碍有关
  - 疼痛 — 与胆管扩张胰胆液反流有关
  - 有感染的危险 — 与肝功能受损致机体抵抗力下降有关
- **护理措施**
  - 术前护理
    - 改善营养状况
      - 积极纠正贫血、低蛋白血症、电解质及酸碱平衡紊乱
      - 静脉输注白蛋白、全血、血浆、脂肪乳或氨基酸
    - 做好肠道术前准备
    - 心理护理 — 向家长介绍预后及手术必要性,增强对疾病的了解及对手术信心,积极配合治疗和病情观察
  - 术后护理
    - 常规护理
      - 生命体征监测
      - 麻醉清醒后即取头高位或半卧位
    - 保持引流通畅
      - 适当约束患儿,妥善固定导管,严防脱出
      - 妥善连接导管与各型引流收集器具,维持其重力引流或负压引流状态
      - 观察记录引流液量和性状
      - 保持导管通畅,必要时按无菌原则疏通管腔
      - 如导管脱出,通知医生,不可试行重新置入
      - 加强导管周围皮肤护理,可涂氧化锌软膏,及时更换敷料
      - 拔除导管时间须待组织愈合,或在体腔内导管周围形成纤维包绕,或经造影检查确定
    - 饮食护理
      - 术后尽早恢复母乳喂养,指导产妇定时哺乳或挤出奶汁喂养婴儿
      - 贫血、低蛋白血症或术后并发胆瘘、肠瘘等患儿,给予静脉补液或短期胃肠外营养支持
    - 并发症护理
      - 胆瘘及腹部切口裂开是术后主要并发症
      - 患儿突然哭闹不安、腹肌紧张并有压痛、切口有胃肠液、胆汁样液溢出,应警惕胆、肠瘘
      - 腹胀导致腹内压过高是切口裂开直接原因,多发生在术后3~7d
      - 持续胃管、肛管减压,促进肠蠕动尽早恢复
      - 腹带保护能减轻腹胀,防止切口裂开
    - 心理护理
      - 给家长心理支持,鼓励家长参与护理过程
      - 治疗和护理按计划按时集中进行,保证患儿充足睡眠

概述

先天性胆管扩张症是胆总管和胰管连接部发育异常导致的先天性胆道畸形。亚洲人群发病率＞欧美，女孩＞男孩，约(3~4):1，约80%病例在儿童期发病

病因病理

病因

- 病因未完全明了，胆管壁先天性发育不良及胆管末端狭窄或闭锁是发生本病的基本因素
- 可能的原因有先天性胰胆管合流异常、先天性胆道发育不良、遗传因素

病理分型

- Ⅰ型——囊状扩张型(最常见)
- Ⅱ型——憩室型
- Ⅲ型——胆总管囊性脱垂型
- Ⅳ型——肝内外胆管扩张型
- Ⅴ型——单纯性肝内胆管扩张型

临床表现

- 腹痛——右上腹多见，多为钝痛，严重者绞痛，间歇性发作，常屈膝俯卧位
- 黄疸——轻者可无黄疸，腹痛、发热后可出现黄疸，多呈间歇性发生，严重者粪便灰白，小便赤黄
- 腹部肿块——约80%年长儿右上腹可触及表面光滑的囊性肿块，严重时肿块增大有压痛，缓解后肿块缩小

辅助检查

- 生化检查肝脏、胰脏功能，有助于对黄疸的监测和鉴别
- B超检查或放射性核素扫描可检出绝大多数囊肿
- 经皮肝穿刺胆管造影(PTC)、纤维内镜下逆行胰胆管造影(ERCP)有助于确诊

治疗要点

- 一经确诊应及早手术
- 完全囊肿切除术和胆肠(Roux-en-Y)吻合术为主要手段，疗效好
- 并发严重感染或穿孔者，可先行囊肿造瘘外引流术，情况改善后再行胆道重建术
- 病变累及全肝或已并发肝硬化，考虑行肝移植术

护理诊断/问题

- 营养失调：低于机体需要量——与肝功能受损有关
- 生长发育迟缓——与肝功能受损致消化吸收功能障碍有关
- 疼痛——与胆管扩张胰胆液反流有关
- 有感染的危险——与肝功能受损致机体抵抗力下降有关

- **护理措施**
  - **术前护理**
    - 改善营养状况
      - 积极纠正贫血、低蛋白血症、电解质及酸碱平衡紊乱
      - 静脉输注白蛋白、全血、血浆、脂肪乳或氨基酸
    - 做好肠道术前准备
    - 心理护理
      - 向家长介绍预后及手术必要性,增强对疾病的了解及对手术信心,积极配合治疗和病情观察
  - **术后护理**
    - 常规护理
      - 生命体征监测
      - 麻醉清醒后即取头高位或半卧位
    - 保持引流通畅
      - 适当约束患儿,妥善固定导管,严防脱出
      - 妥善连接导管与各型引流收集器,维持其重力引流或负压引流状态
      - 观察记录引流液量和性状
      - 保持导管通畅,必要时按无菌原则疏通管腔
      - 如导管脱出,通知医生,不可试行重新置入
      - 导管周围皮肤护理,可涂氧化锌软膏,及时更换敷料
      - 拔除导管时间须待组织愈合,或在体腔内导管周围形成纤维包绕,或经造影检查确定
    - 饮食护理
      - 术后尽早恢复母乳喂养,指导产妇定时哺乳或挤出奶汁喂养婴儿
      - 贫血、低蛋白血症或术后并发胆瘘、肠瘘等患儿,给予静脉补液或短期胃肠外营养支持
    - 并发症护理
      - 胆瘘及腹部切口裂开是术后主要并发症
      - 患儿突然哭闹不安、腹肌紧张并有压痛、切口有胃肠液、胆汁样液溢出,应警惕胆、肠瘘
      - 腹胀导致腹内压过高是切口裂开直接原因,多发生在术后3~7d
      - 持续胃管、肛管减压,促进肠蠕动尽早恢复
      - 腹带保护能减轻腹胀,防止切口裂开
    - 心理护理
      - 给家长心理支持,鼓励家长参与护理过程
      - 治疗和护理按计划按时集中进行,保证患儿充足睡眠

- **概述**
  - 先天性直肠肛管畸形是新生儿常见病，居消化道畸形第一位，常伴发心血管、消化道、肢体等其他畸形，畸形并存率高达50%
- **病因病理**
  - 病因
    - 正常胚胎发育期发生障碍的结果，原因尚不清楚
  - 病理生理
    - 泄殖腔分隔过程障碍，可形成直肠肛管与前方阴道、尿路之间异常的各型瘘管
    - 肛门开通过程发生异常，可形成各型闭锁、狭窄及异位肛门等畸形
    - 发现或处理不及时，新生儿可死于完全性低位肠梗阻
    - 直肠肛管畸形多伴发骶管发育不全或脊柱裂，导致或加重排便困难
- **临床表现**
  - 一般表现
    - 生后24h无胎粪排出，或少量胎粪从尿道、会阴口排出，正常肛门位置无肛门开口
    - 早期恶心、呕吐，呕吐物初为胆汁，后为粪便样物
    - 2~3d后腹部膨隆，可见腹壁肠蠕动，出现低位性肠梗阻症状
  - 无瘘型表现
    - 闭锁位置较低者
      - 原肛门位置有薄膜覆盖，通过薄膜隐约看见胎粪，啼哭时隔膜向外膨出
      - 偶有薄膜部分穿破，破口直径仅2~3mm，排便仍不畅，排便时婴儿哭闹
    - 闭锁位置较高者
      - 原正常肛门位置皮肤略显凹陷，色泽较深，婴儿啼哭时局部无膨隆
      - 手指触摸无冲击感
  - 有瘘型表现
    - 瘘口狭小者 — 少量胎粪排出，随着喂养增多逐渐出现腹胀和呕吐，甚至粪样呕吐等低位肠梗阻症状
    - 瘘口较大者 — 排便困难等肠梗阻症状出现较晚，可数月后发现
    - 高位直肠闭锁 — 虽有肛门但无胎粪排出，且多伴有泌尿系瘘，由尿道排出胎粪及气体
    - 中间位或低位型畸形 — 女婴多伴阴道及前庭瘘
    - 低位皮肤瘘口 — 多位于会阴、阴囊中缝处，可见含有胎粪的瘘管通入狭窄的肛门
- **辅助检查**
  - 发现无肛门或异位瘘口即可确诊
    - 直肠闭锁者，需肛门指诊确定
    - 测定直肠盲端与肛痕皮肤间距，可用穿刺法，有瘘者可用探针测试
    - 间距较小者，患儿哭闹时，肛痕处有冲动感
  - 影像学检查
    - X线检查 — 常用方法，可判断畸形位置高低
    - B超 — 可测直肠盲端与肛痕皮肤间距
    - CT或MRI — 可显示直肠肛管畸形与邻近盆腔脏器及周围组织关系

- **治疗要点**
  - 多数应经手术重建肛门位置和功能，少数肛门狭窄患儿可用扩肛疗法
  - 手术疗法
    - 手术类型 — 经会阴肛门成形术、骶会阴肛门成形术、腹骶会阴肛门成形术
    - 低位闭锁型 — 争取在生后24h内急诊行肛门成形术
    - 高位闭锁型 — 先行结肠造瘘，6个月后再行肛门成形术
    - 有瘘型 — 瘘管较粗，生后排便无明显困难者可择期手术
    - 有直肠、泌尿系瘘者 — 因有逆行感染危险，应尽早手术
- **护理诊断/问题**
  - 排便异常 — 与直肠肛管畸形有关
  - 有感染的危险 — 与粪便经异常瘘口，造成逆行感染有关
- **护理措施**
  - 术前按腹部手术护理常规护理
    - 禁食，建立静脉通道，纠正水电解质、酸碱失衡，腹胀明显给予胃肠减压
    - 向家长说明选择治疗方法的目的，消除心理负担，争取对治疗和护理的支持与配合
  - 术后护理
    - 常规护理
      - 禁食至肠蠕动功能恢复
      - 记尿量、胃肠减压防止腹胀
      - 更换伤口敷料以防感染
      - 按医嘱应用抗生素
    - 观察病情
      - 体温升高、大便次数增多，肛门有脓液流出，直肠指检可扪得吻合口裂隙，表示盆腔感染
      - 腹胀，且无排气、排便，可能与病变肠段切除不彻底或吻合口狭窄有关
    - 健康教育
      - 指导家长术后2周左右开始每天扩肛1次，坚持3~6个月，同时训练排便习惯
      - 定期随诊，确定是否有吻合口狭窄

第十章 呼吸系统疾病患儿的护理

本章扫码做题

解剖特点

- 呼吸系统以环状软骨为界分为上、下呼吸道
- 上呼吸道包括鼻、鼻窦、咽、咽鼓管、会厌、喉；下呼吸道包括气管、支气管、毛细支气管、呼吸性细支气管、肺泡管及肺泡

上呼吸道

- 鼻
  - 婴幼儿鼻根扁而宽，鼻腔较短，后鼻道狭窄，黏膜柔嫩，血管丰富，无鼻毛，易受感染
  - 感染后鼻腔易堵塞而致呼吸困难和吸吮困难
  - 鼻窦黏膜与鼻腔黏膜相延续，故急性鼻炎可累及鼻窦，以上颌窦和筛窦最易感染
- 咽
  - 扁桃体
    - 咽扁桃体——生后 6 个月已发育
    - 腭扁桃体——1 岁末逐渐增大，4~10 岁发育达高峰，14~15 岁又逐渐退化
    - 扁桃体炎常见于年长儿
  - 淋巴组织丰富，鼻咽和咽部相对窄小且垂直
  - 咽后壁淋巴组织感染后可发生咽后壁脓肿
  - 婴幼儿咽鼓管宽、直、短，呈水平位，故鼻咽炎时易致中耳炎
- 喉
  - 儿童喉部呈漏斗形，相对狭窄，软骨柔软，黏膜柔嫩，血管及淋巴组织丰富
  - 感染后易充血、水肿，引起喉头狭窄，出现声音嘶哑和吸气性呼吸困难

下呼吸道

- 气管、支气管
  - 婴幼儿气管腔相对狭窄，软骨柔软，缺乏弹力组织，支撑作用小
  - 黏膜血管丰富，黏液腺分泌不足，气道较干燥，纤毛运动差，清除能力弱，感染后易致呼吸道阻塞
  - 儿童右侧支气管粗短，走向垂直，是主支气管的直接延伸，异物易进入右侧支气管
- 肺
  - 肺含血量多而含气量少，易发生肺部感染
  - 肺门处有大量的淋巴结与肺脏各部分相联系，肺部炎症可引起肺部淋巴结反应

胸廓和纵隔

- 胸廓
  - 婴幼儿胸廓上下径较短，前后径相对较长，呈圆桶状
  - 肋骨呈水平位，膈肌位置较高，呼吸肌发育差
  - 呼吸时胸廓运动幅度小，肺不能充分扩张、通气和换气，易因缺氧和二氧化碳潴留而出现青紫
  - 婴儿胸壁柔软，难以抵抗胸腔内负压增加所造成的胸廓塌陷，因而肺的扩张受限
- 纵隔
  - 婴儿膈肌和肋间肌中，耐疲劳的肌纤维数量少，故易引起呼吸衰竭
  - 儿童的纵隔相对较成人大，占胸腔内相当的空间，故肺的扩张易受限制
  - 纵隔周围组织松软，富有弹性，在气胸或胸腔积液时易发生纵隔移位

免疫特点

- 非特异性和特异性免疫功能均较差
- 咳嗽反射及纤毛运动功能差，有效清除吸入的尘埃和异物的能力较低
- 婴幼儿肺泡巨噬细胞功能不足，SIgA、IgA、IgG 和 IgG 亚类含量较低
- 乳铁蛋白、溶菌酶、干扰素、补体等数量和活性不足

- **生理特点**
  - **呼吸频率和节律**
    - 不同年龄儿童呼吸频率

年龄	新生儿	1个月~1岁	1~3岁	4~7岁	8~14岁
呼吸频率(次/min)	40~44	30	24	22	20

    - 婴儿，尤其是早产儿、新生儿由于呼吸中枢发育尚未完全成熟，呼吸调节功能不完善，易出现呼吸节律不齐，甚至呼吸暂停
    - 呼吸频率受诸多因素影响，如激动、哭闹、活动、发热、贫血、呼吸系统和循环系统的疾病等，均可使呼吸增快
    - 呼吸频率测量须在儿童安静或睡眠时进行
  - **呼吸类型**
    - 婴幼儿呼吸肌发育不全，胸廓活动范围小，呈腹膈式呼吸
    - 随着年龄增长，呼吸肌逐渐发育，膈肌下降，肋骨逐渐变为斜位，开始出现胸式呼吸
    - 7岁以后以混合式呼吸为主
  - **呼吸功能**
    - 婴幼儿的呼吸储备量较小，当发生呼吸功能障碍时，其代偿呼吸量最大不超过正常的2.5倍
    - 儿童年龄愈小，肺容量愈小，潮气量也愈小，儿童肺活量为50~70 mL/Kg，潮气量为6~10 mL/kg
    - 儿童肺脏较小，肺泡毛细血管总面积和总容量较成人小，故气体总弥散量也小
    - 儿童气道管腔小，阻力大于成人，但可随气道管腔的发育而逐渐减低
  - **血气分析**
    - 新生儿和婴幼儿的肺功能检查难以进行，但可进行血气分析了解血氧饱和度水平和血液酸碱平衡状态
- **呼吸系统检查**
  - **呼吸频率**
    - 呼吸频率增快是婴儿呼吸困难的第一征象，年龄越小越明显
    - 呼吸急促
      - 幼婴 < 2 个月，呼吸 ≥60 次/min
      - 2~12 个月，呼吸 ≥50 次/min
      - 1~5 岁，呼吸 ≥40 次/min
    - 出现慢或不规则呼吸是危险的征象，需特别注意
  - **呼吸音**
    - 儿童尤其是小婴儿胸壁薄，容易听到呼吸音
    - 严重气道梗阻时，几乎听不到呼吸音，称“闭锁肺”，是病情危重的征象
  - **发绀**
    - 为血氧不足的重要表现，是毛细血管床还原血红蛋白增加所致
    - 末梢性发绀——指血流较慢，动、静脉氧差较大部位(如肢端)的发绀
    - 中心性发绀——常发生在舌、黏膜等血流较快的部位，其发生较末梢性发绀晚，但更有临床意义
  - **吸气时胸廓凹陷**
    - 上呼吸道梗阻或肺实变时，胸腔内负压增加，可引起胸骨上、下及肋间凹陷，即“三凹征”
    - 增加了呼吸肌能量的消耗，但未能增加通气量
  - **吸气喘鸣**——常伴吸气延长，是上呼吸道梗阻的表现
  - **呼气呻吟**——是小婴儿呼吸道梗阻和肺扩张不良的表现，常见于早产儿呼吸窘迫综合征

第十章 呼吸系统疾病患儿的护理

概述

急性上呼吸道感染是鼻腔、咽或喉部急性炎症的总称，简称“上感”，俗称“感冒”。是儿童时期最常见的急性感染性疾病，常诊断为“急性鼻炎”“急性咽炎”“急性扁桃体炎”，主要通过空气飞沫传播，可反复患病

病因

- 外因
  - 各种病毒和细菌均可引起，但90%以上为病毒所致
  - 病毒主要有鼻病毒、呼吸道合胞病毒、流感病毒、副流感病毒、腺病毒、柯萨奇病毒等
  - 病毒感染后可继发细菌感染，最常见为溶血性链球菌，其次为肺炎球菌、流感嗜血杆菌等
  - 肺炎支原体也可引起感染
- 内因
  - 由于上呼吸道解剖生理特点和免疫特点，婴幼儿易患上呼吸道感染
  - 营养不良、缺乏锻炼或过度疲劳以及有过敏体质的儿童易患上呼吸道感染
  - 宿主的防御功能和环境因素与上呼吸道感染的发生密切相关

临床表现

- 一般类型上感
  - 潜伏期 — 受凉后1~3d出现症状
  - 轻症
    - 只有局部症状和体征
    - 主要表现为鼻咽部症状，如鼻塞、流涕、喷嚏、干咳、咽痒、咽痛，多于3~4d自然痊愈
    - 新生儿和小婴儿可因鼻塞而出现张口呼吸或拒乳
    - 体格检查
      - 咽部充血、淋巴滤泡，扁桃体可肿大、充血并有渗出物
      - 颌下淋巴结肿大、触痛，肺部听诊一般正常
    - 肠道病毒引起者可见不同形态的皮疹
  - 重症
    - 表现为全身症状
    - 婴幼儿起病急，多有高热，持续2~3d至1周左右，常伴呕吐、腹泻、烦躁不安，甚至高热惊厥
    - 年长儿表现为发热、头痛、全身不适、乏力等
    - 部分患儿发病早期可有阵发性脐周疼痛，与发热所致肠痉挛或肠系膜淋巴结炎有关
- 流行性感冒
  - 由流感病毒、副流感病毒引起，简称“流感”
  - 有明显的流行病学史，潜伏期1~3d，初期传染性最强
  - 典型流感呼吸道症状可不明显，而全身症状重，如发热、头痛、咽痛、肌肉酸痛，乏力等
  - 可引起支气管炎、中耳炎、肺炎等并发症，以及恶心、呕吐等呼吸道外的各种病症
  - 体格检查 — 可见眼结膜外眦充血、咽部充血、软腭上滤泡
- 两种特殊类型上感
  - 疱疹性咽峡炎
    - 由柯萨奇A组病毒引起，好发于夏秋季，病程1周左右
    - 起病急，表现为高热、咽痛、流涎、拒食、呕吐等
    - 体格检查
      - 咽充血，咽腭弓、悬雍垂、软腭等处有直径2~4 mm疱疹
      - 疱疹周围有红晕，破溃后形成小溃疡
  - 咽-结合膜热
    - 由腺病毒引起，常发生于春夏季，散发或发生小流行，病程1~2周
    - 以发热、咽炎、结合膜炎为特征
    - 临床表现为发热、咽痛、眼部刺痛、咽部充血
    - 一侧或双侧滤泡性眼结合膜炎，颈部、耳后淋巴结肿大，有的伴胃肠道症状
- 并发症
  - 鼻窦炎、中耳炎、喉炎、咽后壁脓肿、颈淋巴结炎、支气管炎、支气管肺炎
  - 支气管肺炎是婴幼儿最严重并发症
  - 年长儿若为链球菌性上感可引起急性肾小球肾炎、风湿热

辅助检查

- 病毒感染时白细胞计数偏低或正常，中性粒细胞减少，淋巴细胞计数相对增高
- 病毒分离和血清学检查可明确病原菌
- 细菌感染时白细胞计数和中性粒细胞增高，咽拭子培养可发现致病菌
- C-反应蛋白增高

- **治疗要点**
  - 一般治疗
    - 病毒性感染为自限性，无须特殊治疗
    - 注意休息、多饮水、居室通风，做好呼吸道隔离，预防并发症的发生
  - 病因治疗
    - 病毒感染者早期应用抗病毒药物
      - 利巴韦林有广谱抗病毒作用
      - 流行性感冒在病初应用磷酸奥司他韦，对甲型、乙型流感均有效
      - 病毒性结合膜炎可用0.1% 阿昔洛韦滴眼
    - 细菌感染者加用抗菌药物
      - 常用青霉素类、头孢菌素类、大环内酯类，疗程3~5d
      - 如为链球菌感染或既往有肾炎或风湿热病史者，青霉素疗程应为10~14d
  - 对症治疗
    - 高热者给予物理降温或药物降温，高热惊厥者给予镇静、止惊处理，咽痛可含服咽喉片
- **护理诊断/问题**
  - 舒适度减弱：咽痛、鼻塞——与上呼吸道炎症有关
  - 体温过高——与上呼吸道感染有关
  - 潜在并发症——热性惊厥
- **护理措施**
  - 一般护理
    - 注意休息，减少运动，保持室内空气清新，但应避免空气对流
    - 采用分室居住和佩戴口罩方式进行呼吸道隔离
  - 促进舒适
    - 保持室温18~22℃，湿度50%~60%
    - 注意口腔清洁，婴幼儿饭后喂少量温开水，年长儿饭后漱口，口唇涂油类以免干燥
    - 及时清除鼻腔及咽喉部分泌物和干痂，保持鼻孔周围清洁
    - 不用力擤鼻，婴儿鼻塞妨碍吸吮时，哺乳前15min可用0.5% 麻黄碱滴鼻
    - 咽部不适可给予润喉含片或雾化吸入
  - 发热护理
    - 卧床休息，保持室内安静，温度适中，通风良好
    - 衣被不可过厚，保持皮肤清洁，及时更换被汗液浸湿的衣被
    - 每4h测体温一次并记录，如为超高热或有热性惊厥史者1~2h测量一次
    - 退热处置1h后复测体温，并随时注意观察有无新的症状或体征出现，以防惊厥发生或体温骤降
    - 出现虚脱表现，应予保暖，饮热水，严重者静脉补液
    - 体温超过38.5℃时给予药物降温，若婴幼儿发热甚至高热，但精神好，玩耍如常，在严密观察下可暂不处置
    - 有高热惊厥病史者则应及早给予处置
  - 保证充足的营养和水分
    - 给予富含营养、易消化饮食
    - 呼吸困难者，应少量多餐
    - 婴儿哺乳时取头高位或抱起喂，呛咳重者用滴管或小勺慢喂
    - 发热、呼吸增快者注意常喂水，或静脉补液
  - 病情观察
    - 注意咳嗽性质、神经系统症状、口腔黏膜改变及皮疹等，以便早日发现麻疹、猩红热、百日咳等急性传染病
    - 观察咽部充血、水肿、化脓情况，疑咽后壁脓肿时，特别注意防止脓肿破溃后引起窒息
    - 对可能发生高热惊厥的患儿，加强巡视、观察体温变化，拉起床挡防坠床，备好急救物品、药品
  - 用药护理
    - 使用解热剂后注意多饮水，以免虚脱
    - 高热惊厥患儿使用镇静剂时，观察止惊效果及药物不良反应
    - 使用抗生素时注意有无过敏反应发生
  - 健康教育
    - 儿童居室应宽敞、整洁、采光好，常开窗通风，成人避免在儿童居室内吸烟
    - 合理喂养儿童，婴儿提倡母乳喂养，及时添加辅食，营养平衡，纠正偏食
    - 多进行户外活动，多晒太阳，加强体格锻炼，加强呼吸肌的肌力与耐力
    - 天气骤变时及时增减衣服，既要注意保暖、避免着凉，又要避免过多地出汗，出汗后及时更换衣物
    - 避免带儿童去人多拥挤空气不流通的公共场所，体弱儿童建议注射流感疫苗

概述

急性支气管炎是指各种病原体引起的支气管黏膜感染，因气管常同时受累，故又称为急性气管支气管炎。是儿童时期常见的呼吸道疾病，婴幼儿多见，常并发或继发于呼吸道其他部位感染，或为麻疹、百日咳等急性传染病的一种临床表现

病因

- 病原体为各种病毒、肺炎支原体、细菌或混合感染，以病毒感染为主要病因
- 免疫功能失调、营养不良、佝偻病及支气管局部的结构异常等均为本病的危险因素

临床表现

- 起病可急可缓，大多先有上呼吸道感染的症状，之后以咳嗽为主要表现
- 初为刺激性干咳，1~2d后有痰液咳出
- 婴幼儿症状较重，常有发热，体温高低不一，多在38.5℃左右，可伴有呕吐、腹泻等消化道症状
- 一般全身症状不明显，无气促和发绀
- 体格检查
  - 肺部听诊呼吸音粗糙，或有少许散在干、湿啰音
  - 啰音易变，常在体位改变或咳嗽后减少甚至消失

辅助检查

- 胸部X线：无异常或有肺纹理增粗
- 血常规：白细胞正常或稍高，合并细菌感染时可明显增高

治疗要点

- 一般治疗
  - 参见第十章第二节“急性上呼吸道感染”的治疗
  - 经常变化体位，多饮水，适当气道湿化，利于呼吸道分泌物咳出
- 对症治疗
  - 除频繁咳嗽影响患儿休息外，一般不用镇咳剂或镇静剂，以免抑制其自然排痰
  - 痰液黏稠可用乙酰半胱氨酸、氨溴索和一些中药制剂
  - 喘憋严重者可用支气管扩张剂，如沙丁胺醇雾化吸入
  - 喘息严重时可加用泼尼松口服
- 控制感染：怀疑细菌感染时，可适当选用抗生素，如青霉素类、大环内酯类等

护理诊断/问题

- 体温过高：与病毒或细菌感染有关
- 清理呼吸道无效：与痰液黏稠不易咳出有关
- 舒适度减弱：咳嗽、胸痛：与支气管炎症有关

护理措施

一般护理

- 保持室内空气清新，温湿度适宜，温度为20℃左右，湿度为60%左右
- 应注意休息，避免剧烈活动及游戏，以防咳嗽加重
- 卧床时经常更换体位，鼓励患儿多饮水，使痰液稀释易于咳出
- 给予营养丰富、易消化的饮食，鼓励进食，注意少量多餐
- 保持口腔卫生，婴幼儿进食后可喂适量温开水，年长儿注意漱口

发热护理

- 卧床休息，保持室内安静，温度适中，通风良好
- 衣被不可过厚，及时更换被汗液浸湿的衣被
- 每4h测体温一次并准确记录，如为超高热或有热性惊厥史者1~2h测量一次
- 退热处置1h后复测体温，并随时注意观察有无新的症状或体征出现，以防惊厥发生或体温骤降
- 出现虚脱表现，应予保暖，饮热水，严重者静脉补液
- 体温超过38.5℃时给予药物降温，若婴幼儿发热甚至高热，但精神好，玩耍如常，在严密观察下可暂不处置
- 有高热惊厥病史者则应及早给予处置

保持呼吸道通畅

- 观察咳嗽、咳痰性质，指导并鼓励患儿有效咳嗽
- 对咳嗽无力的患儿，应经常更换体位，拍背
- 痰液黏稠可适当提高室内湿度，也可采用雾化吸入
- 如分泌物过多，影响呼吸时，给予吸痰护理

病情观察

- 观察呼吸变化，若有呼吸困难、发绀，应给予吸氧，并协助医生积极处理

用药护理

- 观察药物疗效及不良反应
- 口服止咳糖浆后不要立即喝水，以使药物更好地发挥疗效

健康教育

- 加强营养，增强体质
- 积极开展户外活动，进行体格锻炼
- 积极预防营养不良、佝偻病、贫血和各种传染病
- 按时预防接种

第十章 呼吸系统疾病患儿的护理

- **概述**
  - 支气管肺炎是儿童时期最常见的肺炎，以2岁以下儿童最多见，以冬、春寒冷季节及气候骤变时多见。低出生体重儿以及合并营养不良、维生素D缺乏性佝偻病、先天性心脏病的患儿病情严重，常迁延不愈，病死率较高
- **病因**
  - 常见病原体为病毒和细菌，病毒以呼吸道合胞病毒最多见，细菌以肺炎链球菌多见
  - 肺炎链球菌、金黄色葡萄球菌和流感嗜血杆菌是重症肺炎的主要病因
  - 肺炎支原体、衣原体及流感嗜血杆菌肺炎日渐增多
- **病理生理**
  - 病原体侵入肺部，引起支气管黏膜水肿，管腔狭窄
  - 肺泡壁充血、水肿，肺泡内充满炎性渗出物，从而影响肺通气和肺换气
  - 通气不足可引起低氧血症及高碳酸血症，换气功能障碍可引起低氧血症
  - 为代偿缺氧，患儿出现呼吸与心率增快
  - 为增加呼吸深度，呼吸辅助肌参与活动，出现鼻翼扇动和三凹征
  - 重症者可产生呼吸衰竭，甚至可致循环系统、消化系统、神经系统的一系列改变及酸碱平衡失调和电解质紊乱
- **临床表现**
  - 呼吸系统症状和体征
    - 发热：热型不一，新生儿、重度营养不良患儿可不发热或体温不升
    - 咳嗽：初为刺激性干咳，以后有痰，新生儿、早产儿可仅表现为口吐白沫
    - 呼吸增快
      - 多在发热、咳嗽后出现，呼吸40~80次/min
      - 重者可有鼻翼扇动、点头样呼吸、三凹征、唇周发绀
    - 肺部啰音：肺部有较固定的中、细湿啰音，新生儿、小婴儿常不易闻及湿啰音
  - 循环系统表现
    - 轻度缺氧可致心率增快，重症肺炎可合并心肌炎、心力衰竭
    - 心肌炎表现：面色苍白、心动过速、心音低钝、心律不齐及心电图ST段下移、T波平坦或倒置
    - 心力衰竭表现
      - 呼吸困难加重，呼吸突然增快>60次/min
      - 心率突然增快>180次/min，与体温升高和呼吸困难不相称
      - 心音低钝，奔马律
      - 骤发极度烦躁不安，面色苍白或发灰，指(趾)甲微血管充盈时间延长
      - 肝脏迅速增大
      - 尿少或无尿
    - 重症革兰阴性杆菌肺炎还可发生微循环衰竭，出现面色灰白、四肢发凉、脉搏细弱等
  - 神经系统表现
    - 轻度缺氧表现为精神萎靡、烦躁不安或嗜睡
    - 脑水肿时，出现意识障碍、惊厥、前囟膨隆，可有脑膜刺激征，呼吸不规则，瞳孔对光反射迟钝或消失
  - 消化系统表现
    - 轻者常有食欲减退、吐泻、腹胀等
    - 重者可发生中毒性肠麻痹，因严重腹胀使膈肌抬高，呼吸困难加重
    - 消化道出血者可呕吐咖啡渣样物，大便潜血试验阳性或柏油样便
  - 弥散性血管内凝血(DIC)：重症患儿可出现，表现为血压下降，四肢凉，脉细数，皮肤、黏膜及胃肠道出血
- **辅助检查**
  - 外周血检查
    - 病毒性肺炎白细胞大多正常或降低
    - 细菌性肺炎白细胞总数及中性粒细胞常增高，并有核左移，胞浆中可见中毒颗粒
    - 细菌感染时血清C-反应蛋白(CRP)浓度升高，非细菌感染时CRP上升不明显
  - 病原学检查
    - 采集痰液、血液、气管分泌物、胸腔穿刺液、肺穿刺液等作细菌培养和鉴定
    - 鼻咽拭子或气管分泌物做病毒分离鉴定
    - 免疫学方法进行病原特异性抗原检测
    - 冷凝集试验、病原特异性抗体测定、聚合酶链反应或特异性基因探针检测病原体DNA
  - 胸部X线检查：早期肺纹理增粗，以后出现大小不等的斑片状阴影，可有肺气肿及肺不张
- **治疗要点**
  - 控制感染
    - 明确为细菌感染或病毒感染继发细菌感染者，根据不同病原体选择抗生素
    - 病毒感染者应选用利巴韦林口服或静脉点滴，或干扰素等抗病毒药物
    - 抗生素使用原则
      - 根据病原菌选用敏感药物，早期治疗，联合用药
      - 选用渗入下呼吸道浓度高的药物，足量、足疗程
    - 抗生素使用限制
      - 一般用至体温正常后5~7d，临床症状、体征消失后3d
      - 葡萄球菌性肺炎体温正常后继续用药2~3周，总疗程一般≥6周
      - 支原体肺炎至少用药2~3周

- **(续)治疗要点**
  - 对症治疗
    - 有缺氧症状时应及时吸氧
    - 发热、咳嗽、咳痰者，给予退热、祛痰、止咳，保持呼吸道通畅
    - 喘憋严重者可用支气管解痉剂
    - 腹胀伴低钾者及时补钾，中毒性肠麻痹者，应禁食和胃肠减压，也可使用酚妥拉明静脉注射
    - 纠正水、电解质、酸碱平衡紊乱
  - 其他
    - 中毒症状明显或严重喘憋、脑水肿、感染性休克、呼吸衰竭者，可短期应用糖皮质激素
    - 防治心力衰竭、中毒性肠麻痹、中毒性脑病等，积极治疗脓胸、脓气胸等并发症
- **护理诊断/问题**
  - 气体交换受损 — 与肺部炎症有关
  - 清理呼吸道无效 — 与呼吸道分泌物过多、黏稠，患儿体弱、无力排痰有关
  - 体温过高 — 与肺部感染有关
  - 营养失调：低于机体需要量 — 与摄入不足、消耗增加有关
  - 潜在并发症 — 心力衰竭、中毒性脑病、中毒性肠麻痹
- **护理措施**
  - 改善呼吸功能
    - 休息 — 室内空气清新，温湿度适宜，嘱患儿卧床休息，减少活动，保持皮肤清洁
    - 氧疗
      - 鼻前庭导管给氧 — 氧流量0.5~1L/min，氧浓度不超过40%
      - 面罩或头罩给氧（缺氧明显者）— 氧流量2~4L/min，氧浓度不超过50%~60%
      - 吸氧过程注意导管是否通畅，缺氧症状是否改善，出现呼吸衰竭应用人工呼吸器
    - 遵医嘱给予抗生素治疗，促进气体交换
  - 保持呼吸道通畅
    - 及时清除患儿口鼻分泌物
    - 经常变换体位，根据病情采用相应的体位
    - 指导患儿进行有效咳嗽，必要时可进行雾化吸入使痰液变稀薄利于咳出
    - 痰液黏稠不易咳出者可给予吸痰护理，但吸痰不可过频，以免刺激使黏液产生过多
    - 密切监测生命体征和呼吸窘迫程度以帮助了解疾病的发展情况
  - 降低体温 — 参见第十章第二节“急性上呼吸道感染”的发热护理
  - 补充营养及水分
    - 给予足量的维生素和蛋白质，少量多餐
    - 婴儿哺喂时应耐心，每次喂食须将头部抬高或抱起，以免呛入气管发生窒息
    - 进食困难者，可按医嘱静脉补充营养
    - 鼓励患儿多饮水，可使呼吸道黏膜湿润，以利于痰液排出，同时防止发热导致的脱水
    - 重症患儿准确记录24h出入量，严格控制输液速度，最好使用输液泵，以免发生心力衰竭
  - 密切观察病情
    - 注意观察患儿神志、面色、呼吸、心音、心率、咳嗽咳痰等变化，以便及时发现心力衰竭及肺水肿
    - 密切观察意识、瞳孔、囟门及肌张力等变化，以便及时发现颅内高压
    - 观察腹胀、肠鸣音情况、呕吐性质、是否有便血等，以便及时发现中毒性肠麻痹及胃肠道出血
    - 如病情突然加重，出现剧烈咳嗽、呼吸困难、烦躁不安、面色青紫、胸痛及一侧呼吸运动受限，提示出现了脓胸、脓气胸，应及时报告医师并配合胸穿或胸腔闭式引流
  - 健康教育
    - 加强营养，培养良好的饮食和卫生习惯
    - 加强锻炼，经常户外活动，增强体质，改善呼吸功能
    - 婴幼儿少去人多的公共场所，避免接触呼吸道感染者
    - 有营养不良、佝偻病、贫血及先天性心脏病的患儿应积极治疗，增强抵抗力，减少呼吸道感染发生
    - 教会家长处理呼吸道感染的方法，定期健康检查，按时预防接种

概述

- 支气管哮喘简称哮喘，是一种以慢性气道炎症为特征的异质性疾病，具有喘息、气促、胸闷和咳嗽的呼吸道症状病史，伴有可变的呼气气流受限，呼吸道症状和强度可随时间而变化

病因

- 病因尚未完全清楚，遗传过敏体质与本病有密切关系
- 多数患儿有婴儿湿疹、过敏性鼻炎和（或）食物（药物）过敏史，部分患儿有轻度免疫缺陷
- 为多基因遗传病，80%~90% 患儿发病于5岁以前，25%~50% 患儿有家族史
- 哮喘形成和反复发作受环境因素综合作用
- 常见致病因子有室内变应原、室外变应原、食入过敏原、药物和食品添加剂、呼吸道感染病原体、运动和过度通气、过度情绪激动、寒冷空气、强烈气味等

发病机制

- 气道的慢性炎症是哮喘的本质，以肥大细胞的激活、嗜酸细胞与活化T淋巴细胞浸润、许多炎性介质产生为特点
- 哮喘发作时，由于急性支气管痉挛、气道壁肿胀、慢性黏液栓形成、气道壁重塑4种原因导致气流受限
- 气道高反应性是哮喘的基本特征之一，气道对多种刺激因素呈现高度敏感状态，一定程度反映了气道炎症的严重性
- 气道炎症通过气道上皮损伤、细胞因子和炎症介质的作用引起气道高反应性

临床表现

典型症状

- 反复喘息、气促、胸闷或咳嗽，呈阵发性反复发作，以夜间和（或）晨起为重
- 婴幼儿起病较缓，发病1~2d前有上呼吸道感染，年长儿起病较急，多在夜间发作
- 发作前常有刺激性干咳、喷嚏、流泪、胸闷等先兆症状
- 重者烦躁不安，面色苍白，鼻翼扇动，口唇及指甲发绀，呼吸困难，甚至大汗淋漓，被迫端坐位
- 体检可见桶状胸、三凹征，同时颈静脉显著怒张

不典型症状

- 可表现为运动或体力劳动时乏力、气促或胸闷
- 咳嗽变异性哮喘（CVA）
  - 儿童慢性或反复咳嗽可为支气管哮喘的唯一症状
  - 常在夜间和清晨发作，运动可加重咳嗽

哮喘持续状态

- 哮喘严重发作，经合理应用缓解药物后仍严重或进行性呼吸困难者，称哮喘危重（或持续）状态
- 由于通气量减少，两肺几乎听不到呼吸音，称“闭锁肺”，是支气管哮喘最危险的体征
- 病情严重者可死于急性呼吸衰竭，反复发作者常伴营养障碍和生长发育落后

预后

- 本病预后好，到成年后70%~80% 病例症状体征完全消失，部分可留有轻度肺功能障碍

哮喘分期

- 急性发作期：突然发生喘息、咳嗽、气促、胸闷等症状，或原有症状急剧加重
- 慢性持续期：近3个月内不同频度和（或）不同程度地出现过喘息、咳嗽、气促、胸闷等症状
- 临床缓解期：经过治疗或未经治疗症状、体征消失，肺功能恢复到急性发作前水平，并维持3个月以上

辅助检查

- **外周血** —— 嗜酸性粒细胞可增高在6%以上，直接计数在(0.40~0.60)×10^9/L
- **肺功能测定**
  - 用于5岁以上患儿
  - 一秒用力呼气容积占用力肺活量比值(FEV1/FVC)及呼气峰流量(PEF)值均降低
  - 若FEV1/FVC＜70%~75%提示气流受限
  - 若气流受限，吸入支气管扩张剂15~20min后FEV1/FVC增加≥12%，表明可逆性气流受限
  - 可逆性气流受限是诊断支气管哮喘的有利依据
- **胸部X线检查** —— 无合并症患儿大多无特殊表现；重症哮喘或婴幼儿哮喘急性发作，可见两肺透亮度增加或肺气肿表现
- **特异性过敏原诊断**
  - 变应原皮肤试验 —— 助于明确过敏原，是诊断变态反应的首要手段
  - 血清特异性IgE测定 —— 了解患儿过敏状态
  - 痰或鼻分泌物查找嗜酸细胞 —— 可为哮喘气道炎症指标

诊断标准

- **儿童哮喘诊断标准**
  - 中华医学会儿科学分会呼吸学组联合《中华儿科杂志》编辑委员会在2016年修订的儿童哮喘诊断标准如下：
  - (1)反复喘息、咳嗽、气促、胸闷，多与接触变应原、冷空气、物理、化学性刺激、呼吸道感染、运动以及过度通气(如大笑和哭闹)等有关，常在夜间和(或)凌晨发作或加剧
  - (2)发作时双肺可闻及散在或弥漫性，以呼吸相为主的哮鸣音，呼气相延长
  - (3)上述症状和体征经抗哮喘治疗有效，或自行缓解
  - (4)除外其他疾病所引起的喘息、咳嗽、气促和胸闷
  - (5)临床表现不典型者(如无明显喘息或哮鸣音)应至少具备以下1项
    - ①证实存在可逆性气流受限
      - a.支气管舒张试验阳性：吸入速效β_2受体激动剂(如沙丁胺醇压力定量气雾剂200~400μg)后15min第一秒用力呼气量(FEV1)增加≥12%；
      - b.抗炎治疗后肺通气功能改善：给予吸入糖皮质激素和(或)抗白三烯药物治疗4~8周，FEV1增加≥12%
    - ②支气管激发试验阳性
    - ③最大呼气峰流量(PEF)日间变异率(连续监测2周)≥13%
  - 符合第(1)~(4)条或第(4)(5)条者，可诊断为哮喘
- **咳嗽变异性哮喘诊断标准**
  - 咳嗽变异性哮喘(CVA)是儿童慢性咳嗽最常见原因之一，以咳嗽为唯一或主要表现，诊断依据如下：
  - (1)咳嗽持续>4周，常在运动、夜间和(或)凌晨发作或加重，以干咳为主，不伴有喘息
  - (2)临床上无感染征象，或经较长时间抗生素治疗无效
  - (3)抗哮喘药物诊断性治疗有效
  - (4)排除其他原因引起的慢性咳嗽
  - (5)支气管激发试验阳性和(或)PEF日间变异率(连续监测2周)≥13%
  - (6)个人或一、二级亲属过敏性疾病史，或变应原检测阳性
  - 以上第(1)~(4)项为诊断基本条件

注：已将诊断标准由2008年版更新为2016年版，中华医学会儿科学分会呼吸学组联合《中华儿科杂志》编辑委员会在2008年版指南的基础上，发布了《儿童支气管哮喘诊断与防治指南(2016年版)》，新版指南发表在《中华儿科杂志》中。

参考文献：中华医学会儿科学分会呼吸学组. 儿童支气管哮喘诊断与防治指南[J]. 中华儿科杂志，2016，54(3)：167-181.

- 治疗要点
  - 治疗原则
    - 坚持长期、持续、规范、个体化的治疗原则
  - 去除病因
    - 避免接触过敏原，去除各种诱发因素，积极治疗和清除感染病灶
  - 急性发作期治疗
    - 解痉和抗炎治疗，用药物缓解支气管痉挛，减轻气道黏膜水肿和炎症，减少黏痰分泌
    - $β_2$受体激动剂
      - 目前最有效、临床应用最广的支气管扩张剂，根据维持时间分为短效和长效两大类
      - 吸入型速效$β_2$受体激动剂可维持4~6h，是缓解哮喘急性症状的首选药物
      - 常用药物有沙丁胺醇、特布他林等
    - 糖皮质激素
      - 病情较重时应用，常用药物有泼尼松、琥珀酸氢化可的松、甲泼尼龙
      - 一般不主张长期口服糖皮质激素治疗儿童哮喘
    - 茶碱类药物
      - 可舒张支气管平滑肌，并可强心、利尿、扩张冠状动脉，但不单独用于治疗哮喘
      - 使用时务必注意药物浓度不能过高，滴注速度不能太快，以免引起心律失常、血压下降等不良反应
    - 抗胆碱药物
      - 抑制迷走神经释放乙酰胆碱，使呼吸道平滑肌松弛
      - 常与$β_2$受体激动剂合用，溴化异丙托品为常用吸入型药物
  - 慢性持续期治疗
    - 吸入型糖皮质激素
      - 是目前哮喘长期控制的首选药，也是最有效的抗炎药物
      - 需长期规范吸入1~3年甚至更长时间才能起到治疗作用
      - 每3个月应评估病情对治疗方案进行调整
      - 常用药有布地奈德、丙酸倍氯米松、丙酸氟替卡松
    - 白三烯调节剂
      - 舒张支气管平滑肌，预防和减轻黏膜炎性细胞浸润
      - 常用药有孟鲁司特、扎鲁司特，该药耐受性好，副作用少，服用方便
    - 缓释茶碱
      - 协助吸入型糖皮质激素抗炎，慎与口服$β_2$受体激动剂联合应用，易诱发心律失常
    - 长效$β_2$受体激动剂
      - 常用药有福莫特罗、沙美特罗、班布特罗
    - 肥大细胞膜稳定剂
      - 常用药物是色甘酸钠，可预防运动及其他刺激诱发的哮喘，副作用少
    - 全身糖皮质激素
      - 仅在哮喘慢性持续期分级为重度持续患儿、长期综合治疗效果不佳的情况下短期使用
  - 哮喘持续状态的治疗
    - 给氧、补液、纠正酸中毒
    - 早期、较大剂量全身糖皮质激素可在2~3d内控制气道炎症
    - 可静脉滴注氨茶碱、吸入$β_2$受体激动剂、肾上腺素皮下注射，以缓解支气管痉挛
    - 严重的持续呼吸困难者可给予机械呼吸
  - 预防复发
    - 避免接触过敏原，积极治疗和清除感染灶，去除各种诱发因素
    - 吸入维持量糖皮质激素，控制气道反应性炎症是预防复发的关键
    - 特异性的免疫治疗可使机体对过敏原产生耐受性

- **护理诊断/问题**
  - 低效性呼吸型态——与支气管痉挛、气道阻力增加有关
  - 清理呼吸道无效——与呼吸道分泌物黏稠、体弱无力排痰有关
  - 焦虑——与哮喘反复发作有关
  - 知识缺乏——缺乏有关哮喘的防护知识
- **护理措施**
  - 急性发作期
    - 环境与休息
      - 保持室内空气清新，温湿度适宜，避免有害气味及强光刺激
      - 提供安静、舒适的环境以利于休息，护理操作应尽可能集中进行
    - 维持气道通畅 缓解呼吸困难
      - 采取坐位或半卧位，给予氧气吸入，定时进行血气分析，及时调整氧流量，保持PaO_2在70~90mmHg
      - 遵医嘱给予支气管扩张剂和糖皮质激素，观察其效果和副作用
      - 予以雾化吸入，以促进分泌物排出，痰液多而无力咳出者，及时吸痰
      - 保证摄入足够的水分，以降低分泌物的黏稠度，防止痰栓形成
      - 有感染者，遵医嘱给予抗生素
      - 教会并鼓励患儿作深而慢的呼吸运动
    - 密切观察病情变化
      - 监测生命体征，注意呼吸困难的表现及病情变化
      - 若出现意识障碍、呼吸衰竭时及时给予机械呼吸
      - 若出现发绀、大汗、心率增快、血压下降、呼吸音减弱等表现，及时报告医生并共同抢救
    - 心理护理
      - 哮喘发作时守护并安抚患儿
      - 鼓励患儿将不适及时告诉医护人员，尽量满足其合理要求
      - 允许患儿及家长表达感情，向家属讲解疾病相关知识，指导其以正确的态度对待患儿
      - 采取措施缓解患儿的恐惧心理
    - 健康教育
      - 指导呼吸运动以加强呼吸肌的功能
        - 执行呼吸运动前，应先清除呼吸道分泌物
        - 呼吸运动包括腹部呼吸运动法、向前弯曲运动法、胸部扩张运动
      - 介绍用药方法及预防知识
        - 增加营养，增强体质，预防呼吸道感染
        - 确认哮喘发作的诱因，避免接触可能的过敏原，去除诱发因素
        - 教会患儿及家长对病情进行监测，辨认哮喘发作的早期征象、发作表现及掌握适当的处理方法
        - 教会患儿及家长选用长期预防与快速缓解的药物，正确、安全用药，特别是吸入技术
        - 适当时候及时就医，以控制哮喘严重发作
  - 慢性持续期——教育患儿及家长掌握哮喘的基本防治知识，提高用药依从性，避免诱发因素，巩固治疗效果

第十一章 循环系统疾病患儿的护理

本章扫码做题

心脏的胚胎发育

- 胚胎第2周开始形成原始心脏，原始心脏是一个纵直管道，分为心房、心室、心球三部分
- 胚胎第4周时心房和心室是共腔的，开始有循环作用
- 胚胎第8周房室中隔完全形成，即成为具有四腔的心脏
- 胚胎第2～8周是心脏发育关键期，受某些物理、化学和生物因素的影响，易引起心血管发育畸形

胎儿血液循环和出生后的改变

正常胎儿血液循环

- 胎儿由于不存在有效的呼吸运动，故肺的循环血量很少，肺血管阻力高
- 胎儿卵圆孔和动脉导管开放，几乎左右心都经主动脉向全身输送血液
- 胎儿时期的营养代谢和气体交换，通过脐血管和胎盘，与母体之间以弥散的方式进行
- 含氧量较高的动脉血经脐静脉进入胎儿体内，在肝脏下缘分流为两支，最终进入下腔静脉
- 下腔静脉的血液1/3流入升主动脉，主要供应心脏、头部和上肢(上半身)
- 下腔静脉的血液2/3流入降主动脉，与来自升主动脉的血汇合，供应腹腔器官和下肢(下半身)
- 血液经脐动脉回到胎盘，再次进行营养和气体交换
- 胎儿期供应脑、心、肝和上肢的血液的氧气含量远比下半身高

出生后血液循环的改变

- 肺循环阻力下降
  - 出生后脐血管剪断结扎，呼吸建立，在肺脏开始进行气体交换
  - 肺泡扩张和氧分压增加使肺小动脉管壁肌层逐渐退化、管壁变薄、扩张
  - 肺循环压力降低，肺血流量明显增多
- 卵圆孔关闭
  - 肺膨胀后肺血流量明显增多，当左心房压力超过右心房压力时，卵圆孔则发生功能上的关闭
  - 生后5~7个月时，卵圆孔解剖上大多关闭
  - 15%~20%的人可保留卵圆孔，但无左向右分流
- 动脉导管关闭
  - 自主呼吸使体循环血氧饱和度增高，直接促使动脉导管壁平滑肌收缩，前列腺素E(维持动脉导管开放的重要因素)浓度下降，导管逐渐闭塞，形成功能性关闭
  - 生后3~4个月和1岁婴儿，分别有80%和95%形成解剖上的关闭

正常各年龄儿童心脏、心率、血压的特点

- 心脏大小和位置
  - 心脏大小
    - 儿童心脏体积相对比成人大，左、右心室增长不平衡
    - 胎儿右心室负荷较左心室大，出生时两侧心室壁厚度几乎相等
    - 随着生长发育，体循环量日趋扩大，左心室负荷明显增加，左心室壁较右心室壁增厚更快
  - 心脏位置
    - 儿童心脏在胸腔的位置随年龄而改变
    - 新生儿和2岁以下婴幼儿心脏多呈横位，心尖搏动位于左侧第4肋间、锁骨中线外侧，心尖部主要为右心室
    - 3~7岁心尖搏动位于左第5肋间、锁骨中线处，左心室形成心尖部
    - 7岁以后心尖位置逐渐移到锁骨中线以内0.5~1cm处
- 心率
  - 由于儿童新陈代谢旺盛和交感神经兴奋性较高，故心率较快，随着年龄增长会逐渐减慢
  - 各年龄段的正常心率

年龄	心率
新生儿	120~140次/min
≤1岁	110~130次/min
2~3岁	100~120次/min
4~7岁	80~100次/min
8~14岁	70~90次/min

  - 进食、活动、哭闹和发热可影响儿童心率，因此应在儿童安静或睡眠时测量心率和脉搏
  - 一般体温每升高1℃，心率增加10~15次/min
  - 凡脉搏显著增快，而在睡眠时不减慢者，应怀疑有器质性心脏病
- 血压
  - 新生儿收缩压平均60~70mmHg
  - 1岁时收缩压70~80mmHg
  - ≥2岁收缩压=年龄×2+80mmHg
  - 舒张压为收缩压的2/3
  - 收缩压高于标准20mmHg为高血压，收缩压低于标准20mmHg为低血压
  - 正常情况下，下肢血压比上肢高约20mmHg

第十一章 循环系统疾病患儿的护理

概述

先天性心脏病简称先心病，是胎儿时期心脏血管发育异常而致的心血管畸形，是儿童最常见的心脏病。先心病在早产儿中的发生率为成熟儿的2~3倍，在死胎中的发生率为活产儿的10倍。随着医疗技术水平的不断提高，许多先心病得到准确的诊断，多数患儿获得彻底根治

病因病机

- 任何影响胎儿心脏发育的因素都可以使心脏的某一部分出现发育停滞和异常
- 目前认为主要由遗传和环境因素及其相互作用所致
- 遗传因素
  - 主要包括染色体易位与畸变、单一基因突变、多基因病变和先天性代谢紊乱
- 环境因素
  - 孕早期宫内感染：如风疹、流行性感冒、流行性腮腺炎和柯萨奇病毒感染
  - 孕妇与大剂量的放射线接触和服药史：如抗肿瘤药、甲苯磺丁脲
  - 孕妇患代谢紊乱性疾病：如糖尿病、高钙血症等
  - 引起子宫内缺氧的慢性疾病
  - 妊娠早期饮酒、吸食毒品

分类

- 根据左右心腔或大血管间有无直接分流和临床有无青紫，可分为以下3类
- 左向右分流型（潜伏青紫型）
  - 在左、右心之间或主动脉与肺动脉之间有异常通路
  - 正常情况下，体循环压力高于肺循环，血液从左向右分流而不出现青紫
  - 当屏气、剧烈哭闹或任何病理情况致肺动脉和右心室压力增高并超过左心压力时，可使氧含量低的血液自右向左分流而出现暂时性青紫
  - 常见的有室间隔缺损、房间隔缺损和动脉导管未闭
- 右向左分流型（青紫型）
  - 先天性心脏病中最严重的一组，常见的有法洛四联症和大动脉错位等
  - 由于畸形的存在，致右心压力增高并超过左心而使血液从右向左分流
  - 大动脉起源异常时，导致大量回心静脉血进入体循环，引起全身持续性青紫
- 无分流型（无青紫型）
  - 在心脏左、右两侧或动、静脉之间没有异常分流或交通存在，故无青紫
  - 只在发生心衰时才发生青紫，如主动脉缩窄和肺动脉狭窄等

护理诊断/问题

- 活动无耐力：与体循环血量减少或血氧饱和度下降有关
- 营养失调：低于机体需要量：与喂养困难及体循环血量减少、组织缺氧有关
- 生长发育迟缓：与体循环血量减少或血氧下降影响生长发育有关

- (续)护理诊断/问题
  - 有感染的危险 —— 与肺血增多及心内缺损易致心内膜损伤有关
  - 潜在并发症 —— 心力衰竭、感染性心内膜炎、脑血栓
  - 焦虑(家长) —— 与疾病的威胁、对检查手术担忧有关
- 护理措施
  - 建立合理的生活制度
    - 保证睡眠、休息,根据病情安排适当活动,减少心脏负担
    - 治疗护理集中完成,尽量减少搬动和刺激患儿
    - 避免引起情绪激动和大哭大闹,病情严重的患儿应卧床休息
  - 供给充足营养
    - 注意营养搭配,保证营养需要,以增强体质,提高对手术的耐受
    - 对喂养困难的儿童要耐心喂养,可少量多餐,避免呛咳和呼吸困难
    - 心功能不全有水钠潴留者,应根据病情采用无盐饮食或低盐饮食
  - 预防感染
    - 气温改变及时加减衣服,避免受凉引起呼吸系统感染;注意保护性隔离,以免交叉感染
    - 做各种口腔小手术时,应给予抗生素预防感染,防止感染性心内膜炎发生
  - 严格控制输液速度和量 —— 用输液泵控制滴速
  - 注意观察病情防止并发症发生
    - 注意观察、防止法洛四联症患儿因活动、哭闹、便秘引起缺氧发作,一旦发生应将患儿置于膝胸卧位以增加体循环阻力,使右向左分流减少,同时给予吸氧,并与医生合作给予吗啡及普萘洛尔抢救治疗
    - 法洛四联症患儿血液黏稠度高,体液量减少时易形成血栓,应注意补充液体,必要时可静脉输液
    - 观察有无心率增快、呼吸困难、端坐呼吸、吐泡沫样痰、水肿、肝大等心力衰竭的表现
  - 心理护理
    - 对患儿关心爱护、态度和蔼,建立良好的护患关系,消除患儿的紧张
    - 对家长解释病情和检查、治疗经过,取得他们的理解和配合
  - 健康教育
    - 指导家长掌握先天性心脏病的日常护理,建立合理的生活制度
    - 合理用药,预防感染和并发症
    - 定期复查,调整心功能到最好状态,使患儿能安全到达手术年龄,安度手术关

第十一章 循环系统疾病患儿的护理

- 概述
  - 儿童先天性心脏病以室间隔缺损、房间隔缺损、动脉导管未闭、肺动脉狭窄、法洛四联症和大动脉错位等常见，室间隔缺损是最常见的先天性心脏病

房间隔缺损（ASD）

- 概述
  - 房间隔缺损是指在胚胎发育过程中房间隔发育不良、吸收过度或心内膜垫发育障碍，导致两心房之间存在通路
  - 按解剖病变的不同可分为原发孔型缺损、继发孔型缺损、静脉窦型缺损
  - 卵圆孔不闭合并不发生左向右分流，不能称为缺损
  - 儿童时期症状较轻，不少患者到成年后才被发现
- 病理生理
  - 分流自左向右，分流量的大小取决于缺损的大小和两侧心室顺应性
  - 分流造成右心房和右心室负荷过重而产生右心房和右心室增大、肺循环血量增多和体循环血量减少
  - 分流量大时可产生肺动脉压力升高，晚期当右心房压力大于左心房时，则可产生右向左分流，出现持续性青紫
  - 原发孔型缺损伴有二尖瓣关闭不全时，左心室也增大
- 临床表现
  - 房间隔缺损的症状因缺损的大小而不同
  - 缺损小可无症状，仅在体检时发现胸骨左缘第2~3肋间有收缩期杂音
  - 缺损大者
    - 由于体循环血流量减少而表现为易感乏力、体型瘦长、面色苍白
    - 由于肺循环血量增多使肺充血，患儿活动后气促、易患呼吸道感染
  - 当哭闹、患肺炎或心力衰竭时，右心房压力超过左心房，出现暂时性青紫
  - 体格检查
    - 体格发育落后，心前区隆起，心尖搏动弥散，心浊音界扩大
    - 胸骨左缘2~3肋间可闻及Ⅱ~Ⅲ级收缩期喷射性杂音
    - 分流量大时胸骨左缘下方可闻及舒张期隆隆样杂音
  - 并发症
    - 常见有肺炎，至青中年期可合并心律失常、肺动脉高压和心力衰竭
- 辅助检查
  - 心电图
    - 典型心电图表现为电轴右偏和不完全性右束支传导阻滞
    - 原发孔型缺损伴二尖瓣关闭不全者，则左心室增大
  - 胸部X线检查
    - 心脏外形呈轻~中度扩大，以右心房、右心室增大为主
    - 肺动脉段凸出，肺门血管影增粗，肺野充血，主动脉影缩小
    - 透视下可见肺门肺动脉总干及分支随心脏搏动而一明一暗的“肺门舞蹈”征
  - 超声心动图
    - 右心房和右心室内径增大
    - 二维超声心动图可见房间隔回声中断，并可显示缺损的位置和大小
    - 多普勒彩色血流显像可观察到分流的位置、方向且能估测分流的大小
  - 心导管检查
    - 疑有肺动脉高压存在，可做心导管检查
    - 右心导管检查可发现右心房血氧含量高于上、下腔静脉平均血氧含量
    - 心导管可由右心房通过缺损进入左心房
  - 心血管造影
    - 导管造影显示造影剂注入右上肺静脉，可见其通过房间隔缺损迅速由左心房进入右心房
- 治疗及预后
  - 介入性心导管术
    - 在排除其他合并畸形、严格掌握指征的情况下，可通过介入性心导管术关闭缺损
    - 常用扣式双盘堵塞装置、蚌状伞或蘑菇伞关闭缺损
    - 适用于年龄大于2岁的患儿，缺损周围有足够房间隔边缘者
  - 手术治疗
    - 1岁内不主张手术，1岁以上明确诊断即可手术修补治疗
    - 3~5岁为最佳手术年龄
    - 不可逆性肺动脉高压是唯一手术禁忌症
  - 预后
    - 预后较好，小型缺损1岁内有自然闭合的可能，1岁以上自然闭合可能性很小

室间隔缺损(VSD)

- **概述**
  - 室间隔缺损是心脏胚胎发育异常而形成左右心室间的异常通道，可单独存在，也可与其他心脏畸形同时存在；是最常见的先天性心脏病
  - 按缺损位置不同可分为膜周部缺损、漏斗部缺损、肌部缺损
- **病理生理**
  - 缺损引起的分流自左向右，一般无青紫
  - 分流致肺循环血量增加，回流至左心房和左心室的血量增多，导致左心房和左心室肥大
  - 病情发展或分流量大时产生肺动脉高压，自左向右分流减少，出现双向分流或反向分流而呈现青紫
  - 当肺动脉高压显著，产生自右向左分流时，临床出现持久性青紫，即称艾森曼格综合征
- **临床表现**
  - 临床表现取决于缺损的大小和肺循环的压力
  - 小型缺损者可无明显症状，多于体检时发现胸骨左缘3~4肋间听到响亮粗糙的全收缩期杂音
  - 大、中型室间隔缺损在新生儿后期及婴儿期即可出现症状
  - 大、中型缺损者表现为喂养困难，面色苍白，多汗，生长发育落后，反复出现肺部感染及充血性心力衰竭
  - 长期肺动脉高压者多有活动能力下降、青紫和杵状指
  - 体格检查
    - 心前区隆起，心界向左下扩大
    - 胸骨左缘第3~4肋间可闻及Ⅲ~Ⅴ级粗糙的全收缩期杂音
  - 并发症 — 易并发支气管炎、支气管肺炎、充血性心力衰竭、肺水肿和感染性心内膜炎
- **辅助检查**
  - 心电图
    - 小型室间隔缺损者心电图基本正常
    - 中型缺损者左心室肥大，大型缺损者有左、右心室肥大
  - 胸部X线检查
    - 小型缺损者无明显改变，中、大型缺损者肺血增多，心影增大，肺动脉段凸出，搏动强烈，肺门阴影扩大
    - 心脏以左心室增大为主，左心房也常增大，晚期可出现右心室增大
  - 超声心动图
    - 可见左心室、左心房和右心室内径增大，主动脉内径缩小
    - 二维超声心动图可显示室间隔回声中断，并可提示缺损的位置和大小
    - 多普勒彩色血流显像可直接见到分流的位置、方向和区别分流大小，还能确诊多个缺损存在
  - 心导管检查
    - 如合并重度肺动脉高压、其他心脏畸形或对解剖有疑点，须做右心导管检查
    - 可发现右心室血氧含量明显高于右心房，右心室和肺动脉压力升高
- **治疗及预后**
  - 内科治疗
    - 防治并发症
      - 主要防治感染性心内膜炎、肺部感染和心力衰竭
      - 预防感染性心内膜炎，应在拔牙、做扁桃体或其他咽部手术时预防性使用抗生素
      - 可选用地高辛、利尿剂等控制心力衰竭
    - 介入性心导管术 — 封堵室间隔缺损是可行的，但难度较大
  - 手术治疗
    - 膜部小型室间隔缺损 — 随访观察，不能自然闭合可在学龄前期手术
    - 小婴儿大型室间隔缺损 — 内科治疗无效者，宜及时行室间隔缺损修补术
    - 婴幼儿大型室间隔缺损伴有动脉导管未闭或主动脉缩窄 — 尽早手术
    - 肺动脉瓣下型室间隔缺损 — 自愈倾向低，且主动脉瓣右窦脱垂形成关闭不全者应及时手术
  - 预后
    - 室间隔缺损的自然病程取决于缺损的大小
    - 小型缺损预后良好
    - 膜周部和肌部的室间隔缺损自然闭合率高，大部分在3岁以内关闭，尤其是1岁以内
    - 大型缺损在婴儿期易出现心衰，甚至死亡，年长后发展成梗阻型肺动脉高压

动脉导管未闭(PDA)

概述

- 动脉导管是胎儿时期肺动脉与主动脉间的正常通道,是胎儿循环的重要途径
- 动脉导管于生后数小时至数天在功能上关闭,生后3个月左右解剖上亦完全关闭
- 若动脉导管持续开放并出现左向右分流者即为动脉导管未闭(PDA)
- 根据未闭的动脉导管大小、长短和形态不一,分为管型、漏斗型、窗型

病理生理

- 肺循环血量增加致左心房和左心室压力和负荷加重而肥厚扩大,甚至出现左心功能衰竭
- 长期的左向右分流,使肺循环压力升高,致右心室负荷加重,右心室逐渐肥大
- 肺动脉压力超过主动脉时产生右向左分流,出现下半身青紫,左上肢轻度青紫,右上肢正常的差异性发绀
- 主动脉血在舒张期亦流入肺动脉,故周围动脉舒张压下降而致脉压增大

临床表现

- 临床症状取决于动脉导管的粗细和肺动脉压力的大小
- 导管口径较细者,临床可无症状,仅在体检时发现心脏杂音
- 导管口径粗大者,分流量大影响生长发育
- 导管口径粗大者活动后气急、疲劳、多汗,易发生反复呼吸道感染及充血性心力衰竭
- 如合并重度肺动脉高压,即出现青紫,偶因扩大的肺动脉压迫喉返神经而引起声音嘶哑
- 体格检查
  - 多数患儿消瘦,轻度胸廓畸形,心前区隆起,心尖搏动增强
  - 胸骨左缘第2~3肋间可闻有粗糙响亮的连续性机器样杂音
- 并发症
  - 充血性心力衰竭、感染性心内膜炎、肺血管的病变

辅助检查

- 心电图
  - 导管粗和分流量大的可有左心室肥大和左心房肥大,合并肺动脉高压时右心室肥大
- 胸部X线检查
  - 导管粗、分流量大者有左心室和左心房增大,肺动脉段凸出,肺门血管影增粗,肺野充血
  - 肺动脉高压时,右心室亦增大,主动脉弓有所增大
- 超声心动图
  - 左心房和左心室内径增宽,主动脉内径增宽
  - 二维超声心动图可直接显示肺动脉与降主动脉之间有导管存在,并显示管径和长度
  - 多普勒彩色血流显像可直接见到分流的方向和大小
- 心导管检查
  - 早产儿禁忌
  - 如有肺动脉高压或伴发其他畸形者进行心导管检查
  - 右心导管检查显示肺动脉血氧含量高于右心室,说明肺动脉部位有左向右的分流

治疗及预后

- 内科治疗
  - 早产儿动脉导管未闭的治疗
    - 可用吲哚美辛或阿司匹林口服,但对足月儿无效,不应使用
  - 介入性心导管术
    - 近年来介入性治疗已成为动脉导管未闭首选治疗方法
    - 可用微型弹簧圈或蘑菇伞堵塞动脉导管
- 手术治疗
  - 凡确诊患儿,原则上都应手术治疗,且早治愈可防止心衰及感染性心内膜炎的发生
  - 若已有右向左分流,出现差异性发绀则为手术禁忌

- 动脉导管未闭
  - (续)治疗及预后
    - 预后
      - 预后与导管的粗细及分流量的大小有关
      - 足月婴儿和儿童的动脉导管未闭通常不会自然关闭
      - 导管口径较细、分流量较小者，预后良好
      - 导管口径较粗、分流量较大者，婴儿易患肺部感染及心力衰竭，是本病死亡的常见原因
      - 若不予以治疗，最终因严重的肺动脉高压，出现反流及右心衰竭而于成人期死亡
- 肺动脉狭窄(PS)
  - 概述
    - 肺动脉狭窄(PS)为右室流出道梗阻的先天性心脏病
    - 按狭窄部位不同分为肺动脉瓣狭窄(最常见)、漏斗部狭窄、肺动脉干及肺动脉分支狭窄
  - 病理生理
    - 由于肺动脉狭窄、右心室排出受阻，收缩期负荷加重，压力升高，导致右心室肥厚
    - 当右心室失代偿，右心房压力也升高，出现右心衰竭
    - 如伴有房间隔缺损或卵圆孔未闭，可产生右向左分流而出现青紫
  - 临床表现
    - 轻度狭窄者一般无症状，体检时发现
    - 主要表现为活动后有气急、乏力和心悸，生长发育落后
    - 重度狭窄者婴儿期即可发生青紫及右心衰竭，发生心力衰竭前，生长发育尚可
    - 体格检查
      - 可见心前区隆起，胸骨左缘搏动较强
      - 肺动脉瓣区可触及收缩期震颤，并可闻及响亮的喷射性全收缩期杂音
  - 辅助检查
    - 心电图 — 中度以上狭窄者，显示不同程度的电轴右偏，右心室肥大，部分患儿有右心房肥大
    - 胸部X线检查 — 右心室扩大，有时右心房亦扩大，肺动脉段明显凸出
    - 超声心动图
      - 右心室和右心房内径增宽，右心室前壁和室间隔增厚
      - 扇形切面显像可见肺动脉瓣增厚和活动受限
      - 多普勒超声检查可估测跨瓣压差
    - 心导管检查
      - 右心导管显示右心室收缩压增高，而肺动脉收缩压降低，压力阶差一般大于15mmHg
      - 根据连续压力曲线变化可判断狭窄类型和程度
  - 治疗及预后
    - 内科治疗
      - 药物治疗 — 严重肺动脉狭窄伴发绀的新生儿可用前列环素 E_1 开放动脉导管或其他措施缓解缺氧
      - 介入性心导管术 — 经皮穿刺心导管球囊扩张成形术，为治疗肺动脉瓣狭窄的首选
    - 手术治疗
      - 如出现下列情况，应尽早采取手术治疗
      - ①活动后气短、心悸，或有右心衰竭、发绀或临床症状不明显，但有右心室肥大伴劳损者
      - ②休息时右心室收缩压 >60mmHg；或肺动脉-右心室压差 >30mmHg
      - ③肺动脉瓣口面积 $<0.5cm^2$
    - 预后 — 预后与肺动脉狭窄严重程度、并发症及手术的早晚有关

- **法洛四联症(TOF)**
  - **概述**
    - 法洛四联症(TOF)是1岁以后儿童最常见的青紫型先天性心脏病
    - 由4种畸形组成
      - 肺动脉狭窄 — 漏斗部狭窄多见
      - 室间隔缺损
      - 主动脉骑跨 — 主动脉骑跨于室间隔之上
      - 右心室肥厚 — 为肺动脉狭窄后右心室负荷增加的结果
  - **病理生理**
    - 主要取决于肺动脉狭窄的程度和室间隔缺损的大小
    - 肺动脉狭窄，血液进入肺循环受阻，右心室压力增高，引起右心室代偿性肥厚
    - 肺动脉狭窄严重时，血液自右向左分流，静脉血大部分进入骑跨的主动脉，因而出现青紫
    - 肺动脉狭窄，肺循环进行气体交换的血流减少，加重了青紫的程度
    - 随着动脉导管关闭和漏斗部狭窄逐渐加重，青紫日益明显
  - **临床表现**
    - 青紫
      - 青紫严重程度及出现的早晚与肺动脉狭窄程度成正比
      - 常于唇、球结合膜、口腔黏膜、耳垂、指(趾)等毛细血管丰富的部位明显
      - 由于血氧含量下降致患儿活动耐力差，稍一活动，即出现呼吸急促和青紫加重
    - 缺氧发作
      - 2岁以下患儿多有缺氧发作，严重者可引起突然昏厥、抽搐或脑血管意外
      - 每次发作持续数分钟至数小时，常能自行缓解；年长儿常诉头晕、头痛
    - 蹲踞
      - 是法洛四联症患儿活动后常见的症状
      - 蹲踞时右向左分流减少，静脉回心血量减少，缺氧症状暂时得以缓解
      - 婴儿竖抱时和年长儿坐时均喜将双膝屈曲，为一种无意识的自我缓解缺氧和疲劳的体位
    - 杵状指(趾) — 长期缺氧使指、趾端毛细血管扩张增生，局部软组织和骨组织也增生肥大，如鼓槌状
    - 体格检查
      - 患儿生长发育迟缓，青紫和杵状指(趾)
      - 心前区可稍隆起，胸骨左缘第2~4肋间可闻及Ⅱ~Ⅲ级喷射性收缩期杂音
    - 并发症
      - 长期缺氧、红细胞增加，血液黏稠度高，血流变慢引起脑血栓；细菌性血栓时，易形成脑脓肿
      - 亚急性细菌性心内膜炎

(续)法洛四联症(TOF)

- **辅助检查**
  - 实验室检查——周围血红细胞计数增多,血红蛋白和红细胞压积增高
  - 心电图——心电轴右偏,右心室肥大,也可右心房肥大
  - 胸部X线检查——典型者心影呈"靴形";肺门血管影缩小,肺纹理减少,透亮度增加
  - 超声心动图
    - 二维超声心动图可显示主动脉内径增宽并向右移位
    - 右心室内径增大,流出道狭窄;左心室内径缩小
    - 多普勒彩色血流显像可见右心室直接将血液注入骑跨的主动脉
  - 心导管检查
    - 导管较易从右心室进入主动脉,有时能从右心室入左心室
    - 可记录肺动脉和右心室之间的压力差,根据压力曲线可判断肺动脉狭窄的类型
    - 股动脉血氧饱和度降低,证明有右向左的分流存在
  - 心血管造影
    - 造影剂注入右心室,可见主动脉和肺动脉几乎同时显影
    - 主动脉影增粗且位置偏前、稍偏右
    - 可显示肺动脉狭窄的部位、程度和肺血管情况
- **治疗及预后**
  - 内科治疗
    - 及时治疗呼吸道感染,防治感染性心内膜炎,预防脱水及并发症
    - 缺氧发作的处理
      - 轻者置患儿于膝胸卧位即可缓解
      - 及时吸氧并保持患儿安静
      - 皮下注射吗啡0.1~0.2mg/kg,可抑制呼吸中枢和消除呼吸急促
      - 静脉应用碳酸氢钠,纠正代谢性酸中毒
      - 重者可静脉缓慢注射普萘洛尔减慢心率,缓解发作;口服该药可预防再次缺氧发作
  - 外科治疗
    - 单纯型法洛四联症首选一期根治手术
    - 典型的四联症患者,即使病情较重均可行一期根治术
    - 不宜施行心外管道或一个半心室矫治者应先做姑息手术,待肺动脉发育改善后作二期根治术
    - 对有缺氧发作的重症法洛四联症患儿应在婴儿期尽早手术;频繁发作者需急诊手术
  - 预后
    - 与肺动脉狭窄严重程度、并发症及手术的早晚有关
    - 若不手术,自然生存率平均10年

第十一章 循环系统疾病患儿的护理

- **概述**
  - 病毒性心肌炎是指病毒侵犯心肌，引起心肌细胞变性、坏死和间质性炎症。临床表现轻重不一，轻者预后大多良好，重者可发生心力衰竭、心源性休克，甚至猝死
- **病因病机**
  - 病因
    - 病毒感染，主要是肠道病毒和呼吸道病毒引起
    - 柯萨奇病毒$B_{1\sim6}$型最常见，其次为埃可病毒
    - 其他腺病毒、脊髓灰质炎病毒、流感和副流感病毒、单纯疱疹病毒、腮腺炎病毒等均可引起
    - 轮状病毒是婴幼儿秋季腹泻的病原体，也可引起心肌的损害
  - 发病机制
    - 发病机制不完全清楚，一般认为与病毒及其毒素早期经血液循环直接侵犯心肌细胞有关
    - 病毒感染后变态反应和自身免疫反应也与发病有关
- **病理生理**
  - 病变分布可为局灶性、散在性或弥漫性
  - 以心肌间质组织和附近血管周围单核细胞、淋巴细胞和中性粒细胞浸润为主
  - 慢性病例多有心脏扩大、心肌间质炎症浸润和心肌纤维化形成的瘢痕组织
  - 心包可有浆液渗出；病变可波及传导系统，甚至导致终身心律失常
- **临床表现**
  - 前驱症状
    - 发病前数日或1~3周多有上呼吸道或肠道等前驱病毒感染史
    - 常伴发热、全身不适、咽痛、肌痛、腹痛、腹泻和皮疹等症状
  - 心肌炎表现
    - 轻症患儿可无自觉症状，仅心电图异常
    - 一般表现为精神萎靡、疲乏无力、食欲缺乏、恶心呕吐、腹痛、气促、心悸和心前区不适或胸痛
    - 重症则暴发心源性休克、急性心力衰竭，可在数小时或数天内死亡
    - 体格检查
      - 心脏大小正常或扩大，第一心音低钝，出现奔马律
      - 安静时心动过速，伴心包炎者可听到心包摩擦音
      - 严重时血压下降，发展为充血性心力衰竭或心源性休克
    - 分期
      - 急性期：新发病，症状及检查阳性发现明显且多变，病程在半年以内
      - 迁延期：临床症状反复出现，客观检查指标迁延不愈，病程在半年至1年
      - 慢性期：进行性心脏增大，反复心力衰竭或心律失常，病情时轻时重，病程在1年以上
- **辅助检查**
  - 实验室检查
    - 血象及血沉：急性期白细胞总数轻度增高，以中性粒细胞为主；部分病例血沉轻度或中度增快
    - 血清心肌酶谱测定
      - 病程早期血清肌酸激酶(CK)及其同工酶(CK-MB)、乳酸脱氢酶(LDH)及其同工酶(LDH_1)、血清谷草转氨酶(SGOT)均增高
      - 心肌肌钙蛋白T(cTnT)升高，具有高度的特异性
      - 恢复期血清中检测相应抗体，病程中多有抗心肌抗体增高
    - 病毒分离：早期可从咽拭子、粪便、血液、心包液或心肌中分离出病毒，但阳性率低
    - PCR：早期可通过PCR技术检测出病毒核酸
  - X线检查
    - 透视下心搏动减弱，胸片示心影正常或增大，合并大量心包积液时心影显著增大
    - 心功能不全时两肺呈淤血表现
  - 心电图检查
    - 持续性心动过速
    - 多导联ST段偏移和T波低平、双向或倒置，QT间期延长，QRS波群低电压
    - 心律失常以期前收缩多见

治疗要点

- **休息**——减轻心脏负担
- **保护心肌和清除自由基的药物治疗**
  - 大剂量维生素C和能量合剂
    - 维生素C有清除自由基的作用，可改善心肌代谢及促进心肌恢复，对心肌炎有一定疗效
    - 能量合剂可加强心肌营养，改善心肌功能
  - 辅酶Q_{10}——保护心肌和清除自由基
  - 1,6-二磷酸果糖——改善心肌细胞代谢
  - 中药——在常规治疗基础上加用丹参或黄芪等中药
- **应用肾上腺皮质激素**——改善心肌功能、减轻心肌炎性反应和抗休克作用，多用于急重病例，常用泼尼松
- **丙种球蛋白**——用于重症病例，2g/kg，单剂24h静脉缓慢滴注
- **控制心力衰竭**
  - 强心药常用地高辛或毛花苷丙，心肌炎对洋地黄制剂比较敏感，易中毒，故剂量应偏小，一般用有效剂量的2/3
  - 重症患儿加用利尿剂时，尤应注意电解质平衡，以免引起心律失常
- **救治心源性休克**——大剂量静脉滴注肾上腺皮质激素或静脉推注大剂量维生素C，或加用多巴胺、异丙肾上腺素和间羟胺等药物

护理诊断/问题

- **活动无耐力**——与心肌收缩力下降，组织供氧不足有关
- **潜在并发症**——心律失常、心力衰竭、心源性休克

护理措施

- **休息**
  - 急性期卧床休息至体温稳定后3~4周，基本恢复正常时逐渐增加活动量
  - 恢复期继续限制活动量，总休息时间不少于6个月
  - 重症患儿心脏扩大者、有心力衰竭者，应延长卧床时间，待好转后再逐渐开始活动
- **严密观察病情，及时发现和处理并发症**
  - 观察和记录精神状态、面色、心率、心律、呼吸、体温和血压等情况，有明显心律失常者应进行连续心电监护
  - 发现多源性期前收缩、频发室性期前收缩等病情变化时应立即报告医生，采取紧急处理措施
  - 胸闷、气促、心悸时应休息，必要时给予吸氧；烦躁不安者可遵医嘱使用镇静剂
  - 心力衰竭者置于半卧位，静脉输液速度不宜过快
  - 使用洋地黄时剂量应偏小，注意有无心率过慢，出现新的心律失常和恶心、呕吐等消化道症状，有上述症状时暂停用药，联系医生处理，避免洋地黄中毒
  - 心源性休克使用血管活性药物和扩张血管药时，控制输液速度，最好使用输液泵
- **健康教育**
  - 介绍疾病治疗过程和预后，减少患儿和家长的焦虑和恐惧
  - 强调休息对疾病恢复的重要性，使其自觉配合治疗
  - 告知预防呼吸道感染和消化道感染的常识，疾病流行期间避免去公共场所
  - 带抗心律失常药物出院的患儿，应对患儿和家长进行药物指导
  - 嘱咐患儿出院后定期到门诊复查

第十二章 泌尿系统疾病患儿的护理

本章扫码做题

- 解剖特点
  - 肾脏
    - 肾脏位于腹后壁，脊柱两侧
    - 年龄越小，肾脏相对越重，新生儿双肾重量约为体重的1/125
    - 婴儿肾位置低，下极低至髂嵴下第4腰椎，2岁后达髂嵴上
    - 右肾位置稍低左肾
    - 2岁以内健康儿童腹部触诊容易扪及肾脏
  - 输尿管
    - 婴幼儿输尿管长而弯曲，管壁肌肉和弹力纤维发育不良
    - 容易受压及扭曲导致梗阻，引起尿潴留而诱发感染
  - 膀胱
    - 婴幼儿位置比年长儿高，随年龄增长逐渐下降至盆腔内
  - 尿道
    - 新生女婴尿道长仅1cm（性成熟期3~5cm），外口暴露接近肛门，易受细菌污染
    - 男婴尿道较长，但常因包茎和包皮过长，尿垢积聚时也易引起上行感染
- 生理特点
  - 肾小球滤过率
    - 是指每分钟两侧肾生成的超滤液量，是评价肾小球滤过功能的主要指标
    - 新生儿出生时肾小球滤过率比较低，早产儿更低，故不能有效排除过多的水分和溶质，2岁时达到成人水平
  - 肾小管的重吸收及排泄功能
    - 新生儿和婴幼儿肾小管重吸收功能低，对水、钠负荷调节较差，容易发生钠潴留和水肿
    - 新生儿葡萄糖阈值较成人低，大量口服或静脉输注葡萄糖时易出现尿糖
    - 新生儿出生后最初10d，排钾能力差，故血钾偏高
  - 尿的浓缩和稀释功能
    - 新生儿和婴幼儿浓缩尿液功能不足，在应激状态下保留水分的能力低于年长儿和成人
    - 婴儿体液丢失或入量不足时，易发生脱水，甚至诱发急性肾功能不全
    - 新生儿及幼婴尿稀释功能接近成人，但由于肾小球滤过率低，大量水负荷或输液过快时易发生水肿
  - 酸碱平衡
    - 婴幼儿易发生酸中毒
      - 肾保留HCO_3^-的能力差，碳酸氢盐的肾阈低，仅19~22mmol/L
      - 肾脏分泌NH_3和分泌H^+的能力低
      - 从尿中排磷酸盐量少，故机体排酸能力受限，易出现代谢性酸中毒
  - 内分泌功能
    - 新生儿的肾脏已具有内分泌功能
    - 新生儿肾血流量低，因而前列腺素合成速率较低
    - 胎儿血氧分压较低，生后随着血氧分压的增高，促红细胞生成素合成减少
    - 婴儿血清1,25-$(OH)_2D_3$水平高于儿童期

儿童排尿及尿液特点

排尿次数

- 93%新生儿在生后24h内排尿，99%在48h内排尿
- 生后头几天每日4~5次，1周后每日增至20~25次，1岁每日15~16次，学龄前和学龄期每日6~7次

排尿控制

- 正常排尿机制在婴儿期由脊髓反射完成，以后由脑干-大脑皮质控制，一般至3岁能控制排尿
- 1.5~3岁之间，儿童主要通过控制尿道外括约肌和会阴肌控制排尿
- 若3岁后仍保持通过控制尿道外括约肌和会阴肌控制排尿的机制，不能控制膀胱逼尿肌收缩，则出现不稳定膀胱，白天表现为尿频、尿急、偶然尿失禁和夜间遗尿

每日尿量

- 新生儿出生48h正常尿量一般每小时为1~3mL/kg，2d内平均尿量为30~60mL/d

年龄段	尿量	年龄段	尿量
3~10天	100~300mL/d	~5岁	600~700mL/d
~2个月	250~400mL/d	~8岁	600~1000mL/d
~1岁	400~500mL/d	~14岁	800~1400mL/d
~3岁	500~600mL/d	>14岁	1000~1600mL/d

- 新生儿尿量每小时<1.0mL/kg为少尿，每小时<0.5mL/kg为无尿
- 婴幼儿每日排尿量少于200mL、学龄前儿童少于300mL、学龄儿童少于400mL为少尿，每日尿量少于50mL为无尿

尿的性质

- 尿色
  - 出生后头2~3d色深，稍浑浊，放置后有红褐色沉淀，此为尿酸盐结晶，数日后变淡
  - 正常婴幼儿尿液淡黄透明
- 酸碱度 — 生后头几天呈强酸性，以后接近中性或弱酸性，pH为5~7
- 尿渗透压和尿比重
  - 新生儿尿渗透压平均为240mmol/L，尿比重为1.006~1.008
  - 婴儿尿渗透压为50~600mmol/L，1岁后接近成人
  - 儿童尿渗透压为500~800mmol/L，尿比重为1.003~1.030，通常为1.011~1.025
- 尿蛋白
  - 正常儿童尿中仅含微量蛋白，通常≤100mg/(m^2·24h)，定性为阴性，随意尿的尿蛋白/尿肌酐≤0.2
  - 尿蛋白>150mg/d或>4mg/(m^2·h)或>100mg/L、定性检查阳性均为异常
  - 尿蛋白主要来自血浆蛋白，2/3为白蛋白，其余为Tamm-Horsfall蛋白和球蛋白等
- 尿细胞和管型
  - 正常新鲜尿液离心后沉渣显微镜下红细胞<3个/HP，白细胞<5个/HP，偶见透明管型
  - 12h尿细胞计数（Addis count）：红细胞<50万、白细胞<100万、管型<5000个为正常

第十二章 泌尿系统疾病患儿的护理

概述

急性肾小球肾炎(AGN)简称急性肾炎,是指一组病因不一,临床表现为急性起病,多有前驱感染,以血尿、水肿、高血压为主,伴不同程度蛋白尿或肾功能不全等特点的肾小球疾病。可分为急性链球菌感染后肾小球肾炎和非链球菌感染后肾小球肾炎。以5~14岁儿童多见,男女之比为2:1

病因病机

病因

- 多数为急性链球菌感染后引起的免疫复合物性肾小球肾炎
- 前驱感染中,我国以上呼吸道感染或扁桃体炎最常见,脓皮病或皮肤感染次之

发病机制

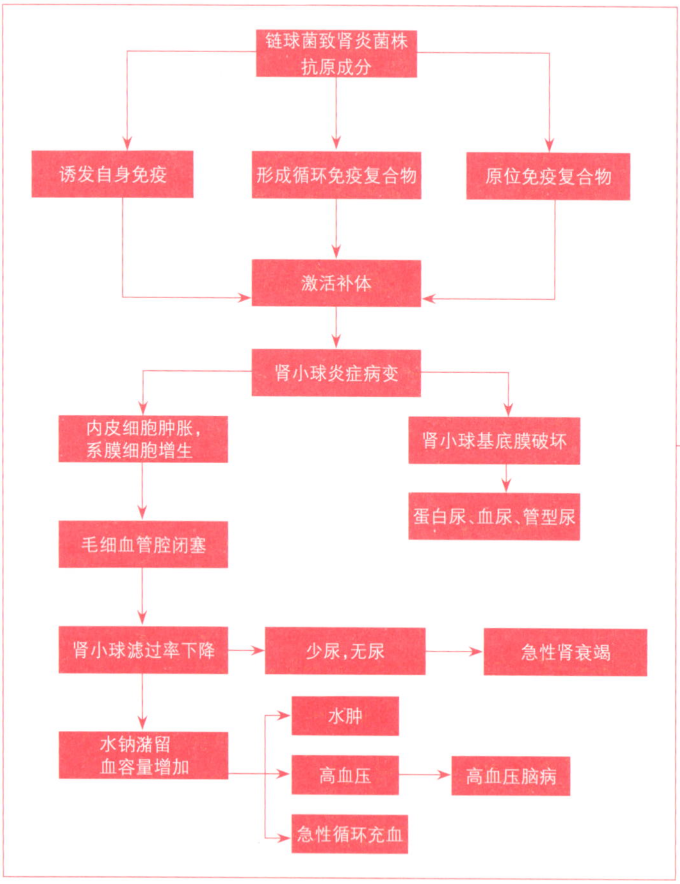

- **临床表现**
  - 轻者无临床症状，仅见镜下血尿，重者可呈急进性过程，短期内出现肾功能不全
  - **前驱感染**
    - 90% 的病例有链球菌的前驱感染，以呼吸道及皮肤感染为主
    - 在前驱感染后经 1~3 周无症状的间歇期而急性起病
    - 咽炎引起者 6~12d（平均 10d），皮肤感染引起者 14~28d（平均 20d）
  - **典型表现**
    - 水肿 — 70% 患儿有水肿，初期多为眼睑及颜面部，逐渐波及躯干、四肢，重者达全身，常呈非凹陷性
    - 少尿 — 早期常尿色深，尿量明显减少，严重者可出现无尿
    - 血尿
      - 50%~70% 病例有肉眼血尿，呈茶褐色或烟蒂水样，也可呈洗肉水样
      - 一般 1~2 周转为镜下血尿，少数持续 3~4 周，而镜下血尿一般持续数月，运动或感染后血尿可暂时加剧
    - 蛋白尿 — 程度不等，约 20% 病例蛋白尿达肾病综合征水平
    - 高血压 — 30%~80% 病例可有血压增高，学龄前儿童>120/80mmHg，学龄儿童>130/90mmHg，一般在 1~2 周内随尿量增多而恢复正常
  - **严重表现**
    - 严重循环充血
      - 轻者仅有呼吸增快和肺部湿啰音
      - 严重者表现为明显气促、端坐呼吸、咳嗽、咳粉红色泡沫痰、双肺布满湿啰音，心脏扩大，心率增快，有时可出现奔马律，肝大而硬，水肿加重可出现胸腹水等
      - 少数可突然发生，病情急剧恶化
    - 高血压脑病
      - 常发生在疾病早期，血压可达 150~160/100~110mmHg 以上
      - 年长儿会主诉头痛、呕吐、复视或一过性失明，严重者可突然出现惊厥、昏迷
    - 急性肾衰竭
      - 常发生在疾病初期，出现尿少、无尿等症状
      - 引起暂时性氮质血症、电解质紊乱和代谢性酸中毒，一般持续 3~5 日，常不超过 10 日
  - **非典型表现**
    - 无症状性急性肾炎 — 仅有显微镜下血尿或仅有血清补体 C3 降低而无其他临床表现
    - 肾外症状性急性肾炎
      - 患儿水肿、高血压明显，甚至有严重循环充血及高血压脑病
      - 尿改变轻微或尿常规正常，可有链球菌前驱感染和血清 C3 水平明显降低
    - 以肾病综合征为表现的急性肾炎
      - 少数患儿以急性肾炎起病，但水肿和蛋白尿突出
      - 伴低蛋白血症和高胆固醇血症，临床表现似肾病综合征

- **辅助检查**
  - 尿液检查
    - 镜下见大量红细胞，可见透明、颗粒或红细胞管型，尿蛋白+~+++之间
    - 疾病早期也可见较多的白细胞和上皮细胞，并非感染
  - 血液检查
    - 外周血白细胞一般轻度升高或正常，有轻度贫血，血沉增快
    - 血清抗链球菌抗体升高，提示新近链球菌感染，是诊断链球菌感染后肾炎的依据
    - 血清总补体及C3常在病程早期显著下降，6~8周恢复正常
    - 少尿期有轻度氮质血症，尿素氮、肌酐暂时升高
  - 肾穿刺活检
    - 对可能为急进性肾炎或临床、实验室检查不典型或病情迁延者进行肾穿刺活体组织检查以确定诊断
- **治疗要点**
  - 本病为自限性疾病，无特异性治疗
  - 一般治疗
    - 急性期卧床休息，给予低盐饮食，严重水肿或高血压需无盐饮食
    - 氮质血症者限制蛋白摄入；严重循环充血时限制水摄入
  - 抗感染
    - 对有咽部、皮肤感染灶者，给予青霉素治疗10~14d，青霉素过敏者改用红霉素，避免使用肾毒性药物
  - 对症治疗
    - 利尿
      - 经控制水、盐入量后仍水肿、少尿者可用氢氯噻嗪
      - 无效时需用呋塞米（速尿）口服或静脉注射，静脉注射剂量过大时可有一过性耳聋
    - 降血压
      - 经休息、控制水盐摄入及利尿处理而血压仍高者可用降压药，如硝苯地平、卡托普利
  - 严重病例治疗
    - 高血压脑病的治疗
      - 首选硝普钠静脉滴注，并严密监测血压；有惊厥者应及时止痉
    - 严重循环充血的治疗
      - 纠正水钠潴留，恢复正常血容量，可使用呋塞米注射
      - 表现有肺水肿者除一般治疗外，可加用硝普钠
      - 上述处理无效时可采用腹膜透析或血液滤过治疗
    - 急性肾衰竭的治疗
      - 控制出入量，维持水电解质平衡
      - 注意高钾血症和低钠血症的处理，必要时透析治疗
- **预后**
  - 急性肾炎预后较好，95%的急性链球菌感染后肾炎病例能完全恢复，小于5%的病例可有持续尿异常，死亡病例在1%以下，主要原因为急性肾衰竭

- **护理诊断/问题**
  - 体液过多
    - 与肾小球滤过率下降有关
  - 活动无耐力
    - 与水肿、血压升高有关
  - 潜在并发症
    - 高血压脑病、严重循环充血、急性肾衰竭
  - 知识缺乏
    - 患儿及家长缺乏本病相关知识
- **护理措施**
  - 休息原则
    - 2周内卧床休息，水肿消退、血压正常、肉眼血尿消失可下床室内轻微活动
    - 血沉正常可上学，避免体育运动和重体力活动
    - 尿沉渣细胞绝对计数正常后方可恢复体力活动
  - 饮食管理
    - 对于水肿、血压高、尿少患儿，适当限盐、水，食盐以60mg/(kg.d)为宜
    - 氮质血症者应适当限制蛋白，可给优质动物蛋白0.5g/(kg.d)，氮质血症消除后可恢复蛋白质供给
  - 遵医嘱给药
    - 利尿药
      - 经控制水和盐摄入后仍有水肿、少尿者遵医嘱给予利尿药
      - 使用利尿剂前后注意尿量、水肿及体重变化
      - 静脉应用呋塞米后要注意有无脱水、电解质紊乱等现象
    - 降压药
      - 经休息、控制水盐和利尿剂后血压仍高者遵医嘱给予降压药
      - 使用降压药后监测血压，并避免患儿突然站立，防止发生直立性低血压
      - 患儿出现高血压脑病时遵医嘱给予硝普钠治疗
      - 硝普钠现配现用，避光使用，严格控制输液速度，监测血压心率变化
      - 应用硝普钠后观察有无恶心、呕吐、头痛、情绪不稳定和肌肉痉挛等副作用
  - 病情观察
    - 观察水肿、体重、腹围、尿量、尿色，记录24h出入量
    - 患儿尿量增加，肉眼血尿消失提示病情好转
    - 如尿量持续减少，出现头痛、恶心、呕吐等，警惕急性肾功能衰竭发生，及时纠正水电解质和酸碱平衡紊乱
    - 观察血压变化，如果突然血压增高，出现剧烈头痛、呕吐、头晕眼花等，提示高血压脑病，报告医生配合抢救，遵医嘱给予镇静剂、脱水剂等药物治疗
    - 观察有无咳嗽及粉红色泡沫痰，观察呼吸、心律、心率或脉率变化，警惕严重循环衰竭充血，若发生严重循环充血，应将患儿置于半卧位、吸氧，并遵医嘱药物治疗
  - 健康教育
    - 该病为自限性疾病，多数能治愈，预后良好
    - 强调急性期休息和限制患儿活动的重要性，以及饮食调整的重要性
    - 告知减少链球菌感染是预防关键，感染后及早应用抗生素彻底治疗，1~3周内定期检查尿常规
    - 出院后定期门诊复查

第十二章 泌尿系统疾病患儿的护理

概述

肾病综合征(NS)简称肾病，是一组多种原因所致肾小球基底膜通透性增高，导致大量血浆蛋白自尿丢失引起的一种临床综合征。临床具有4大特点：①大量蛋白尿；②低蛋白血症；③高胆固醇血症；④明显水肿。以上①②两项为诊断必备条件。男女比例3.7∶1，发病多为学龄前儿童，3～5岁为发病高峰

分类

按病因

- 先天性：我国少见，多于新生儿或生后6个月内起病
- 原发性：儿童时期的肾病综合征约90%为原发性
- 继发性：多见于过敏性紫癜、系统性红斑狼疮和乙肝病毒相关性肾炎

按临床表现

分为单纯性肾病和肾炎性肾病

按糖皮质激素反应

- 激素敏感型肾病：以泼尼松2mg/(kg·d)或60mg/(m^2·d)治疗≤8周尿蛋白转阴
- 激素耐药型肾病：以泼尼松足量治疗>8周尿蛋白仍呈阳性
- 激素依赖型肾病：对激素敏感，但连续2次减量或停药2周内复发
- 肾病复发与频复发
  - 复发是指连续3d，尿蛋白由阴性转为(+++)或(++++)、24h尿蛋白定量≥50mg/kg或尿蛋白/肌酐≥2.0
  - 频复发是指肾病病程中半年内复发≥2次，或1年内复发≥3次

病因病机

- 病因及发病机制尚不明确
- 相关因素
  - 单纯型肾病可能与T细胞免疫功能紊乱有关
  - 肾炎型肾病与免疫病理损伤、遗传和环境有关

病理生理

蛋白尿

- 肾病时血浆中分子量较大的蛋白经肾小球滤出(非选择性蛋白尿)
- 带阴电荷的蛋白(如白蛋白)能大量通过基底膜(选择性蛋白尿)
- 长时间持续大量蛋白尿能促进肾小球系膜硬化和间质病变，可导致肾功能不全

低蛋白血症

- 是病理改变的关键环节，大量血浆蛋白自尿中丢失是主要原因
- 蛋白质分解增加是次要原因，同时蛋白的丢失超过肝脏合成蛋白的速度也使血浆蛋白减低
- 血浆白蛋白下降影响机体内环境的稳定，低蛋白血症还影响脂类代谢

水肿

- 低蛋白血症使血浆胶体渗透压降低，水由血管内转移到组织间隙
- 有效循环血量减少，激活肾素-血管紧张素-醛固酮系统，使远端肾小管水、钠的重吸收增多，造成水钠潴留
- 低血容量使交感神经兴奋性增高，近端肾小管对钠的重吸收增加

高脂血症

低蛋白血症促进肝合成脂蛋白增加，其中大分子脂蛋白难以从肾排出，导致血清总胆固醇、甘油三酯、低密度脂蛋白、极低密度脂蛋白增高，形成高脂血症

- **临床表现**
  - **单纯型肾病**
    - 多为2～7岁，男性高于女性，水肿最常见，开始于眼睑、面部，渐及四肢全身，水肿呈可凹性
    - 男孩常有阴囊水肿，重者可出现腹水、胸水、心包积液
    - 病初一般状况尚好，继而出现面色苍白、疲倦、厌食，水肿严重者可有少尿，一般无血尿及高血压
  - **肾炎型肾病**
    - 除具备4大肾病特征外，具有以下4项之一或多项属于肾炎型肾病
    - ①2周内分别3次以上离心尿红细胞≥10个/HP，并证实为肾小球源性血尿者
    - ②反复或持续高血压(学龄儿童≥130/90mmHg，学龄前儿童≥120/80mmHg)，并除外糖皮质激素等原因所致
    - ③肾功能不全，并排除由于血容量不足等所致
    - ④持续低补体血症
- **并发症**
  - **感染**：常为呼吸道、皮肤、泌尿道感染和原发性腹膜炎等，呼吸道感染最多见
  - **电解质紊乱和低血容量**
    - 常见的电解质紊乱有低钠、低钾、低钙血症
    - 常有血容量不足，低钠血症时易发生低血容量性休克
  - **血栓形成和栓塞**：高凝状态致各动静脉血栓形成
    - 肾静脉血栓最常见，表现为突发腰痛、出现血尿或血尿加重、少尿，甚至肾衰竭
    - 两侧肢体水肿程度差别固定，不随体位改变而变化，多见于下肢深静脉血栓形成
    - 皮肤突发紫斑并迅速扩大
    - 阴囊水肿呈紫色
    - 顽固性腹腔积液
    - 下肢疼痛伴足背动脉搏动消失等症状及体征时，考虑下肢动脉血栓形成
    - 股动脉血栓形成是儿童肾病综合征并发的急症之一，如不及时溶栓，可导致肢端坏死而需截肢
    - 不明原因的咳嗽、咯血或呼吸困难而无肺部阳性体征时需警惕肺栓塞
    - 突发偏瘫、面瘫、失语等神经系统症状，排除高血压脑病、颅内感染性疾病时，需考虑脑栓塞
  - **急性肾功能衰竭**：多数为起病或复发时低血容量所致的肾前性肾功能衰竭，部分与原因未明的滤过系数降低有关，少数为肾组织严重的增生性病变
  - **生长延迟**：主要见于频繁复发和长期接受大剂量皮质激素治疗的患儿

- 辅助检查
  - 尿液检查
    - 尿蛋白定性(+++～++++)大多可见透明管型和颗粒管型，肾炎型肾病可见红细胞增多
    - 尿蛋白定量为24h尿蛋白定量≥50mg/(kg·d)，随机或晨尿尿蛋白/肌酐(mg/mg)≥2.0
  - 血液检查
    - 血浆总蛋白及白蛋白明显减少
    - 胆固醇明显增多＞5.7mmol/L
    - 血沉明显增快
    - 肾炎型肾病可有血清补体降低
    - 有不同程度的氮质血症
    - 多数原发性肾病患儿存在不同程度的高凝状态、血小板增多、血小板聚集率增加、血浆纤维蛋白原增加、尿纤维蛋白裂解产物增高
  - 经皮肾穿刺组织病理学检查
    - 多数患儿不需要进行诊断性肾活体组织检查
    - 对糖皮质激素治疗耐药或频繁复发者需进行
    - 临床或实验室证据支持肾炎型肾病或继发性肾病综合征者需进行
- 治疗要点
  - 一般治疗
    - 休息
      - 一般无需严格限制活动，严重水肿、高血压、低血容量需卧床休息，但应经常变换体位
    - 饮食
      - 显著水肿和严重高血压时应短期限制水钠摄入，缓解后不必继续限盐
      - 活动期适当限制蛋白质摄入，注意优质蛋白补充
      - 应用糖皮质激素过程中每日给予维生素D400IU及适量钙剂
    - 预防感染
      - 避免到公共场所
      - 抗生素不作为预防用药，感染时及时治疗
      - 预防接种在病情完全缓解且停用糖皮质激素6个月后进行
  - 利尿
    - 对糖皮质激素耐药或未使用糖皮质激素而水肿较重伴尿少者可配合使用利尿剂
    - 密切观察出入水量、体重变化及有无电解质紊乱
  - 糖皮质激素
    - 肾病综合征较有效的首选药物
    - 诱导缓解阶段
      - 泼尼松2mg/(kg·d)最大剂量不超过80mg/d
      - 先分次口服，尿蛋白转阴后改为每晨顿服，疗程6周
    - 巩固维持阶段
      - 隔日晨顿服1.5mg(kg·d)，最大剂量60mg/d，共6周，再逐渐减量
      - 尿蛋白转阴逐渐减量至停药
  - 免疫抑制剂治疗
    - 适用于激素部分敏感、耐药、依赖及复发病例，在小剂量糖皮质激素隔日使用的同时可选用环磷酰胺、环孢素等免疫抑制剂
  - 抗凝治疗
    - 肝素钠、尿激酶、双嘧达莫等可防治血栓
  - 其他
    - 免疫调节剂、血管紧张素转换酶抑制剂、中医药治疗等
- 预后
  - 微小病变型预后最好，局灶节段性肾小球硬化预后最差

- **护理诊断/问题**
  - 体液过多 — 与蛋白尿引起低蛋白血症导致水钠潴留有关
  - 营养失调:低于机体需要量 — 与大量蛋白自尿中丢失有关
  - 有感染的危险 — 与免疫力低下有关
  - 潜在并发症 — 电解质紊乱、血栓形成、药物副作用
  - 焦虑 — 与病情反复、病程长或担心预后有关
- **护理措施**
  - 适当休息 — 一般不需要严格限制活动,严重水肿和高血压需要卧床休息,注意变换体位防止血栓等并发症
  - 营养管理
    - 给予易消化饮食,如优质蛋白、少脂肪、足量碳水化合物及高维生素饮食,激素治疗中食欲增加,适当控制食量
    - 热量 — 总热量依年龄不同而不同,可增加富含可溶性纤维的饮食
    - 脂肪 — 少食动物脂肪,以植物脂肪为宜
    - 蛋白质
      - 大量蛋白尿期间蛋白摄入量不宜过多,1.5~2.0g/(kg·d)为宜,重点分配在晚餐
      - 尿蛋白消失后长期用糖皮质激素治疗期间应多补充蛋白
    - 水和盐 — 一般不限水,水肿时应限制钠的摄入,一般1~2g/d,严重水肿时<1g/d
    - 维生素D和钙 — 足量激素治疗时每天给予维生素D400IU及钙800~1200mg
  - 预防感染
    - 做好保护性隔离
      - 向患儿及家长解释预防感染的重要性,避免到人多的公共场所
      - 肾病患儿与感染性患儿分室收治,病房每日空气消毒,减少探视人数
    - 加强皮肤护理
      - 保持皮肤清洁干燥,及时更换内衣,床铺清洁整齐,被褥松软,经常翻身
      - 水肿严重时,臀部和四肢受压部位衬棉圈或用气垫床
      - 水肿的阴囊可用棉垫或吊带托起,皮肤破损可涂碘伏预防感染
    - 防止尿路感染 — 做好会阴清洁,每日用3%硼酸坐浴1~2次
    - 严重水肿者避免肌肉注射 — 以防药液外渗,导致局部潮湿、糜烂或感染
    - 监测体温、血常规等,及时发现感染灶,发生感染者给予抗生素治疗
  - 观察药物疗效及副作用
    - 激素治疗期间注意尿量、尿蛋白变化、血浆蛋白恢复等情况
    - 观察激素副作用,如库欣综合征、高血压、消化道溃疡等
    - 及时补充维生素D及钙质,以免发生手足搐搦症
    - 使用利尿剂时注意尿量、血清电解质变化
    - 使用免疫抑制剂时注意白细胞有无下降、脱发、胃肠道反应和出血性膀胱炎等,用药期间多饮水和定期查血常规
    - 使用肝素过程注意监测凝血时间及凝血酶原时间
  - 心理支持和健康指导
    - 关心爱护患儿,给予心理支持
    - 讲解激素治疗的重要性,主动配合与坚持按计划用药,指导家属做好家庭护理
    - 使患儿及家长了解预防感染的重要性

第十二章 泌尿系统疾病患儿的护理

概述

泌尿道感染(UTI)是指病原体直接侵入尿路,在尿液中生长繁殖,并侵犯尿路黏膜或组织而引起的损伤。按病原体侵袭的部位不同,分为肾盂肾炎、膀胱炎、尿道炎。肾盂肾炎称为上尿路感染,膀胱炎、尿道炎合称下尿路感染。女孩发病率普遍高于男孩。新生儿、婴幼儿泌尿道感染的局部症状往往不明显,全身症状重。无症状性菌尿以学龄期女童多见

病因

- 致病菌大多为革兰阴性杆菌,大肠埃希菌最常见,占60%~80%
- 1岁以上男孩主要致病菌多数是变形杆菌

发病机制

感染途径

- 上行感染
  - 致病菌从尿道口上行并进入膀胱,引起膀胱炎
  - 膀胱内致病菌再经输尿管移行至肾脏,引起肾盂肾炎
  - 是儿童泌尿道感染的最主要途径
- 血源性感染
  - 通常可为全身性败血症的一部分,主要见于新生儿和小婴儿
  - 经血源途径侵袭尿路的致病菌主要是金黄色葡萄球菌
- 淋巴感染和直接蔓延
  - 结肠内的细菌和盆腔感染可通过淋巴管感染肾脏
  - 肾脏周围邻近器官和组织的感染也可直接蔓延

易感因素

- 尿道周围菌种的改变及尿液性状的变化,为致病菌入侵和繁殖创造了条件
- 细菌黏附于尿道上皮细胞(定植)是其在泌尿道增殖引起泌尿道感染的先决条件
- 泌尿道感染患者分泌型IgA的产生存在缺陷,使尿中分泌型IgA浓度减低,增加感染机会
- 先天性或获得性尿路畸形
- 新生儿和小婴儿抗感染能力差;尿布、尿道口常受细菌污染,且局部防卫能力差
- 糖尿病、高钙血症、高血压、慢性肾脏疾病、镰状细胞贫血及长期使用糖皮质激素或免疫抑制剂的患儿,泌尿道感染发病率可增高

细菌毒力

- 除以上个体因素所起作用外,对没有泌尿系统结构异常的儿童,入侵微生物的毒力是决定细菌能否引起上行性感染的主要因素

临床表现

急性泌尿道感染

- 新生儿
  - 临床症状极不典型,多以全身症状为主,如发热或体温不升、吃奶差等
  - 许多患儿伴有生长发育停滞,体重增长缓慢或不增,伴有黄疸者多见
  - 部分患儿伴可有嗜睡、烦躁甚至惊厥等神经系统症状
  - 新生儿泌尿道感染常伴有败血症,局部排尿刺激症状不明显
- 婴幼儿
  - 临床症状不典型,常以发热最突出,拒食、吐泻等全身症状较明显
  - 局部排尿刺激症状可不明显,但排尿时可有哭闹不安、尿布有臭味和顽固性尿布疹等
- 年长儿
  - 除发热、寒战、腹痛等全身症状外,常有腰痛、肾区叩击痛、肋脊角压痛等
  - 尿路刺激症状明显,出现尿频、尿急、尿痛、尿液混浊,偶见肉眼血尿

慢性泌尿道感染

- 病程迁延反复,常伴贫血、消瘦、生长迟缓、高血压或肾功能不全

无症状性菌尿

- 无任何尿路感染症状,常伴尿路畸形和既往有症状的尿路感染史

辅助检查

尿常规

- 清洁中段尿离心沉渣镜检中白细胞>10个/HP,即可怀疑为尿路感染,血尿也常见
- 肾盂肾炎患儿有中等蛋白尿、白细胞管型尿及晨尿的比重和渗透压减低

尿培养细菌学检查

- 尿细菌培养及菌落计数是诊断泌尿道感染的主要依据
- 清洁中段尿培养,菌落计数超过10^5/mL便可确诊
- 通过耻骨上膀胱穿刺获取的尿培养,只要发现有细菌生长,即有诊断意义
- 伴有严重尿路刺激征的女孩,尿中白细胞较多,中段尿培养≥10^2/mL,且致病菌为大肠埃希菌类或腐物寄生球菌等,也可确诊

影像学检查

- 目的
  - 检查泌尿系有无先天性或获得性畸形
  - 了解慢性肾损害或瘢痕进展情况
  - 辅助上尿路感染的诊断
- 常用的有B超、静脉肾盂造影加断层摄片、排泄性膀胱造影、肾核素造影和CT扫描等

- **治疗要点**
  - **一般治疗**
    - 急性期卧床休息，鼓励饮水，勤排尿
    - 女童应注意清洁外阴
    - 加强营养，增强机体抵抗力
  - **对症治疗**
    - 对高热、头痛、腰疼的患儿应给予解热镇痛剂缓解症状
    - 对尿路刺激症状明显者，可用阿托品等抗胆碱类药物治疗，也可给予碳酸氢钠口服碱化尿液
  - **抗菌治疗**
    - 及早开始抗菌药物治疗，在留尿送尿细菌培养后即可
    - 婴幼儿难以区分感染部位、且有全身症状者均按上尿路感染用药
    - 选用抗生素原则
      - 感染部位
        - 肾盂肾炎应选择血浓度高的药物
        - 膀胱炎应选择尿浓度高的药物
      - 感染途径
        - 上行感染首选磺胺类药物
        - 如发热等全身症状明显或血源性感染，多选用青霉素类、氨基糖苷类或头孢菌素类单独或联合用药
      - 根据尿培养及药敏结果，结合临床疗效选用抗生素
      - 药物在肾组织、尿液、血液中都应有较高的浓度
      - 选用的药物抗菌能力强，抗菌谱广，最好能用强效杀菌剂，且不易使细菌产生耐药菌株
      - 对肾功能损害小的药物
  - **积极矫治泌尿道畸形**
- **预后**
  - 经合理抗生素治疗后，多于数日内症状消失而治愈
  - 近50%的患儿可有复发或再感染，不及时纠正，易于频繁复发或慢性感染，最终发展为肾功能不全
- **护理诊断/问题**
  - **体温过高** — 与细菌感染有关
  - **排尿异常** — 与膀胱、尿道炎症有关
  - **知识缺乏** — 家长及年长患儿缺乏本病的防护知识
- **护理措施**
  - **维持正常体温**
    - 一般护理 — 急性期卧床休息，鼓励大量饮水
    - 降温 — 监测体温变化，高热或伴不适者给予降温处理
  - **减轻排尿异常**
    - 保持会阴清洁，便后冲洗外阴，小婴儿勤换尿布，尿布用开水烫洗晒干或煮沸、高压消毒
    - 婴幼儿哭吵、尿道刺激症状明显，遵医嘱应用抗胆碱药物
    - 遵医嘱应用抗菌药物，注意药物副作用
      - 抗菌药物饭后服用可减轻胃肠道症状
      - 服用磺胺类多喝水，并注意有无血尿、尿少、尿闭等
    - 定期复查尿常规和尿培养
  - **健康教育**
    - 讲解护理要点和预防知识，做好个人清洁卫生，发现尿道异常及时就医
    - 指导按时服药，定期复查，防止复发与再感染

第十二章 泌尿系统疾病患儿的护理

尿道下裂

- **定义**：尿道下裂是一种男性的尿道发育畸形，因前尿道发育不全而致尿道开口未能到达正常龟头顶端的位置，而是开口在阴茎腹侧、正常尿道口近端至会阴部的途径上，是儿童泌尿生殖系统最常见的畸形之一
- **病因**
  - 遗传因素：家族中有尿道下裂者，患本病风险至少上升10%
  - 内分泌因素
    - 生殖结节腹侧纵形的尿道沟从后向前闭合过程停止所致
    - 胚胎早期任何原因使睾酮产生不足或出现过迟或转化成双氢睾酮的过程中发生异常
- **临床表现**
  - 异位尿道口
    - 阴茎头型：尿道口位于包皮系带部
    - 阴茎型：尿道口位于阴茎体部
    - 阴囊型：尿道口位于阴茎根部与阴囊交界处
    - 会阴型：尿道口位于会阴部
    - 阴囊型、会阴型常有阴囊对裂，形似阴唇，若合并隐睾则易被误认为女性外阴
    - 异位尿道口前方有阻碍，站立位排尿易湿裤，患儿多用蹲位排尿
  - 阴茎下弯：阴茎向腹侧弯曲
  - 包皮异常分布：龟头腹侧包皮未能在中线融合，包皮系带缺如，全部包皮集中在龟头背侧呈帽状堆积
- **辅助检查**
  - 当尿道下裂合并双侧隐睾时应鉴别有无性别异常
  - 可进行细胞染色体核型检查及X性染色质检查、尿17酮类固醇的排泄量测定
- **治疗要点**
  - 手术治疗是唯一的方法
    - 目的是矫正阴茎下弯，尿道口尽量接近正常位置，小儿可站立位排尿，成人后有生殖能力
    - 手术应在学龄前完成，如有阴茎发育不良，可使用绒毛膜促性腺激素治疗，待阴茎增大后再手术
  - 手术方法：主张一期完成阴茎下弯矫正术及尿道成形术，也有分两期或三期完成
  - 术后并发症：尿瘘形成，尿道口狭窄、尿道吻合口狭窄

隐睾症

- **定义**：隐睾又称睾丸未降，是指睾丸未能按照正常的发育过程从腰部腹膜后经腹股沟管下降达阴囊底部，早产儿发病率30%，单侧隐睾比双侧多见
- **病因和病理生理**
  - 隐睾的病因不十分明确
  - 相关因素
    - 内分泌失调：母孕期促性腺激素刺激不足，影响睾丸激素的产生，可影响睾丸下降的动力
    - 解剖上的机械障碍：如睾丸与腹膜粘连、精索过短、腹股沟管过窄、皮下环过紧等使睾丸正常下降受阻
- **临床表现**
  - 可发生单侧或双侧，单侧多见，右侧发生率略高于左侧
  - 主要表现为患侧阴囊明显发育不良
  - 单侧隐睾者左右侧不对称，双侧者阴囊小而扁平，缺乏皮肤皱褶，色素浅
  - 病变侧阴囊内空虚，检查时不能扪及睾丸
  - 小儿提睾反射相对活跃，受刺激后，睾丸上提或进入腹股沟内，应与隐睾鉴别
  - 并发睾丸损伤、扭转及恶变概率较高，可引起不育，心理自卑
- **辅助检查**
  - B超、CT检查：有助于发现未被触到的睾丸
  - 放射性同位素免疫学检查：了解病侧睾丸的内分泌功能
  - 腹腔镜和睾丸血管造影：判断患侧有无睾丸和睾丸的位置
- **治疗要点**
  - 尽早促使睾丸降入并固定于阴囊内，使睾丸正常发育并获得生育功能，最佳治疗年龄在2岁内
  - 激素疗法
    - 高位隐睾或摸不到的隐睾一般无效
    - 位于腹股沟外环的隐睾用绒毛膜促性腺激素，可刺激睾丸下降，约1/3有效
  - 手术治疗：对激素治疗失败的患儿睾丸固定术是唯一选择。1岁后2岁前手术为宜

- **包茎及嵌顿包茎**
  - 定义：包茎指包皮狭小，紧包着阴茎头，不能向上翻开使阴茎头外露。嵌顿包茎指包皮被向上翻至阴茎头上后方，未及时予以复位，狭小的包皮环口嵌顿于冠状沟，循环受阻而引起水肿甚至坏死
  - 病因
    - 先天性包茎
      - 婴儿出生时包皮与阴茎头粘连，为正常生理现象
      - 出生后数月，这种粘连逐渐被吸收，包皮就与阴茎头分离
      - 小儿出生后2~3年，包皮自行向后退缩，露出阴茎头
      - 有些小儿的包茎口非常细小，使包皮不能向上退缩，形成包茎
    - 后天性包茎——多继发于阴茎头和包皮的损伤或炎症
    - 嵌顿包茎——诱因多为儿童出于好奇心，上翻包皮后未及时复位，或家长给小儿洗澡时翻洗包皮未及时复位
  - 临床表现
    - 排尿异常
      - 包皮细小者，尿流缓慢、歪斜、尿线细、包皮隆起，严重者小儿在排尿时用力或哭闹不安
      - 长期排尿困难可引起上尿路损害及脱肛
    - 包皮垢——乳白色的豆腐渣样，也可呈小块状堆积于阴茎，常被家长误为是肿瘤而就诊
    - 嵌顿形成损伤
      - 包皮上翻未及时复位，形成嵌顿，包皮发生充血、肿大、疼痛
      - 不及时处理，嵌顿包皮的狭窄环越来越紧，形成恶性循环，症状更为严重
      - 狭窄的远端可发生糜烂、溃疡，嵌顿日久可发生坏死、脱落
  - 治疗要点
    - 婴幼儿时期的大多数先天性包茎不需治疗，教会家长将包皮重复上翻，以便扩大包皮口，清洁包皮垢，并涂液体石蜡润滑，后将包皮复原
    - 嵌顿包茎先手法复位，若失败应做包皮背侧切开术
    - 先天性包茎粘连不能剥离及后天性包茎应做包皮环切术
- **护理诊断/问题**
  - 排尿障碍——与尿道口开口异常或包皮嵌顿有关
  - 有感染的危险——与外生殖器畸形和手术切口易被污染有关
  - 焦虑——与家长或患儿担心手术安全性及预后有关
- **护理措施**
  - 术前护理
    - 术前准备
      - 术前2d开始阴茎、阴囊及会阴的皮肤准备，对包皮长者翻转清洗
      - 术前备皮范围为腹部和两侧大腿皮肤及阴毛
      - 术前1d流质饮食，术前晚、术晨给予清洁灌肠，术前8h禁食
    - 心理准备
      - 尊重患儿的自尊心，增强其自信心
      - 术前解释，消除焦虑情绪，维护隐私权，为其保守秘密
  - 术后护理
    - 体位——麻醉未醒前，平卧头偏向一侧，麻醉清醒后可取半卧位
    - 保持尿管通畅——防止受压、扭曲、滑脱及堵塞，观察记录尿液颜色、量及性状
    - 保持伤口敷料的完整、干燥及清洁——随时清除排泄物，一旦污染立即更换
    - 减轻疼痛
      - 术后1~3日最明显，术后可适当给予镇静止痛剂
      - 加强心理支持疗法，避免因紧张、躁动而加重疼痛
    - 保持大便通畅——避免过度用力增加腹内压致伤口裂开或复发，必要时给予开塞露，鼓励患儿进食高纤维素食物
    - 病情观察
      - 观察阴茎的颜色有无异常变化，如变紫、变黑，伤口有无出血
      - 尿道下裂术后龟头有无肿胀、发紫，有无尿瘘、尿道狭窄
      - 睾丸松解术后有无回缩、萎缩等
    - 健康教育
      - 给予家长及年长儿心理疏导
      - 教会家长观察术后排尿、阴囊的触诊等检查技术
      - 术后1~2个月内避免剧烈活动
      - 培养良好卫生习惯，预防泌尿道感染
      - 若出现尿道梗阻、尿道憩室、尿瘘及尿频、尿痛等及时就医

第十三章　血液系统疾病患儿的护理

本章扫码做题

- **造血特点**
  - 儿童时期的造血可分为胚胎期造血及生后造血两个阶段
  - **胚胎期造血**
    - 中胚叶造血期
      - 自胚胎第3周开始
      - 在卵黄囊壁上的中胚层间质细胞分化聚集成细胞团，称为血岛
      - 血岛中间的细胞分化成初级原始红细胞
      - 自第6~8周后，血岛开始退化，至第12~15周时消失
    - 肝造血期
      - 肝脏造血约自胚胎第6~8周开始
      - 4~5个月时达高峰，6个月后逐渐减退，约于出生时停止
      - 肝脏是胎儿中期主要的造血场所，主要产生有核红细胞，并进一步分化为无核红细胞
      - 也产生少量的粒细胞和巨核细胞
    - 骨髓造血期
      - 胚胎的第6周出现骨髓
      - 至胎儿4个月开始造血，并迅速成为胎儿后期主要的造血器官
      - 直至出生2~5周后成为唯一造血器官
  - **出生后造血**
    - 骨髓造血
      - 生成各种血细胞
      - 婴幼儿期骨髓均为红骨髓，全部参与造血，以满足生长发育的需要
      - 5~7岁开始，长骨中的红骨髓逐渐被脂肪组织（黄骨髓）所代替
      - 至成年时红骨髓仅限于颅骨、锁骨、胸骨、肋骨、肩胛骨、脊柱、盆骨等短骨或不规则骨及长骨近端
      - 黄骨髓具有造血潜能，当需要增加造血时，黄骨髓可转变为红骨髓而造血
      - 婴幼儿由于缺少黄骨髓，造血代偿能力低，当需要增加造血时，就容易出现骨髓外造血
    - 髓外造血
      - 正常情况下，骨髓外造血极少
      - 当严重感染或溶血性贫血等需要增加造血时，肝、脾、淋巴结恢复到胎儿时期的造血状态
      - 表现为肝、脾、淋巴结肿大，外周血中可见有核红细胞和（或）幼稚粒细胞
      - 是小儿造血器官的一种特殊反应
- **血液特点**
  - **红细胞计数与血红蛋白量**
    - 由于胎儿期处于相对缺氧状态，红细胞数及血红蛋白量较高
    - 出生时红细胞数为$(5.0 \sim 7.0) \times 10^{12}/L$，血红蛋白量为150~220g/L
    - 至2~3个月时，红细胞降至$3.0 \times 10^{12}/L$，血红蛋白量降至100g/L左右，出现轻度贫血，称为“生理性贫血”
    - 生理性贫血在早产儿发生更早，程度更重
    - 生理性贫血呈自限性，3个月后，红细胞生成素生成增加，红细胞数和血红蛋白量逐渐上升，约至12岁达成人水平
  - **血红蛋白种类**
    - 出生时血红蛋白以胎儿血红蛋白（HbF）为主，约占70%
    - 出生后HbF迅速被成人血红蛋白（HbA）取代
    - 至4月龄时HbF $<$ 20%，1岁时HbF $<$ 5%，2岁时达成人水平，HbF $<$ 2%

(续)血液特点

白细胞计数与分类

白细胞计数	出生时	生后6~12h	1周后	婴儿期	8岁后
	(15~20)×10^9/L	(21~28)×10^9/L	12×10^9/L	10×10^9/L	接近成人水平

- 出生时中性粒细胞约占60%~65%,淋巴细胞占35%,出生后4~6d中性粒细胞与淋巴细胞比例相等
- 随后淋巴细胞比例逐渐上升,约占60%,中性粒细胞占35%
- 至4~6岁时中性粒细胞与淋巴细胞两者比例又相等,此后以中性粒细胞为主,逐渐达成人水平
- 嗜酸性粒细胞、嗜碱性粒细胞及单核细胞各年龄期差异不大

血小板计数

- 与成人差别不大,为(150~250)×10^9/L

血容量

- 小儿血容量相对成人多
- 血容量占体重的比例新生儿为10%,儿童为8%~10%,成人为6%~8%

儿童贫血

概述

- 贫血是指周围血液中单位体积血液内红细胞计数、血红蛋白量或血细胞比容低于相应年龄的正常值,是儿童时期常见的一种症状或综合征

贫血诊断标准

- WHO贫血诊断标准
  - 1~4月婴儿血红蛋白(Hb)<90g/L
  - 4~6月婴儿Hb<100g/L
  - 6个月~6岁Hb<110g/L
  - 6~14岁Hb<120g/L
- 国内贫血诊断标准
  - 出生后10d内Hb<145g/L
  - 10d~3个月Hb<100g/L
  - 3个月~6岁Hb<110g/L
  - 6~14岁Hb<120g/L
- 海拔每升高1000m,Hb上升4%

贫血的程度

根据外周血红细胞和(或)血红蛋白含量分为四度

分度	红细胞(10^{12}/L)	血红蛋白(g/L)
轻度	3~4	91~120
中度	2~3	60~90
重度	1~2	30~60
极重度	<1	<30

贫血的分类

- 病因学分类(临床最常用)
  - 红细胞及血红蛋白生成障碍
    - 营养性贫血——巨幼细胞贫血、维生素B_6缺乏性贫血,维生素C缺乏性贫血等
    - 骨髓衰竭——纯红细胞再生障碍性贫血、白血病、淋巴瘤、神经母细胞瘤等
    - 造血不良性贫血——红系造血障碍、铁利用障碍
  - 失血性贫血——急性和慢性失血性贫血
  - 溶血性贫血
    - 内在因素——G-6-PD缺陷症、海洋性贫血、遗传性球形细胞增多症等
    - 外在因素——新生儿溶血病,自身免疫性溶血性贫血,物理、化学、药物、中毒或感染等
- 形态学分类
  - 正细胞性贫血——急性失血、感染、肾功能衰竭、结缔组织病、单纯红细胞再生障碍性贫血、骨髓浸润等
  - 大细胞性贫血——红系造血增加、切脾后、肝脏病、阻塞性黄疸、再生障碍性贫血、巨幼细胞贫血、甲状腺功能减退等
  - 单纯小细胞性贫血
  - 小细胞低色素性贫血——缺铁性贫血、珠蛋白合成障碍性贫血、慢性失血、严重营养不良等

第十三章 血液系统疾病患儿的护理

- 概念
  - 缺铁性贫血是指由于体内储铁缺乏，致使血红蛋白合成减少而发生的一种小细胞低色素性贫血。易发生于婴幼儿，以6个月~2岁发病率最高，是我国重点防治的小儿疾病之一
- 病因
  - 先天储铁不足：早产、双胎、多胎、胎儿失血、孕母严重缺铁等可致胎儿储存铁减少
  - 后天补铁不足：食物铁供应不足是缺铁性贫血的主要原因
  - 生长发育速度快：婴儿期和青春期生长发育速度较快，血容量增加快
  - 铁吸收障碍：饮食搭配不合理影响铁的吸收；胃肠炎、慢性腹泻可致铁的排泄增加而吸收不良
  - 铁丢失过多：小婴儿牛奶蛋白过敏引起小肠出血致铁丢失最常见；每失血1mL，即损失0.5mg铁
- 发病机制
  - 缺铁产生的贫血过程：可分三期：铁缺少期、红细胞生成缺铁期、缺铁性贫血期
  - 铁缺乏对机体多系统造成的影响
    - 对造血系统的影响
      - 血红素生成不足，血红蛋白合成减少，呈小细胞低色素性贫血
      - 早期储存铁被动员利用，故无贫血表现，缺铁性贫血是缺铁的晚期表现
    - 对非造血系统的影响
      - 铁缺乏时含铁酶活性下降，细胞功能紊乱
      - 消化吸收功能减退、神经功能紊乱、细胞免疫功能及中性粒细胞功能下降
- 临床表现
  - 一般表现
    - 皮肤黏膜逐渐苍白，以唇、口腔黏膜和甲床较明显
    - 易疲劳，年长儿可诉头晕、耳鸣、眼前发黑等
    - 体重不增或增长缓慢
  - 髓外造血表现：肝、脾、淋巴结肿大
  - 非造血系统表现
    - 消化系统
      - 食欲减退，少数有异食癖，呕吐、腹泻，口腔炎、舌炎
      - 严重者出现萎缩性胃炎或吸收不良综合征等
    - 神经系统：烦躁不安、易激惹或精神不振，注意力不集中，记忆力减退
    - 心血管系统：严重时心率加快、心脏扩大，甚至心功能不全
    - 其他表现：皮肤干燥，毛发枯黄易脱落，反甲，易感染等
- 辅助检查
  - 血常规：血红蛋白量降低较红细胞计数减少明显，呈小细胞低色素性贫血
  - 骨髓检查：显示增生活跃，以中、晚幼红细胞增生为主
  - 铁代谢检查
    - 血清铁(SI)＜10.7μmol/L，总铁结合力(TIBC)＞62.7μmol/L，转铁蛋白饱和度(TS)＜0.15，即可诊断缺铁性贫血
    - 血清铁蛋白(SF)＜16μg/L时提示缺铁
    - 红细胞内游离原卟啉(FEP)＞0.9μmol/L时提示红细胞内缺铁
- 治疗要点
  - 去除病因：如有慢性失血性疾病，应积极治疗原发病
  - 饮食疗法：喂养不当者应改善膳食，纠正不良的饮食习惯，及时添加含铁丰富的食物及富含维生素C的食物
  - 铁剂治疗
    - 尽量给予铁剂口服治疗
    - 口服铁剂
      - 一般用二价铁盐制剂，口服铁剂有硫酸亚铁，富马酸亚铁、葡萄糖酸亚铁、琥珀酸亚铁、多糖铁复合物等
      - 剂量为元素铁2~6mg/(kg·d)，分三次餐间口服，可同时服用维生素C增加铁的吸收
      - 牛奶、茶、咖啡及抗酸药等与铁剂同服均会影响铁的吸收
    - 注射铁剂
      - 较容易发生不良反应，应慎用
      - 如口服铁剂发生严重副作用或长期腹泻、呕吐或胃肠手术等严重影响胃肠对铁的吸收时可考虑选用
      - 能用肌内注射者尽量不用静脉注射
  - 输注红细胞
    - 适用于贫血严重，尤其是发生心力衰竭、合并感染、急需外科手术者
    - 输血时应注意输注的量和速度，贫血越重，每次输注量应越少，速度宜慢

- **护理诊断/问题**
  - 活动无耐力 — 与贫血致组织器官缺氧有关
  - 营养失调：低于机体的需要量 — 与铁的供应不足、吸收不良、丢失过多或消耗增加有关
  - 有感染的危险 — 与缺铁导致机体免疫功能低下有关
  - 潜在并发症 — 心力衰竭
  - 知识缺乏 — 家长及年长患儿缺乏营养知识和本病的防护知识
- **护理措施**
  - 休息与活动
    - 轻、中度贫血者不必严格限制日常活动，但应避免剧烈运动，活动间歇充分休息，保证充足睡眠
    - 重度贫血者应注意休息，特别是活动后出现心悸、气短的患儿应吸氧、卧床休息、减少氧耗
    - 根据活动耐力下降情况制订活动类型、强度、持续时间
    - 有计划地将各项治疗、护理操作集中进行
  - 合理安排饮食
    - 提供含铁丰富的饮食
      - 婴儿提倡母乳喂养，对于奶粉喂养的患儿应选用铁强化配方奶粉
      - 婴儿6个月后按时添加含铁丰富的辅食或补充铁强化食品，如铁强化米粉
      - 动物肝脏、瘦肉、牡蛎、贝类、大豆等含铁量多
    - 指导合理搭配患儿的饮食
      - 维生素C、稀盐酸、氨基酸、果糖可促进铁的吸收，可与铁剂或含铁食品同食
      - 茶、咖啡、牛奶、蛋类、草酸和抗酸药物等可抑制铁的吸收，应避免与含铁食品同食
      - 鲜牛奶必须加热处理后喂养婴儿，以减少因过敏而致肠出血
    - 增加食欲
      - 创造良好的进食环境，鼓励年长儿主动进食，经常更换饮食品种，注意色、香、味的调配
      - 遵医嘱给予服用助消化药，如胃蛋白酶、多酶片等，促进消化、增强食欲
      - 进食前不做引起疲劳的活动及进行不愉快、引起疼痛和不适的检查、治疗及护理
    - 补充元素铁
      - 早产/低出生体重儿喂养时应从生后4周开始对母乳喂养儿补充元素铁2mg/(kg·d)
      - 对配方奶喂养的婴儿补充元素铁1mg/(kg·d)，直至校正年龄1岁
  - 指导正确应用铁剂 观察疗效与副作用
    - 口服铁剂
      - 告知家长服用铁剂的剂量和疗程，药物放在患儿不能触及处且不能存放过多，以免误服过量中毒
      - 从小剂量开始，两餐之间服用，以减少对胃肠道的刺激，并利于铁的吸收
      - 可与维生素C、果汁等同服，以利吸收，忌与抑制铁吸收的食物同服
      - 液体铁剂需用吸管或滴管服之，服后漱口，以免牙齿染黑
      - 口服铁剂后大便变黑或呈柏油样，停药后恢复
    - 注射铁剂
      - 可致局部疼痛、静脉痉挛、静脉炎等，也可引起荨麻疹、发热、头痛、关节痛，甚至过敏性休克
      - 应深部肌内注射，每次更换注射部位，减少局部刺激
      - 注意观察过敏性休克等副反应
    - 观察疗效
      - 服用铁剂后12~24h临床症状好转，烦躁减轻，食欲增加
      - 36~48h开始出现红系增生现象，2~3d后网织红细胞升高，5~7d达高峰，2~3周后降至正常
      - 1~2周后血红蛋白开始上升，3~4周后达正常，服用3~4周后仍无效应查找原因
    - 疗程 — 服铁剂一般用至血红蛋白达正常水平后2个月左右再停药，以补足铁的贮存量
  - 预防感染
    - 适当增加户外活动，增强体质
    - 勿与感染性疾病患儿接触，按时接种各种疫苗，以防传染病
  - 健康教育
    - 讲解疾病的有关知识和护理要点，坚持正确用药
    - 指导合理喂养，提倡母乳喂养，贫血纠正后，仍需坚持合理饮食；培养好的饮食习惯，是防止复发及保证正常生长发育的关键
    - 因缺铁性贫血致智力减低、成绩下降者，应与其父母沟通，使其了解是由于疾病导致患儿目前状况，共同制定学习计划、减轻患儿自卑心理

- **概述**
  - 营养性巨幼细胞贫血(NMA)是由于维生素 B_{12}和(或)叶酸及维生素C缺乏所致的一种大细胞性贫血。常见于6~18个月龄儿,2岁以上少见
- **病因**
  - 储存不足
    - 孕母缺乏维生素B_{12},可致婴儿维生素B_{12}储存不足
  - 摄入维生素B_{12}和(或)叶酸、维生素C不足
    - 母乳中维生素B_{12}及叶酸不足、未及时添加富含维生素B_{12}的食物
    - 食物中叶酸经加热被分解破坏
    - 年长儿偏食、挑食及长期素食
  - 需要量增加
    - 婴幼儿生长发育较快,如不及时添加辅食易造成缺乏
  - 疾病影响
    - 维生素C缺乏、严重感染均可使维生素B_{12}消耗增加,如供给不足可致缺乏
    - 严重营养不良、胃肠疾病、慢性腹泻或吸收不良综合征等使维生素B_{12}、叶酸吸收减少
    - 其他肝脏疾病可致维生素B_{12}代谢障碍
  - 药物作用
    - 长期应用广谱抗生素可抑制肠道细菌在结肠合成叶酸
    - 抗叶酸代谢药物抑制叶酸代谢
    - 长期服用抗癫痫药导致叶酸缺乏
  - 代谢障碍
    - 遗传性叶酸代谢障碍、某些参与叶酸代谢的酶缺陷可致叶酸缺乏
- **发病机制**
  - 维生素B_{12}和叶酸缺乏时,DNA合成障碍,造血细胞内DNA减少使红细胞分裂延迟,粒细胞核成熟障碍
- **临床表现**
  - 一般表现
    - 呈虚胖或颜面轻度水肿,毛发纤细、稀疏、发黄,严重者可有皮肤出血点或瘀斑
  - 贫血表现
    - 皮肤呈蜡黄色,睑结膜、口唇、指甲苍白,偶有轻度黄疸,疲乏无力,常有肝、脾肿大
    - 重症者心脏扩大或心力衰竭
  - 精神神经症状
    - 烦躁不安,易怒
    - 维生素B_{12}缺乏可出现表情呆滞,对外界反应迟钝,智力及动作发育落后
    - 重症病例可出现震颤、抽搐、手足无意识运动、共济失调、踝阵挛和巴宾斯基征阳性
    - 叶酸缺乏者不发生神经系统症状,但可导致神经精神异常
  - 消化道症状
    - 出现较早,常有食欲缺乏、厌食、恶心、呕吐、腹泻、舌炎、口腔及舌下溃疡
- **辅助检查**
  - 血常规
    - 红细胞数、血红蛋白量均低于正常,呈大细胞性贫血
    - 网织红细胞、白细胞、血小板计数常减少
  - 骨髓检查
    - 增生明显活跃,以红系增生为主,粒、红系均巨幼变
  - 血清维生素B_{12}和叶酸测定
    - 血清维生素B_{12} <100ng/L,叶酸$<3\mu$g/L

第三节 营养性巨幼细胞贫血(NMA)患儿的护理

- **治疗要点**
  - 一般治疗 — 加强营养,及时添加辅食,防治感染
  - 去除病因 — 去除导致维生素B_{12}和叶酸缺乏的病因
  - 药物替代治疗
    - 维生素B_{12}治疗
      - 适用于母乳喂养儿及有神经系统症状者,包括大剂量突击疗法和小剂量持续疗法
      - 单纯维生素B_{12}缺乏者不宜加用叶酸,以免加重精神神经症状
    - 叶酸治疗
      - 适用于人工喂养儿,维生素B_{12}治疗反应差或无明显神经症状者
      - 叶酸缺乏伴维生素B_{12}缺乏者,单用叶酸治疗是禁忌,须同时应用维生素B_{12}
  - 补钾、补铁
    - 严重巨幼细胞贫血患儿治疗时加用氯化钾,以防低血钾致猝死
    - 恢复期加服铁剂以供造血细胞所需
- **护理诊断/问题**
  - 活动无耐力 — 与贫血致组织缺氧有关
  - 营养失调:低于机体的需要量 — 与维生素B_{12}和(或)叶酸摄入不足、吸收不良、代谢障碍等有关
  - 有发育迟缓的危险 — 与营养不足、贫血及维生素B_{12}缺乏影响生长发育有关
- **护理措施**
  - 休息与活动
    - 根据活动耐受情况,安排休息与活动
    - 一般不需严格卧床休息,严重贫血适当限制
    - 烦躁、震颤、抽搐者遵医嘱用镇静剂,防止外伤
  - 加强营养 指导喂养
    - 饮食均衡,合理搭配,及时添加富含维生素B_{12}和叶酸的食物,养成良好的饮食习惯
    - 震颤严重不能吞咽者可改用鼻饲
  - 遵医嘱合理用药 观察疗效
    - 补充维生素B_{12}和(或)叶酸治疗
    - 2~4d后患儿精神症状好转,食欲增加,随即网织红细胞上升,6~7d达高峰,2周后降至正常
    - 2~6周红细胞和血红蛋白恢复正常
    - 维生素C有助于叶酸的吸收
    - 恢复期加用铁剂,防止红细胞增加过快出现缺铁
  - 促进生长发育 — 对有体格、动作、智能发育落后和倒退现象的患儿进行监测,并加强护理、耐心教育和训练
  - 加强护理防止受伤
    - 严密观察病情进展,震颤严重者给予镇静剂
    - 上下门齿之间可垫缠有纱布的压舌板,以防咬伤,限制活动防止外伤
  - 健康教育
    - 向家长介绍疾病发病原因、表现特点、治疗方法及预后,提供有关营养方面的知识
    - 说明疾病预防要点是要按时添加辅食,饮食要多样化,特别注意动物性食物的摄入
    - 积极治疗和去除影响维生素B_{12}和叶酸吸收的因素,合理用药

第十三章 血液系统疾病患儿的护理

- **概述**
  - 免疫性血小板减少症(ITP)是正常血小板被免疫性破坏的自身免疫性疾病，又称特发性血小板减少性紫癜，是小儿最常见的出血性疾病。高发年龄为2~5岁，春季到初夏是发病高峰
- **病因病机**
  - 病因尚未完全清楚
  - 急性病例常在发病前1~3周有呼吸道病毒感染史
  - 病毒感染后机体产生相应的血小板相关抗体(PAIgG)，使血小板受损而被清除
  - 血小板数量减少是导致出血的主要原因
  - 附着有PAIgG的血小板不同程度功能异常及抗体损伤血管壁致毛细血管脆性和通透性增加，是出血的促进因素
- **临床表现**
  - 急性型
    - 小儿常见，占70%~90%，好发于2~8岁，起病急，常有发热
    - 以自发性皮肤和黏膜出血为主，多为针尖大小出血点，四肢多见，常伴鼻出血或牙龈出血，严重者可贫血
    - 无淋巴结肿大，肝脾偶见轻度肿大
    - 病程多为自限性，多数1~6个月内可自然痊愈，少数可死于颅内出血
    - 血小板数 $<40\times10^9/L$，可见大且变形的血小板，寿命缩短
    - PAIg阳性率约80%以上，或抗原抗体免疫复合物阳性
  - 慢性型
    - 较少见，发病年龄多 >6~10岁，病程超过6个月
    - 起病隐匿，多无先驱感染症状
    - 病毒感染可加重病情，重症者可发生瘀斑、血肿及颅内出血
    - 血小板数 $>(40\sim80)\times10^9/L$，血小板寿命2~3d
    - 血小板功能持续异常，血小板第3因子活性降低，血小板黏附性降低，对二磷酸腺苷凝集反应降低
    - PAIg阳性率95%
- **辅助检查**
  - 血常规
    - 血小板计数(PLT)常 $\leq100\times10^9/L$，多在 $20\times10^9/L$ 以下，慢性型PLT非急性发作一般在 $(30\sim80)\times10^9/L$
    - 血小板计数(PLT) $\geq50\times10^9/L$，可无出血症状
    - PLT $\leq10\times10^9/L$，可出现广泛或自发性出血
  - 骨髓检查
    - 急性型患者幼稚巨核细胞明显增多
    - 慢性型患者巨核细胞数显著增多，包浆呈空泡变性
  - 血小板相关抗体检测
    - 可见PAIgG含量明显增高
  - 其他
    - 出血时间延长、血清凝血酶原消耗不良、束臂试验阳性
    - 慢性型患者血小板黏附和聚集功能可异常
- **治疗要点**
  - 一般治疗
    - 适当限制活动，重者卧床休息，避免外伤，积极预防和控制感染
    - 局部出血者压迫止血
    - 忌用抑制血小板功能的药物，如阿司匹林及抗组胺药等

- **(续)治疗要点**
  - **免疫抑制**
    - 轻型患儿无需特殊治疗;出血明显,血小板 < $30 \times 10^9/L$ 者,需要免疫抑制等治疗
    - 糖皮质激素
      - 包括甲基泼尼松龙(常用)、地塞米松、泼尼松
      - 用药至血小板数回升至接近正常水平即可逐渐减量,一般不超过4周
      - 停药后如复发,可再用泼尼松治疗
    - 大剂量静脉丙种球蛋白用于不宜采用糖皮质激素治疗者及激素治疗无效的急性型患儿和危重型ITP患儿
  - **输注血小板和红细胞**
    - 通常不主张输血小板,只有严重出血、危及生命时输注,需同时予以大剂量肾上腺皮质激素
    - 因出血致贫血者可输浓缩红细胞
  - **脾切除术**
    - 适用于病程超过1年,PLT持续 < $50 \times 10^9/L$,有较严重的出血症状,内科治疗效果不好者
    - 手术宜在6岁以后进行,10岁以内发病者,其5年自然缓解机会较大,尽可能不做脾切除
- **护理诊断/问题**
  - **皮肤黏膜完整性受损** — 与血小板减少致皮肤黏膜出血有关
  - **有感染的危险** — 与糖皮质激素和(或)免疫抑制剂应用致免疫功能下降有关
  - **潜在并发症** — 内脏出血
  - **恐惧** — 与严重出血有关
- **护理措施**
  - **止血**
    - 口、鼻黏膜出血,可用浸有1%麻黄碱或0.1%肾上腺素的棉球、纱条或吸收性明胶海绵压迫止血
    - 压迫止血无效者,可以油纱条填塞,2~3d后更换
    - 遵医嘱给止血药、输同型血小板
  - **避免损伤**
    - 急性期应减少活动,避免受伤,有明显出血时应卧床休息
    - 尽量减少肌内注射或深静脉穿刺,必要时延长压迫时间
    - 禁食坚硬、多刺的食物,防止损伤口腔黏膜及牙龈而出血
    - 保持大便通畅,防止用力大便时腹压增高而诱发颅内出血
    - 家具的尖角用软垫子包扎,忌玩锐利玩具,限制剧烈运动
  - **预防感染** — 与感染患儿分室居住,保持出血部位清洁,注意个人卫生,严格无菌技术操作
  - **密切观察病情变化**
    - 观察皮肤瘀点、瘀斑变化,监测血小板数量变化,血小板极低者观察有无其他出血情况
    - 监测生命体征,记录出血量,观察神志、面色,有无失血性休克、颅内出血、脑疝、消化道及肾出血
  - **消除恐惧心理** — 出血及止血均可使患儿产生恐惧心理,应关心、安慰患儿,向其讲明道理,以取得合作
  - **健康教育**
    - 指导预防损伤的措施,不使用锐利工具,不做剧烈运动,常剪指甲,使用软毛牙刷
    - 指导进行自我保护,忌服阿司匹林类药物,避免接触感染患儿,避免感冒
    - 教会家长识别出血征象和学会压迫止血的方法,一旦发现出血,立即到医院复查或治疗
    - 脾切除患儿术后2年内应定期随诊,遵医嘱应用抗生素和丙种球蛋白,以增强抗感染能力

第十三章 血液系统疾病患儿的护理

- **概述**
  - 血友病是一组X连锁隐性遗传性出血性疾病，临床分为血友病A（凝血因子Ⅷ缺陷症）和血友病B（凝血因子Ⅸ缺陷症）两型，分别由血浆凝血因子Ⅷ（F8）和凝血因子Ⅸ（F9）基因突变所致。共同特点为终生轻微损伤后发生长时间的出血
- **病因病机**
  - 病因：血友病A、B为X连锁隐性遗传，由女性传递，男性发病，多有家族史
  - 发病机制：凝血因子Ⅷ、Ⅸ缺乏，使凝血过程中的凝血活酶生成减少，引起血液凝固障碍，导致出血倾向
- **临床表现**
  - 血友病A
    - 终生出血为其重要的临床特征
    - 表现为自发性、轻微外伤后出血难止或创伤、手术后严重出血
    - 多数患儿在1~2岁开始爬行、走路后发病，严重者生后3周即自发性或创伤后出血不止
    - 关节出血
      - 关节出血是血友病A最常见且最具特征性的表现，是患儿致残的主要原因，常见于负重的大关节
      - 临床分期
        - 急性关节出血期
          - 出血主要发生在关节内的滑膜
          - 初期关节内麻木、紧张感，后发展为关节肿、痛、温度升高、活动受限
          - 若及时治疗，症状可于6~8h开始减轻，12~24h缓解
        - 慢性滑膜炎期
          - 关节反复出血，导致出血-滑膜炎症增生-出血的恶性循环
        - 慢性血友病关节病期
          - 关节软骨不可逆性损伤，表现为关节软组织挛缩、肌肉萎缩及成角畸形
          - 晚期滑膜纤维化、节间隙狭窄融合、关节强直畸形、功能丧失
    - 深部肌肉软组织出血
      - 发生率仅次于关节出血，多在外伤、肌肉过度活动后发生
      - 常发生于用力肌群，表现为局部肿胀、疼痛及压迫症状，甚至导致远端肌肉缺血、坏死
    - 皮肤黏膜出血
      - 是血友病A较常见的出血部位，但不是特征性表现
    - 拔牙后延迟出血
      - 是血友病A另一特征性表现
    - 危及生命的出血
      - 中枢神经系统、颅内出血；颈部、舌或喉咽部出血；胃肠道、腹腔内出血；严重创伤出血等
  - 血友病B
    - 表现与血友病A相似，但重型患者少，轻型患者较多
    - 女性携带者也可出血
- **辅助检查**
  - 筛查试验：内源性凝血途径异常
  - 确诊试验：测定血浆FⅧ或FⅨ促凝活性降低，有助于判断血友病的类型、病情轻重及指导治疗
  - 基因诊断：可用基因探针、DNA印迹技术、限制性片段长度多态性开展血友病携带者及产前诊断
- **治疗要点**
  - 替代治疗
    - 输注凝血因子制品是目前唯一有效的止血措施
    - 血友病A首选应用重组人凝血因子Ⅷ（rhF Ⅷ）制品或人血浆源性FVIII浓缩物、新鲜冰冻血浆
    - 血友病B首选应用重组人凝血因子FⅨ（rhF Ⅸ）制品或血浆源性FⅨ浓缩制剂
    - 无条件使用上述两种制剂时可用凝血酶原复合物，或酌用新鲜冰冻血浆
  - 血友病抑制物的诊治
    - 可选用大剂量F Ⅷ或F Ⅸ浓缩剂、肾上腺皮质激素、环磷酰胺、免疫球蛋白、凝血酶原复合物或rhF Ⅷ/rhF Ⅸ，也可使用血浆置换
  - 辅助治疗
    - 去氨加压素
      - 治疗轻型血友病A患者和血浆F Ⅷ或F Ⅸ促凝活性水平较低的血友病A基因携带者出血
    - 抗纤溶药物
      - 可用于轻型血友病者，或与替代治疗同时使用
      - 对口腔、舌、扁桃体、咽喉部出血及拔牙引起的出血效果好
      - 对关节、深部肌肉及内脏出血效果差
      - 血尿、肾功能不全及休克时禁用，避免与凝血酶原复合物等凝血因子制品合用
      - 常用有氨甲环酸、氨基己酸、氨甲环酸溶液
    - 局部止血
      - 压迫止血、加压包扎、局部冷敷等

- **(续)治疗要点**
  - 预防治疗 — 出血发生前，定期输注凝血因子制品，是重型血友病患者的最佳治疗策略
- **护理诊断/问题**
  - 潜在并发症 — 出血
  - 组织完整性受损 — 与凝血因子缺乏致出血有关
  - 疼痛 — 与关节腔出(积)血及皮下、肌肉血肿有关
  - 躯体活动障碍 — 与关节腔积血，肿痛、活动受限及关节畸形、功能丧失有关
  - 有长期低自尊的危险 — 与疾病终生性有关
- **护理措施**
  - 防治出血
    - 预防出血
      - 养成安静的生活习惯，动作轻柔、剪短指甲、衣着宽松
      - 尽可能口服用药，避免或减少肌内注射，必须注射时采用细针头，并延长按压时间
      - 避免各种手术，必须手术时，应在术前、术中、术后补充凝血因子
      - 有出血倾向时限制活动，卧床休息，出血停止后逐步增加活动量
    - 遵医嘱输注凝血因子并观察有无不良反应
      - 有反应者酌情减慢输注速度
      - 严重反应者停止输注，将制品和输液器保留送检
    - 局部止血
      - 皮肤、口、鼻黏膜出血 — 局部加压或冷敷止血，或用肾上腺素等药物止血
      - 关节出血
        - 卧床休息，停止活动
        - 局部冷敷止血，适当包扎，将肢体固定在功能位置；抬高患肢
        - 按医嘱及时补充凝血因子
        - 出血多必须穿刺时注意无菌技术操作
        - 肿胀消退后逐步帮助恢复关节活动和功能
      - 其他脏器严重出血 — 及时补充血容量，补充凝血因子做急救处理
  - 病情观察
    - 观察生命体征、神志、皮肤黏膜瘀斑(点)增减及血肿消退情况
    - 记录出血量，及时发现内脏及颅内出血
    - 患者出现易怒、嗜睡、头痛、意识混乱、恶心、呕吐等症状时，应怀疑为颅内出血并组织抢救
  - 心理支持
    - 安慰和鼓励悲观、焦虑的患者
    - 分析本次出血的诱发因素及指导实施预防再出血的措施
    - 年长儿参与自身护理，鼓励其表达自身想法，安排同学、同伴探望
  - 健康教育
    - 增强患儿和家长的保护意识，指导家长采取预防性措施
      - 患儿养成良好的生活习惯，提供安全的家庭环境
      - 告知老师和学校卫生员患儿的病情及应限制的活动
    - 教会患儿和家长必要的应急护理措施，如局部止血的方法
    - 鼓励规律、适度的体格锻炼和运动
    - 禁用含有影响血小板功能的药物
    - 对家长进行遗传咨询，基因携带者孕妇应行产前检查，控制患儿及携带者的出生

第十四章 神经系统疾病患儿的护理

本章扫码做题

概述

- 神经系统包括中枢神经系统、周围神经系统和自主神经系统
- 中枢神经系统
  - 起着控制枢纽的作用，主要由脑和脊髓组成
- 周围神经系统
  - 包括12对脑神经、31对脊神经、躯体神经等
- 自主神经系统
  - 包括交感神经和副交感神经
  - 自主神经调节无意识过程以控制不随意的躯体功能
- 各系统相互协调作用完成对躯体、智力和情绪活动的控制
- 儿童生长发育过程中，神经系统发育最早，速度亦快
- 各年龄阶段具有一定的解剖生理特点和正常的表现特征

脑

- 脑是中枢神经系统的核心，儿童脑的发育是一个连续动态的成熟过程
- 在胎儿期神经系统最先开始发育，出生时大脑表面已有较浅而宽的沟回
- 出生时脑发育不完善，脑皮质较薄，细胞分化较差，髓鞘形成不全，灰质和白质的分界不明显
- 生后3个月时神经纤维髓鞘逐渐形成，但神经活动不稳定，反应较慢且易于泛化，表现为肌肉张力较高，常出现无意识的手足徐动
- 婴幼儿时期遇到强刺激时易发生昏睡或惊厥
- 随着年龄增长，大脑发育逐渐成熟与复杂化
  - 1岁时完成脑发育的50%
  - 3岁时完成脑发育的75%
  - 6岁时完成脑发育的90%
- 在基础代谢状态下，儿童脑耗氧量占机体总耗氧量50%，而成人为20%，故儿童对缺氧的耐受性较成人差

- **脊髓**
  - 脊髓是脑部神经冲动上传下递的通道
  - 儿童出生时脊髓结构已较完善，功能基本成熟，2岁时其结构接近成人
  - 脊髓的结构发育与脊柱发育相对不平衡
    - 胎儿3个月时两者等长
    - 新生儿脊髓下端在第2腰椎下缘
    - 4岁时脊髓达到第1~2腰椎之间
  - 腰椎穿刺位置
    - 婴幼儿时期行腰椎穿刺位置要低，以免损伤脊髓
    - 婴幼儿以第4~5腰椎间隙为宜
    - 4岁以后以第3~4腰椎间隙为宜
  - 脊髓的功能发育与运动发展相平行，脊髓功能不断完善，运动功能更加成熟
- **脑脊液**
  - 正常小儿脑脊液的量和压力随着年龄的增长和脑室的发育逐渐增加
  - 新生儿脑脊液的量少、压力低，故抽取脑脊液较困难
- **神经反射**
  - 生理反射
    - 终生存在的反射
      - 角膜反射、瞳孔对光反射、结膜反射及吞咽反射等出生时已存在，终身不消失
      - 腹壁反射、提睾反射及腱反射等，1岁后可引出并较稳定
      - 当神经系统发生病理改变时，以上反射可减弱或消失
    - 暂时性反射（原始反射）
      - 觅食反射、拥抱反射、握持反射、吸吮反射及颈肢反射等，出生时已存在，以后逐渐消失
      - 吸吮反射于1岁左右完全消失
      - 觅食反射、拥抱反射、握持反射于出生后3~4个月消失
      - 颈肢反射于生后5~6个月消失
      - 当神经系统发生病理改变时，这些反射存在与消失的时间将发生变化
  - 病理反射
    - 包括巴宾斯基征（Babinski）、戈登征（Gordon）、奥本海姆征（Oppenheim）等
    - 正常2岁以下婴幼儿，Babinski征阳性可为生理现象，2岁以上或单侧阳性提示锥体束损伤

第十四章 神经系统疾病患儿的护理

概述

化脓性脑膜炎(PM)是由各种化脓性细菌感染引起的急性脑膜炎症,是儿童,尤其婴幼儿时期常见的中枢神经系统感染性疾病,如不及时治疗可遗留各种神经系统后遗症

病因

- 致病菌侵袭
  - 0~2个月婴儿易患肠道革兰阴性杆菌和金黄色葡萄球菌脑膜炎
  - 3个月~3岁婴幼儿易患流感嗜血杆菌脑膜炎
  - 5岁以上儿童易患脑膜炎球菌、肺炎链球菌脑膜炎,由脑膜炎球菌引起的脑膜炎呈流行性
- 机体免疫状态
  - 儿童机体免疫能力较弱,血-脑屏障功能较差,致病菌易侵入机体
  - 新生儿IgM含量低,易患革兰阴性杆菌感染,易患大肠埃希菌败血症
  - 新生儿、婴幼儿血清中分泌型IgA含量较低,易患呼吸道和胃肠道感染,导致化脓性脑膜炎

发病机制

- 致病菌通过体内感染灶,如上呼吸道、胃肠道黏膜、新生儿皮肤、脐部等经血流、血脑屏障侵入脑膜
- 通过邻近组织器官感染,如鼻窦炎、中耳炎、乳突炎扩散波及脑膜
- 与颅腔形成直接通道,如颅骨骨折、皮肤窦道、脑脊液膨出,使细菌直接进入蛛网膜下腔
- 在细菌毒素和多种炎症相关细胞因子作用下发生炎性反应

临床表现

- 典型表现
  - 感染性全身性中毒症状 — 发热、烦躁不安、面色灰白
  - 急性脑功能障碍症状 — 进行性的意识改变,出现精神萎靡、嗜睡、昏睡、昏迷
  - 颅内压增高
    - 年长儿表现 — 持续性剧烈头痛、频繁呕吐、畏光等
    - 婴幼儿表现 — 易激惹、尖声哭叫、双眼凝视、惊厥等
    - 体征 — 前囟增大、隆起、张力增高,颅骨缝增宽、头围增大
    - 严重时可合并脑疝,出现呼吸不规则、两侧瞳孔不等大,对光反射减弱或消失
  - 脑膜刺激征 — 颈强直(最常见)、克尼格征(Kernig)、布鲁金斯基征(Brudzinski)阳性
- 非典型表现
  - 3个月以下患儿症状不典型
  - 表现为体温升高或降低,甚至体温不升,面色青紫或苍白,吸吮力差、拒乳呕吐、黄疸加重
  - 肌张力减弱或不典型性惊厥发作,颅骨缝和囟门的缓冲作用使颅内压增高和脑膜刺激征表现不明显
- 并发症
  - 硬脑膜下积液
    - 患肺炎链球菌和流感嗜血杆菌脑膜炎的婴儿多见
    - 经48~72h治疗,发热不退或退后复升,病情无好转或反复,应首先考虑
    - 行颅内透照检查或CT扫描有助于确诊
    - 如行硬膜下穿刺,积液量<2.0mL、蛋白质>0.4g/L,即可确诊
  - 脑室管膜炎
    - 多见于革兰阴性杆菌感染且治疗延误的婴儿
    - 出现高热不退、前囟饱满、惊厥频繁、呼吸衰竭等病情加重的症状
    - CT检查可见脑室扩大,脑室穿刺检查脑室液白细胞数$\geq 50\times10^6$/L,即可确诊
    - 脑脊液检查始终异常,病死率和致残率较高
  - 脑积水
    - 脑膜炎症导致脑脊液循环障碍所致
    - 婴儿头围迅速增大,颅骨缝裂开、头皮变薄、静脉扩张,额大面小
    - 严重脑积水患儿可形成双目下视,巩膜外露的特殊表情,称“落日眼”
    - 颅骨缝裂开,头颅叩诊可呈“破壶音”
  - 其他 — 部分患儿可有听力丧失、视力损伤、精神发育迟缓、癫痫和行为障碍等表现

辅助检查

- 脑脊液
  - 脑脊液检查为本病确诊的重要依据,涂片革兰染色检查可早期确定致病菌,指导治疗
  - 脑脊液典型改变为压力增高,外观混浊或呈乳白色,白细胞总数明显增多达1000×10^6/L以上,白细胞分类以中性粒细胞为主
  - 糖和氯化物含量显著下降,糖<1.1mmol/L,甚至难以测出;蛋白质明显增高,定量>1.0g/L
- 血液
  - 血常规 — 外周血白细胞计数为$(20\sim40)\times10^9$/L,白细胞分类以中性粒细胞增高为主
  - 血培养 — 病程早期未使用抗生素,血培养阳性率较高,可帮助确定致病菌
- 头颅CT — 可确定脑水肿、脑膜炎、脑室扩大、硬脑膜下积液等病理改变

第二节　化脓性脑膜炎(PM)患儿的护理

- **治疗要点**
  - **抗生素治疗**
    - 选用对病原菌敏感、易透过血脑屏障、毒性低的抗生素，如头孢曲松或头孢噻肟
    - 早期、联合、足量、足疗程静脉给药，力求24h内杀灭脑脊液中的致病菌
    - 流行性脑脊髓膜炎应用药7~10d
    - 肺炎链球菌、流感嗜血杆菌脑膜炎应静脉滴注给药10~14d
    - 金黄色葡萄球菌和革兰阴性菌脑膜炎应用药21d以上
  - **肾上腺皮质激素治疗**
    - 抑制多种炎症因子的产生，降低血管通透性，减轻脑水肿及颅内高压症状
    - 常用地塞米松0.6mg/(kg·d)，分4次静脉给药，连续2~3d
  - **对症及支持治疗**
    - 高热者可酌情应用退热药物
    - 颅内压增高应给予20%甘露醇降颅压
    - 惊厥发作可用地西泮、苯巴比妥等镇静止惊剂
    - 保证能量摄入、维持水、电解质及酸碱平衡
  - **并发症治疗**
    - 硬脑膜下积液
      - 采取硬膜下穿刺放出积液的方法，每次放出积液量为每侧15mL以内
      - 多数患儿的积液可逐渐减少而治愈
    - 脑室管膜炎——采取侧脑室穿刺引流的方法缓解症状，同时应用适宜抗生素行脑室内注入
    - 脑积水——可行正中孔粘连松解、导水管扩张及脑脊液分流手术进行治疗
- **护理诊断/问题**
  - **体温过高**——与细菌感染有关
  - **潜在并发症**——颅内压增高
  - **有受伤的危险**——与惊厥发作有关
  - **营养失调：低于机体需要量**——与摄入不足、机体消耗增多有关
  - **焦虑(家长)**——与疾病预后不良有关
- **护理措施**
  - **维持正常体温**
    - 保持室内安静清洁、空气新鲜，温湿度适宜
    - 高热患儿需卧床休息，监测体温，采取适当降温措施，降低脑的耗氧量，防止发生惊厥
    - 退热时及时更换汗湿衣裤，注意保暖，保持皮肤、床单、被套干燥清洁，鼓励多饮水
    - 及时记录降温效果，记录液体出入量
    - 遵医嘱给予退热和抗生素等药物治疗，了解药物相关知识，严格执行操作规范
  - **密切观察病情变化**
    - 生命体征观察
      - 密切监测生命体征，观察患儿意识状态、面色、神志、瞳孔、囟门等变化
      - 记录观察结果，早期预测病情变化，警惕惊厥发作、脑疝及呼吸衰竭的发生
    - 并发症观察
      - 硬脑膜下积液——当婴儿经48~72h治疗，发热不退或退后复升，病情无好转或反复时，应首先考虑
      - 脑积水——高热不退，反复惊厥发作，前囟饱满，颅缝裂开，频繁呕吐，出现“落日眼”，提示出现脑积水
  - **防止外伤、意外**
    - 保持环境和患儿安静，护理操作轻柔、集中进行，修剪患儿指甲，专人守护和陪伴患儿
    - 对呕吐频繁的患儿应使其头偏向一侧，及时清除呕吐物，防止误吸和吸入窒息
    - 惊厥发作时头偏向一侧，予以口腔保护以免舌咬伤，拉好床挡，适当约束患儿，避免躁动及惊厥时受伤或坠床
    - 协助患儿生活护理，做好口腔护理，保持口腔清洁
    - 保持臀部清洁、干燥，必要时在肩胛、臀部使用气垫，预防压力性损伤的发生
  - **保证充足的营养**
    - 给予高热量、高蛋白、高维生素、易消化的清淡流质或半流质饮食
    - 根据病情程度选择补充营养的方式，如少量多餐进食，必要时鼻饲或静脉输液
  - **心理护理**
    - 给予家长和患儿心理安慰和关爱，消除焦虑、恐惧心理
    - 根据患儿和家长对疾病的接受程度介绍病情、治疗护理目的和预后，使其主动配合、增强信心
  - **健康教育**
    - 积极宣传化脓性脑膜炎的预防知识
    - 对恢复期和有神经系统后遗症的患儿，与家属一起制定系统且行之有效的功能训练计划
    - 指导家长具体的护理措施，促进机体康复

第十四章 神经系统疾病患儿的护理

- **概述**
  - 病毒性脑炎是多种病毒感染引起的颅内急性炎症。若病变主要累及脑实质则称为病毒性脑炎，若病变主要累及脑膜则称为病毒性脑膜炎，大多数患儿病程呈自限性
- **病因**
  - 80% 为肠道病毒感染，如柯萨奇病毒、埃可病毒，其次为单纯疱疹病毒、腮腺炎病毒、虫媒病毒等
- **发病机制**
  - 病毒经呼吸道、肠道等途径侵入人体，在淋巴细胞内繁殖后入血，形成病毒血症
  - 病毒通过血–脑屏障侵犯脑实质和脑膜，出现中枢神经系统症状
- **临床表现**
  - 病毒性脑膜炎
    - 多先有上呼吸道或消化道感染病史，表现为发热、恶心、呕吐
    - 婴儿可出现烦躁不安，易激惹
    - 年长儿可出现头痛、颈背疼痛，脑膜刺激征阳性
    - 很少发生严重意识障碍和惊厥，病程多 1~2 周
  - 病毒性脑炎
    - 前驱症状：急性全身感染症状，如发热、头痛、呕吐、腹泻等
    - 中枢神经系统症状
      - 惊厥：多数为全身性发作，严重者呈惊厥持续状态
      - 意识障碍
        - 轻者反应淡漠、迟钝、嗜睡或烦躁
        - 严重者可有昏迷等意识改变
      - 颅内压增高
        - 头痛、呕吐，婴儿前囟饱满
        - 严重者出现呼吸节律不规则或瞳孔不等大的脑疝症状
      - 运动功能障碍：根据受损部位不同，可出现偏瘫、不自主运动、面瘫、吞咽障碍等
      - 神经情绪异常
        - 病变累及额叶底部、颞叶边缘系统
        - 可出现躁狂、幻觉、失语以及定向力、计算力与记忆障碍
    - 病程：一般 2~3 周，多数可完全恢复，少数遗留癫痫、肢体瘫痪、智力倒退等后遗症
  - 病毒性脑炎的临床症状较脑膜炎严重，重症脑炎易在急性期死亡或发生后遗症
- **辅助检查**
  - 脑脊液检查
    - 压力正常或增高，外观清亮
    - 白细胞总数轻度增多（$<300\times10^6$/L）
    - 病程早期以中性粒细胞为主，后期以淋巴细胞为主
    - 蛋白质大多数正常或轻度升高
    - 糖和氯化物一般在正常范围
  - 病毒学检查
    - 部分患儿取脑脊液行病毒分离及特异性抗体测试为阳性
    - 恢复期患儿血清特异性抗体滴度高于急性期 4 倍以上时具有诊断意义
  - 脑电图
    - 早期以弥漫性或局限性异常慢波背景活动为特征，少数伴有棘波、棘–慢综合波
    - 慢波背景活动只能提示异常脑功能；某些患者脑电图可正常

- **治疗要点**
  - 对症治疗和支持疗法
    - 卧床休息,维持体温正常及水、电解质平衡
    - 合理供给营养,对营养状况不良者给予静脉营养剂或白蛋白
  - 控制脑水肿和颅内高压
    - 严格限制液体入量,过度通气时将 $PaCO_2$ 控制于20~25kPa,静脉注射甘露醇
  - 控制惊厥发作
    - 惊厥发作时,给予地西泮、苯妥英钠等止惊剂
  - 抗病毒治疗
    - 疱疹病毒脑炎可用阿昔洛韦治疗
    - 其他病毒感染可酌情选用干扰素、更昔洛韦、利巴韦林,静脉注射免疫球蛋白等
  - 抗生素治疗
    - 对于重症婴幼儿或继发细菌感染者,适当给予抗生素
- **护理诊断/问题**
  - 体温过高——与病毒血症有关
  - 有受伤的危险——与惊厥有关
  - 急性意识障碍——与脑实质炎症有关
  - 躯体活动障碍——与昏迷、瘫痪有关
  - 潜在并发症——颅内压增高
- **护理措施**
  - 及时给予降温处理
    - 保持病室安静,空气新鲜,保持舒适体位
    - 监测患儿体温、热型及伴随症状,遵医嘱药物降温
    - 评估患儿有无脱水症状,保证摄入足够的液体量
  - 注意患儿安全
    - 专人守护,惊厥发作时立即置压舌板或舌垫于上齿与下齿之间,取侧卧位,适当应用约束带
  - 昏迷的护理
    - 昏迷患儿侧卧位,定时翻身及按摩皮肤
    - 轻拍患儿背部,促使其排出痰液,避免坠积性肺炎
  - 积极促进机体功能的恢复
    - 恢复脑功能
      - 去除影响情绪的不良因素,创造良好的环境
      - 针对幻觉、定向力错误的现象采取措施,提供保护性照顾
    - 恢复肢体功能
      - 保持肢体呈功能位置,病情稳定后逐渐进行肢体的被动或主动功能锻炼
      - 注意循序渐进,采取保护措施,在改变锻炼方式时加强指导,耐心帮助、给予鼓励
  - 密切观察病情变化及时发现问题并处理
    - 观察瞳孔及呼吸变化——呼吸节律不规则、两侧瞳孔不等大、对光反应迟钝,多提示发生脑疝及呼吸衰竭
    - 观察意识变化——如患儿出现烦躁不安、意识障碍,应警惕是否存在脑水肿
  - 健康教育
    - 向患儿及家属介绍病情、用药指导及护理方法,做好心理护理
    - 向家长提供日常生活护理及保护患儿的一般知识
    - 指导并鼓励家长坚持智力训练和瘫痪肢体的功能锻炼

第十四章 神经系统疾病患儿的护理

- **概述**
  - 癫痫发作是由于脑部神经元发作性异常放电引起脑功能障碍的一组临床症状，表现为意识障碍、抽搐、精神行为异常等，多数癫痫发作持续时间短暂呈自限性
  - 癫痫是多种原因引起的脑部慢性疾患，是脑内神经元反复发作性异常放电导致突发性、暂时性脑功能失常，临床出现意识、运动、感觉、精神或自主神经运动障碍。多数癫痫在儿童期发病
- **病因**
  - 遗传因素
    - 多数为单基因遗传
  - 脑内结构异常
    - 如脑发育畸形、宫内感染、脑外伤后遗症等
  - 诱发因素
    - 年龄、内分泌、睡眠等均与癫痫发作有关
    - 饥饿、过饱、饮酒、劳累、感情冲动等均可诱发癫痫发作
- **临床表现**
  - 癫痫发作
    - 局灶性发作
      - 单纯局灶性发作
        - 以局灶性运动性发作最常见
        - 表现为面、颈、四肢某部分的强直或阵挛性抽动，头、眼持续同向偏斜，无意识丧失，发作约10~20s
        - 部分局灶运动性发作后，抽动部位可出现暂时性瘫痪，称为Todd麻痹
      - 复杂局灶性发作
        - 意识部分丧失，精神行为异常，如吞咽、咀嚼、摸索、自语等
    - 全部性发作
      - 强直-阵挛发作
        - 临床最常见，发作时突然意识丧失，全身骨骼肌出现剧烈的强直性收缩，呼吸肌强直收缩，发出尖叫声，呼吸暂停，发绀，常有舌咬伤、尿失禁发生
        - 强直症状持续数秒至数十秒后出现较长时间反复的阵挛，即全身肌肉节律性抽搐，口吐白沫，持续约1~5min逐渐停止
        - 发作后深睡，醒后出现头痛、嗜睡、乏力、烦躁等现象
      - 失神发作
        - 以意识丧失为主要症状，表现为双眼凝视，正在进行的活动突然停止，持续数秒钟后即恢复，对所发生的情况无记忆；每天可频繁发作数十次
      - 肌阵挛发作
        - 广泛性脑损害患儿多见，表现为全身或局部骨骼肌突然短暂收缩，如突然点头、身体前倾、两臂抬起等，严重者可致跌倒
      - 失张力发作
        - 肌肉张力突然短暂性丧失，同时伴意识障碍；若累及全身肌肉，可突然跌倒，伤及头部
      - 痉挛发作
        - 最常见婴儿痉挛，表现为点头、伸臂、弯腰、踢腿等
  - 癫痫综合征
    - 良性癫痫
      - 2~14岁多见，9~10岁为发病高峰
      - 多数患儿入睡后或觉醒前从口面部开始，呈局灶性发作，很快发展至全身强直-阵挛发作，意识丧失
      - 智力发育正常，体格检查无异常发现，常有家族史
      - 用药物控制效果良好，一般15~19岁前停止发作，2%以下病例可继续癫痫发作
    - 失神癫痫
      - 3~13岁起病，6~7岁为发病高峰，女孩＞男孩
      - 常因过度换气、情绪及注意力改变而诱发
      - 临床特点
        - 频繁而短暂的失神发作，每日数次或数十次，每次数秒
        - 意识障碍突然发生、突然恢复
        - 发作时不跌倒，发作后不能回忆发作情况、并无头痛嗜睡等症状
      - 体格检查无异常，预后多良好，用药容易控制
    - 婴儿痉挛（West综合征）
      - 婴儿期起病，生后4~7个月为发病高峰，男孩＞女孩
      - 频繁的强直痉挛发作
        - 屈曲性
          - 发作时婴儿呈点头、屈腿状
        - 伸展性
          - 发作时角弓反张，肢体频繁颤动，在入睡不久和刚醒时加重
        - 混合型
          - 屈曲性表现和伸展性表现混合
  - 癫痫持续状态
    - 癫痫一次发作持续30min以上，或反复发作间歇期意识不能完全恢复达30min以上者，称为癫痫持续状态
    - 临床多见强直-阵挛持续状态，颅内、外急性疾病均可引起，为儿科急症
  - 睡眠障碍
    - 癫痫患儿发生睡眠障碍可能性大，可能与白天注意力障碍和社会行为异常有关
    - 睡眠障碍可影响癫痫的控制及患儿行为、神经心理发育
    - 诊断和解决睡眠问题可促进癫痫发作的控制

- **辅助检查**
  - 脑电图 — 是确诊癫痫发作与癫痫最重要的检查手段，典型脑电图为棘波、尖波、棘-慢复合波等癫痫样波
  - 影像学检查 — 对脑电图提示局灶性发作或局灶-继发全部性发作的患儿，应进行CT、MRI等颅脑影像学检查
- **治疗要点**
  - 抗癫痫药物
    - 先选用单种药物，从小剂量开始直至完全控制发作
    - 单种药物不能控制时，选用多种药物联合治疗
    - 服药后2~4年完全不发作，再经3~6个月逐渐减量过程后方可停药
    - 常用药物有丙戊酸钠、氯硝西泮、左乙拉西坦
    - 左乙拉西坦对4岁以上儿童部分性发作和难治性癫痫儿童安全有效
    - 癫痫持续状态时，可静脉注射足量地西泮，同时采取支持疗法，维持正常生命功能
  - 手术治疗
    - 首先必须是被诊断为抗癫痫药物治疗无效的难治性癫痫
    - 充分进行术前评估后实施手术治疗，如颞叶病灶切除
    - 手术可完全治愈或不同程度的改善癫痫症状
    - 伴有进行性大脑疾病、严重精神智能障碍等患儿禁忌手术
- **护理诊断/问题**
  - 有窒息的危险 — 与喉痉挛、呼吸道分泌物增多有关
  - 有受伤的危险 — 与癫痫发作时抽搐有关
  - 潜在并发症 — 脑水肿、酸中毒、呼吸衰竭、循环衰竭
  - 知识缺乏 — 患儿家长缺乏癫痫发作的急救知识及正确服用抗癫痫药物知识
- **护理措施**
  - 维持气道通畅
    - 发作时立即使患儿平卧，头偏向一侧，松解衣领
    - 舌后坠者用舌钳将舌拉出，防止窒息
    - 在患儿上、下臼齿之间放置牙垫或厚纱布包裹的压舌板，防止舌咬伤
    - 保持呼吸道通畅，必要时吸痰，准备好开口器和气管插管用物
    - 给予低流量持续吸氧
  - 安全防护
    - 护理操作时勿强行按压肢体，以免引起骨折
    - 癫痫发作时保护患儿肢体，防止抽搐时碰撞造成皮肤破损、骨折或脱臼、坠床
    - 移开周围可能导致受伤的物品，拉紧床挡，专人守护
    - 意识恢复后仍要加强保护，以防因身体衰弱或精神恍惚发生意外事故
    - 适当活动与休息，避免情绪紧张、受凉或中暑、感染等，避免各种危险活动
  - 病情观察
    - 观察癫痫发作状态 — 发作时伴随症状，持续时间，生命体征、瞳孔大小，对光反射及神志改变
    - 观察呼吸变化 — 有无呼吸急促、发绀，监测动脉血气分析及结果
    - 观察循环衰竭征象 — 定时监测心率、血压，备好抢救物品、药品
    - 观察治疗效果 — 观察经抗癫痫治疗后，癫痫发作、智力和运动发育等状况的转归
  - 保持环境安静减少外部刺激
  - 健康教育
    - 加强围生期保健
      - 去除导致癫痫发作及癫痫发生的各种因素
      - 积极治疗、预防颅内感染等与癫痫发作及癫痫有关的原发病
    - 指导家长合理安排患儿生活与学习 — 保证充足睡眠，避免情绪激动、受寒、感染，禁止游泳或登高等运动
    - 指导用药，教会家长癫痫发作时的紧急护理措施
    - 解除患儿的精神负担
      - 给予关怀、爱护，有针对性地进行心理疏导
      - 鼓励患儿与同伴交流，帮助其建立信心，克服自卑、孤独、退缩等心理障碍

第十四章 神经系统疾病患儿的护理

概述

脑性瘫痪(CP)是指由于各种原因造成发育期胎儿或婴儿非进行性的脑损伤。临床以运动发育和姿势异常为主要特征,常伴有智力、感觉、行为异常

病因

母亲妊娠期异常情况

- 母体感染,尤其是风疹病毒感染
- 母亲摄入药物、接触放射线、缺氧和毒血症
- 母亲患糖尿病和营养不良等疾病
- 母亲多胎妊娠、胎儿脑发育畸形

出生时不良因素

- 缺氧窒息及机械损伤
- 新生儿早产、低体重、颅内出血等

婴儿期感染或创伤

- 婴儿脑部感染、头部创伤和长期缺氧均可导致脑部循环障碍

临床表现

运动障碍

- 运动障碍是脑瘫患儿最基本的表现
- 特征为运动发育落后和瘫痪肢体主动运动减少,肌张力、姿势及神经反射异常
- 运动障碍分型
  - 痉挛型
    - 约占脑瘫的70%,病变在锥体束
    - 表现为上肢肘、腕关节屈曲,拇指内收,手紧握拳状;下肢内收交叉呈剪刀腿和尖足
    - 粗大运动功能分级系统是目前评估脑性瘫痪患儿粗大运动功能情况最常用的方法之一
  - 手足徐动型
    - 约占脑瘫的20%,病变在基底神经节
    - 表现为不自主、不协调、无效的运动状态,紧张时加重、安静时减少、睡眠时消失
    - 面部呈鬼脸表情、吞咽困难和流涎
  - 肌张力低下型
    - 病变在锥体和锥体外系,多见于婴幼儿期
    - 表现为肢体瘫软,腱反射存在
  - 强直型
    - 病变在锥体外系,全身肌张力显著增高、僵硬
  - 共济失调型
    - 病变在小脑,婴儿期表现肌张力低下,肌腱反射不易引出
    - 2岁左右身体稳定性逐渐变差,上肢有意向性震颤,肌张力低下,步态蹒跚、摇晃,走路时两足间距加宽,四肢动作不协调
  - 震颤型
    - 表现为四肢静止性震颤
  - 混合型
    - 同时具有两种或两种以上类型,临床以手足徐动型与痉挛型并存多见

伴随症状

- 除运动障碍外,半数以上患儿伴有智力低下,听力、语言、视力障碍,认知和心理行为异常以及癫痫

辅助检查

发育迟缓筛查

影像学及脑电图检查

- 可确定脑损伤部位

- **治疗要点**
  - 早期发现、早期干预，按小儿发育规律实施综合治疗和康复
  - 功能训练有躯体训练、技能训练、语言训练等
  - 物理学治疗有针灸、理疗、按摩、推拿，辅助矫形器械或支具等
  - 药物及手术治疗矫正肢体畸形，减轻肌肉痉挛，促进正常运动发育，控制其他伴随症状
- **护理诊断/问题**
  - 生长发育迟缓——与脑损伤有关
  - 有废用综合征的危险——与肢体痉挛性瘫痪有关
  - 营养失调:低于机体需要量——与脑性瘫痪造成的进食困难有关
- **护理措施**
  - 饮食护理
    - 根据患儿年龄及进食困难程度实施饮食护理
    - 为患儿制定高热量、高蛋白及富有维生素、易消化的饮食计划
    - 鼓励多活动，以使其适应高代谢的需求
  - 功能训练
    - 体能运动训练——针对运动障碍和异常姿势进行的物理学手段训练
    - 技能训练
      - 根据患儿年龄制定各种功能训练计划，并选择适当的康复方法
      - 帮助和训练患儿上肢和手的精细运动，选择正确抱患儿的姿势
    - 语言训练——对伴有语言障碍者，制订相应运动方案，矫正其听力、发音、语言表达等缺陷
    - 进食训练
      - 鼓励患儿自我进食，保证正确的进食姿势，桌椅高度要合适
      - 进行口唇闭合锻炼，定时做舌的上下左右运动
      - 饭前按摩或热敷患儿面部两侧咬肌，饭后清洁口腔
  - 安全管理——保证环境安全，做到专人护理，必要时采取头部护具和垫床垫，防止患儿损伤
  - 心理关爱
    - 社会、家庭、学校全方位关爱脑瘫患儿
    - 鼓励患儿参加集体活动，调动其积极性，克服自卑、孤独心理
  - 健康教育
    - 教会家长照顾患儿的方法，如用药管理、身体康复及癫痫发作的处理
    - 制定切实可行的康复计划，包括儿童刺激计划、残疾患儿康复计划，寻找社会支持系统
    - 指导促进患儿心理健康，家长应给患儿更多的关爱与照顾

第十四章 神经系统疾病患儿的护理

概述

急性感染性多发性神经根神经炎又称吉兰-巴雷综合征，是儿童最常见的急性周围神经病。临床特征为急性进行性对称性弛缓性肢体瘫痪，伴有周围感觉障碍，病情严重者可引起呼吸肌麻痹而危及生命

病因

- 病因尚未完全明确，多数学者认为本病是免疫介导的迟发型超敏反应
- 感染是启动免疫反应的首要因素
- 最主要的感染因子为空肠弯曲菌、巨细胞病毒、EB病毒、带状疱疹病毒、肺炎支原体等

发病机制

- 病毒感染、创伤、手术等刺激因素改变机体免疫系统
- 淋巴细胞对髓鞘敏感，运动、感觉神经冲动传导速度减慢以致停滞

临床表现

运动障碍

- 进行性肌无力是突出的临床表现
- 多数患儿自肢体远端开始呈上行性麻痹进展
- 首先表现为肌张力减退，下肢对称性肌无力，足下垂、行走无力，易跌倒
- 2~3d扩展到上肢、躯干、胸、颈、面部、头部，呈对称性、迟缓性肢体瘫痪
- 急性起病者24h内即可出现严重的肢体瘫痪以及呼吸肌麻痹

脑神经麻痹

- 当两侧Ⅸ、Ⅹ、Ⅻ脑神经受累时，可出现进食呛咳、声音低哑、吞咽困难等症状
- 表现为对称或不对称脑神经麻痹，以面神经受损引起的面瘫最常见

感觉障碍

- 早期即有肌肉疼痛，下肢远端出现不同程度的感觉异常和麻木感
- 年长儿可表现为手套或袜套状分布感觉减退

自主神经功能障碍

- 视物不清，多汗、面色潮红，腹痛、便秘，一过性尿潴留，血压轻度升高或心律失常

辅助检查

脑脊液检查

- 80%~90%患儿出现蛋白-细胞分离的脑脊液特征性表现

神经肌电检查

- 以髓鞘脱失为主者，神经传导速度明显减慢
- 以轴索变性为主者，运动神经反应电位波幅明显降低

神经系统检查

- 肌力评级、运动能力和深浅感觉等障碍

治疗要点

支持治疗

- 摄入足够的水、能量及电解质，保证机体内环境稳定，吞咽困难者给予鼻饲
- 注意康复训练，配合针刺、理疗等，促进瘫痪肌群的肌力恢复

保持呼吸功能

- 咳嗽无力、黏稠分泌物聚积、呼吸困难者及时行气管插管或切开，必要时应用人工呼吸机

药物应用

- 连续5d静脉滴注大剂量免疫球蛋白，能明显缩短病程，降低呼吸肌麻痹发生率，改善预后
- 一般应用24~48h病情可停止进展

- **护理诊断/问题**
  - 躯体活动障碍 — 与肢体瘫痪、感觉障碍有关
  - 低效性呼吸型态 — 与呼吸肌瘫痪、咳嗽反射消失有关
  - 营养失调:低于机体需要量 — 与吞咽困难影响进食有关
  - 有皮肤完整性受损的危险 — 与肢体瘫痪、长期卧床、感觉异常有关
- **护理措施**
  - 促进肢体功能恢复
    - 保持肢体于功能位,防止发生足下垂、爪形手等
    - 帮助患儿做肢体被动运动,轻柔缓慢地进行按摩,幅度由小到大,由大关节到小关节
    - 恢复期鼓励、指导、督促患儿自主活动,强度适中、循序渐进、持之以恒
  - 改善呼吸功能
    - 空气新鲜,温湿度适宜
    - 鼓励患儿咳嗽,及时清理呼吸道分泌物,保持呼吸道通畅
    - 注意观察面色、呼吸、心率、血压及胸廓活动幅度
    - 呼吸困难者吸氧,极度呼吸困难、呼吸浅慢、咳嗽无力时应做好气管插管、机械通气准备
    - 已采用机械通气的患儿,定时拍背、雾化、吸痰,做好呼吸道管理
    - 持续心电监护,早期发现心律失常
  - 维持足够营养
    - 持续评估营养状况,给予高蛋白、高能量、高维生素易消化的饮食,少量多餐
    - 根据吞咽功能和咀嚼能力,选择流质或半流质饮食,防止误吸,不能经口进食者给予鼻饲
  - 皮肤护理
    - 评估皮肤颜色、受压程度和完整性,保持床单干净、整洁、无渣屑
    - 保持皮肤清洁,尤其是臀部、皱褶处
    - 定时翻身,减轻局部皮肤受压
  - 健康教育
    - 向家长解释疾病特点、患儿当前病情、主要治疗及护理措施
    - 指导家长对患儿定时翻身、更换体位,按摩受压部位,必要时使用保护器具,防止压力性损伤
    - 教会家长掌握帮助患儿进行训练的方法
    - 鼓励恢复期患儿坚持瘫痪肢体的主动锻炼,定期进行门诊复查

第十五章 内分泌疾病患儿的护理

本章扫码做题

- **定义**
  - 先天性甲状腺功能减低症简称甲减，是因先天性或者遗传因素引起甲状腺发育障碍、激素合成障碍、分泌减少，导致患儿生长障碍、智能落后，此病又称为呆小病或克汀病，是患儿常见的内分泌疾病
- **病因病机**
  - 散发性先天性甲低
    - 甲状腺不发育、发育不全或异位
      - 是造成甲状腺功能减低最主要的原因，多见于女孩
      - 其原因可能与基因遗传缺陷和免疫介导机制有关
    - 甲状腺激素合成途径障碍
      - 又称家族性甲状腺激素合成障碍
      - 大多为常染色体隐性遗传病，是引起先天性甲低第2位的原因
      - 多由于甲状腺激素合成途径中酶的缺陷所致
    - 促甲状腺素（TSH）、促甲状腺激素释放激素（TRH）缺乏
      - 又称下丘脑-垂体性甲低或中枢性甲低
      - 主要因垂体分泌TSH障碍造成甲状腺功能低下
    - 母亲因素
      - 又称暂时性甲低，因母亲妊娠期间服用抗甲状腺药物或母体存在抗甲状腺抗体
      - 通常可在3个月内好转
    - 甲状腺或靶器官反应低下
      - 甲状腺反应低下是由于甲状腺细胞质膜上的Gsα蛋白缺陷，使cAMP生成障碍而对TSH不敏感
      - 靶器官反应低下是由于甲状腺激素靶器官对T_3、T_4不敏感
  - 地方性先天性甲低
    - 多因孕妇饮食缺碘，使胎儿在胚胎期即因碘缺乏而导致甲状腺功能低下，从而造成不可逆的神经系统损害
- **病理生理**
  - 甲状腺激素的合成与分泌
    - 甲状腺的主要功能是合成甲状腺素（T_4）和三碘甲状腺原氨酸（T_3）
    - 甲状腺激素的分泌先由溶酶体将甲状腺球蛋白（TG）水解，使T_3、T_4分离再释放入血
    - 合成与分泌受下丘脑分泌的促甲状腺激素释放激素（TRH）和垂体分泌的TSH控制
  - 甲状腺激素的主要生理作用
    - 加速细胞内氧化过程，促进新陈代谢，增高基础代谢率
    - 促进蛋白质合成，增加酶活性
    - 提高糖的吸收和利用
    - 加速脂肪分解、氧化
    - 促进细胞、组织的分化、成熟
    - 促进钙、磷在骨质中的合成代谢和骨、软骨生长
    - 促进中枢神经系统的生长发育
- **临床表现**
  - 主要临床特征为生长发育落后、智能低下、基础代谢率降低
  - 新生儿甲低
    - 生理性黄疸消退延迟
    - 伴有反应迟钝、喂养困难、哭声低、腹胀、便秘、声嘶
    - 脐疝、体温低、前囟较大、后囟未闭、末梢循环差、皮肤粗糙、心率缓慢、心音低钝等
  - 婴幼儿甲低
    - 特殊面容
      - 头大、颈短、表情淡漠、皮肤苍黄、毛发稀少、面部黏液水肿、眼睑水肿、眼距宽、眼裂小、鼻梁宽平、唇厚舌大、舌常伸出口外
    - 生长发育迟缓
      - 骨龄发育落后、身材矮小、躯干长而四肢短，囟门关闭迟，出牙迟
    - 心血管功能低下
      - 脉搏弱、心音低钝，心脏扩大，可伴有心包积液，胸腔积液
      - 心电图呈低电压，P-R延长，传导阻滞等
    - 消化功能紊乱
      - 食欲缺乏、腹胀、便秘、大便干燥、胃酸减少
      - 易被误诊为先天性巨结肠
    - 神经系统功能障碍
      - 智力低下，运动发育障碍，动作发育迟缓，记忆力和注意力降低，听力下降，感觉迟钝
  - 地方性甲低
    - “神经性”综合征
      - 以共济失调、痉挛性瘫痪、聋哑和智力低下为特征
      - 身材正常且甲状腺功能正常或仅轻度减低
    - “黏液水肿性”综合征
      - 以显著的生长发育和性发育落后、黏液水肿、智能低下为特征
      - 血清T_4降低、TSH增高，约25%患儿甲状腺肿大

- **辅助检查**
  - 甲状腺功能检查
    - 测定血清T_3、T_4、TSH，以反映甲状腺功能，T_4降低，TSH明显增高可确诊，T_3可降低或正常
    - 新生儿出生后需进行甲状腺功能筛查
  - 骨龄测定
    - 通过X线拍片观察手腕、膝关节骨化中心的出现及大小加以判断
  - TRH刺激试验
    - 用于鉴别下丘脑或垂体性甲低
  - 甲状腺扫描
    - 可检查甲状腺先天缺如或异位
  - 基础代谢率测定
    - 基础代谢率低下
- **治疗要点**
  - 治疗原则
    - 不论病因在甲状腺或在下丘脑–垂体，一旦确诊立即治疗
    - 甲状腺发育不良的先天性甲低，需终身治疗
    - 新生儿筛查诊断的先天性甲低，治疗剂量应一次性给予足量；大龄下丘脑–垂体性甲低，甲状腺素治疗从小剂量开始，同时给予生理需要量皮质素治疗
    - 疑为暂时性甲低者，可在治疗2年后减药或停药1个月复查甲状腺功能，功能正常者可停药，定期观察
  - 治疗药物
    - 目前最有效药物是左甲状腺素钠（L–T_4）
    - 根据甲状腺功能及临床表现随时调整剂量
      - 应使TSH浓度正常，血T_4正常或略偏高
      - 应使每日大便正常、食欲好转，腹胀消失，心率维持在儿童110次/分、婴儿140次/分，智商有进步，临床症状好转
      - 出生3个月内即开始治疗，不至于遗留神经系统损害
- **护理诊断/问题**
  - 体温过低
    - 与代谢率低有关
  - 营养失调：低于机体需要量
    - 与喂养困难、食欲差有关
  - 便秘
    - 与肌张力低下、活动量少有关
  - 生长发育迟缓
    - 与甲状腺素合成不足有关
  - 知识缺乏
    - 患儿父母缺乏疾病相关知识
- **护理措施**
  - 注意保暖，防止感染
    - 保持室内温度，适时增减衣服，避免受凉
    - 注意环境卫生，避免与感染性或传染性疾病的人群接触，加强个人卫生和皮肤护理
  - 保证营养供给
    - 给予高蛋白、高维生素、富含钙及铁剂的易消化食物
    - 对吸吮困难、吞咽缓慢者，提供充足进餐时间，必要时滴管喂养或鼻饲
  - 保持大便通畅
    - 每日早餐前喝一杯温开水，刺激肠道蠕动
    - 提供充足液体入量，多吃水果蔬菜
    - 适当增加运动量；每日顺肠道蠕动方向腹部按摩数次；养成定时排便习惯
    - 必要时采用大便缓泻剂、软化剂或灌肠
  - 加强行为训练，提高自理能力
    - 指导家长加强智力、行为训练及掌握方法，促进生长发育
    - 加强日常生活护理，防止意外伤害
  - 指导用药
    - 了解终生用药的必要性，掌握服药方法和疗效观察
    - 服药后观察患儿生长曲线、智商、骨龄，以及血T_3、T_4和TSH的变化等
    - 药量过小，影响智力及体格发育；药量过大，可引起烦躁、多汗、消瘦、腹痛和腹泻等症状
    - 治疗过程中注意随访，开始时每2周随访1次；血清TSH和T_4正常后，每3个月随访1次；服药1~2年后，每6个月随访1次
  - 健康教育
    - 疾病相关知识；服药方法；喂养和早期训练方法；宣传新生儿筛查重要性

第十五章 内分泌疾病患儿的护理

定义

生长激素缺乏症(GHD)又称垂体性侏儒症,是由于垂体前叶合成和分泌的生长激素(GH)部分或完全缺乏,或由于结构异常、受体缺陷等所致的生长发育障碍,致使儿童身高低于同年龄、同性别、同地区正常儿童平均身高2个标准差(-2SD)以上或低于正常儿童生长曲线第3个百分位,又称矮小症

病因

- 原发性
  - 占绝大多数
  - 遗传因素 — 按遗传方式不同分为IGHD Ⅰ型、IGHD Ⅱ型、IGHD Ⅲ型
  - 特发性下丘脑、垂体功能障碍 — 下丘脑、垂体无明显病灶,但分泌功能不足,为生长激素缺乏的主要原因
  - 发育异常
    - 垂体不发育、发育异常或空蝶鞍等均可引起生长激素合成和分泌障碍
    - 其中有的伴有视中隔发育不全、唇裂、腭裂等畸形
    - 合并脑发育严重缺陷者常在早年夭折
- 获得性(继发性) — 多为器质性,继发于下丘脑、垂体或其他颅内肿瘤、感染、放射性损伤和头部创伤等
- 暂时性
  - 社会心理性生长抑制、原发性甲状腺功能低下等均可造成暂时性GH分泌功能低下
  - 在外界不良因素消除或原发病治疗后可恢复正常

发病机制

- 机制
  - 人生长激素由垂体前叶的生长素细胞分泌和储存,它的释放受下丘脑分泌的生长激素释放激素(GHRH)和生长激素释放抑制(GHIH)激素的调节
  - 垂体在两种激素交互作用下脉冲式释放人生长激素,中枢系统通过神经递质控制下丘脑分泌这两种激素
  - 当下丘脑、垂体功能障碍或靶细胞对生长激素无反应时均可造成生长落后
- GH的基本功能
  - 促生长效应 — 促进组织细胞增大和增殖,使骨骼、肌肉、各系统器官生长发育
  - 促代谢效应
    - 使蛋白质合成增加
    - 促进肝糖原分解,减少对葡萄糖的利用,降低细胞对胰岛素的敏感性,使血糖升高
    - 促进脂肪分解和游离脂肪酸的氧化生酮过程
    - 促骨骺软骨细胞增殖并合成含有胶原及硫酸黏多糖的基质

临床表现

- 原发性生长激素缺乏症
  - 生长障碍
    - 多数1岁后生长缓慢,身高落后比体重低下更显著
    - 随年龄增长,外观明显小于实际年龄,但体型匀称
  - 骨成熟延迟
    - 出牙及囟门闭合延迟,恒齿排列不整
    - 骨龄小于实际年龄2岁以上,但与其身高年龄相仿
  - 青春发育期推迟
  - 智力发育正常
  - 部分患儿伴其他垂体激素缺乏
    - 伴TSH缺乏,可有食欲缺乏、不爱活动等轻度甲状腺功能不足症状
    - 伴有促肾上腺皮质激素缺乏,易发生低血糖
    - 伴促性腺激素缺乏者性腺发育不全,至青春期仍无性器官和第二性征发育
- 继发性生长激素缺乏症
  - 可发生于任何年龄,伴有原发疾病的相应症状
  - 由于围生期异常情况导致的常伴有尿崩症
  - 颅内肿瘤多有头痛、呕吐、视野缺损等颅内高压和视神经受压迫等症状和体征

- **辅助检查**
  - 生长激素刺激试验
    - 多采用GH刺激试验判断垂体分泌GH的功能
    - 生理性刺激试验——用于筛查可疑患儿，分为运动试验和睡眠试验
    - 药物性刺激试验
      - 用于确诊GHD
      - 包括胰岛素、精氨酸、可乐定、左旋多巴试验，至少有两种药物刺激结果不正常方可确诊
  - 血清胰岛素样生长因子和胰岛素样生长因子结合蛋白测定——可作为5岁到青春发育前儿童GHD筛查检测
  - CT、MRI——对确诊为GHD的儿童，了解下丘脑-垂体有无器质性病变，尤其对检测肿瘤有重要意义
  - 骨骼X线检查及骨龄测定——判断骨发育情况
  - 染色体检查——排除染色体病，如Turner综合征等
  - 其他检查
    - 根据临床表现选择TSH、T_3、T_4、PRL、ACTH、皮质醇、LHRH激发试验等
    - 判断有无甲状腺、性腺激素等缺乏
- **治疗要点**
  - 生长激素替代治疗
    - 基因重组人生长激素已被广泛使用，治疗应持续至骨骺愈合为止
    - 治疗过程中须监测甲状腺功能，若有缺乏，应适当加用甲状腺同时治疗
    - 恶性肿瘤或潜在肿瘤恶变者及严重糖尿病患者禁用
  - 生长激素释放激素治疗——用于下丘脑功能缺陷、GHRH释放不足的GHD患儿
  - 性激素治疗
    - 对同时伴有性腺轴功能障碍的GHD患儿，骨龄达12岁即可开始用性激素治疗，促使第二性征发育
    - 男孩用长效庚酸睾酮，女孩用炔雌醇或妊马雌酮
- **护理诊断/问题**
  - 生长发育迟缓——与生长激素缺乏有关
  - 体象紊乱——与生长发育迟缓有关
- **护理措施**
  - 一般护理
    - 监测身高体重，评价智能发育是否正常
    - 护理人员熟悉常用实验室检查项目，为患儿及家长做好健康指导，配合医师诊断
  - 饮食护理——激素治疗期间，注意及时补充足够营养物质及维生素，尤其是维生素D和铁剂
  - 症状护理——出现头痛、呕吐、视野缺损及视神经受压迫的颅内肿瘤症状时，及时报告医生，按颅内高压进行及时护理
  - 用药护理
    - 基因重组人生长激素及其他激素治疗于晚上睡前皮下注射，须监测甲状腺功能
    - 生长激素替代疗法在骨骺愈合以前均有效，应掌握药物用量
    - 少数患儿出现注射局部红肿，与药物纯度及个体反应有关，停药后可消失
    - 若使用合成代谢激素时，应注意肝毒性和雄激素作用，定期复查肝功，严密随访骨龄
  - 心理护理——关注患儿心理状态，鼓励表达情感和想法，帮助患儿正确看待形象改变
  - 出院指导
    - 用药指导，包括药物用量、方法、不良反应的观察
    - 定期随访，每3个月测量身高、体重并记录，观察疗效
    - 告知家长替代疗法需坚持、规律、遵医嘱用药

第十五章 内分泌疾病患儿的护理

概述

尿崩症(DI)是一种由于患儿完全或部分丧失尿浓缩功能，临床以多饮、多尿、排出低比重尿为特征的综合征。根据病因可将尿崩症分为中枢性尿崩症(CDI)、肾性尿崩症(NDI)和精神性烦渴症(PP)3类。中枢性尿崩症较多见，是由于垂体抗利尿激素(ADH)即精氨酸加压素(AVP)分泌或释放不足引起

CDI病因

- 获得性：任何侵及下丘脑、垂体柄或垂体后叶的病变均可引起尿崩症，常见有颅内肿瘤、颅脑外伤、颅内感染等
- 特发性：原因不明，可能与中枢神经元发育不全或退行性变有关，多散发
- 遗传性：编码AVP的基因突变引起，呈常染色体显性或隐性遗传

发病机制

- ADH的分泌
  - ADH由下丘脑视上核及室旁核神经细胞分泌，储存于垂体后叶
  - 受多种因素影响，最主要为细胞外液的渗透压和血容量
- ADH作用
  - 抗利尿作用通过远端肾小管对水的通透性的调节来实现
  - 分泌增加时尿液浓缩，尿量减少
  - 分泌不足时，尿液稀释，尿量增多

临床表现

- 可发生任何年龄，多见于儿童期，男孩多于女孩
- 年长儿多突然发病，主要表现为多尿、多饮、烦渴
- 婴幼儿烦渴时哭闹不安，但饮水后即可安静
- 儿童期患儿常因多尿或遗尿症就诊
- 每日尿量常在4L以上，严重者可达10L，尿比重低且固定
- 饮水量大致与尿量相等，如不饮水，烦渴难忍，但尿量不减少
- 夜尿多，遗尿可为首发症状
- 患儿少汗，皮肤常干燥苍白，精神不振，食欲低下
- 长期多饮、多尿，影响日常活动和睡眠，可引起营养不良和发育障碍
- 如供水不足可引起疲倦、头晕、便秘、发热，严重可引起细胞脱水，而发生惊厥、昏迷，造成不可逆损害
- 颅内肿瘤引起的尿崩症，除尿崩症外可伴有头痛、呕吐、视力障碍等颅内压增高的表现
- 肾性尿崩症多为男性，发病年龄早，有家族史

辅助检查

- 血液检查：血渗透压正常或偏高
- 尿液检查：尿渗透压<200mmol/L，比重常在1.001~1.005之间
- 禁水试验
  - 一般用于年长儿，用于鉴别尿崩症和精神性烦渴症
  - 目的是观察患儿细胞外液渗透压增高时的尿浓缩能力
  - 过程中严密观察，防止高钠血症，如有烦躁、脱水或体重减少＞5%立即停止试验
- 加压素实验：用于区分中枢性与肾性尿崩症
- 血浆AVP测定：结合禁水试验有助于部分中枢性尿崩症与肾性尿崩症的鉴别诊断
- 其他检查：对获得性尿崩症者，选择进行蝶鞍正侧位X线、头颅CT、MRI检查排除颅内肿瘤

- **治疗要点**
  - 病因治疗
    - 获得性尿崩症针对病因治疗，肿瘤可手术切除
    - 特发性中枢性尿崩症检查有无垂体及其他激素缺乏情况
    - 渴感正常患儿应充分饮水，但有脱水、高钠血症时缓慢给水，以免造成脑细胞水肿
  - 药物治疗
    - 用于特发性、遗传性尿崩症患儿
    - 鞣酸加压素 — 即长效尿崩停，开始0.1~0.2mL，作用时间维持3~7d，一般在患儿多尿症状复现时再行给药
    - 1-脱氨-8-D-精氨酸加压素
      - 有鼻喷剂和口服片剂2种，副作用较小
      - 应用喷鼻剂宜逐渐加量直至效果满意即作为维持量
      - 应用口服片剂须注意药物敏感度的个体化差异
    - 其他药物 — 部分患儿可选用氯磺丙脲、卡马西平或氯丙丁脂等药物，目前临床已较少使用
- **护理诊断/问题**
  - 排尿异常：多尿 — 与抗利尿激素缺乏有关
  - 有体液不足的危险 — 与多尿、供水不足有关
  - 潜在并发症 — 药物副作用
- **护理措施**
  - 加强生活护理保证患儿休息
    - 备好夜用便器，夜间2~3h唤醒排尿
    - 保持皮肤清洁干燥，防止尿频引起的皮肤糜烂
    - 保持安静舒适的环境，利于患儿休息
    - 给予营养丰富的低盐饮食，以营养丰富的菜汤或饮料代替饮水，但要避免少饮水引起的脱水
  - 观察病情、准确记录出入量
    - 监测尿相对密度比重变化、血清钠与钾的水平
    - 观察患儿口渴情况、神志，每天测量体重
    - 提供充足的饮水，注意水总入量与尿量相等
    - 如患儿出现意识障碍等高渗性脱水表现时，遵医嘱给予胃肠外补液或抗利尿激素和相应护理
  - 用药护理
    - 注意水摄入量，防止水中毒，有脱水、高钠血症时缓慢给水，防造成脑水肿
    - 鞣酸加压素用前加温摇匀深部肌内注射，每次更换部位，注意药物不良反应
    - 1-脱氨-8-D-精氨酸加压素为首选药物，应用中防止水中毒
  - 心理护理 — 患儿易产生疲劳及焦虑情绪，要根据病情、性格特点和个人爱好采取针对性措施，消除不良心理
  - 健康教育
    - 解释治疗方案，告知终生用药重要性，教会家长掌握药物使用方法、作用、副作用及观察要点
    - 6个月进行1次头颅CT检查
    - 随身携带疾病诊断卡和治疗药物
    - 身边备足温开水，注意预防感染，尽量休息，适当活动

第十五章 内分泌疾病患儿的护理

定义

性早熟指女童在8岁前、男童在9岁前出现第二性征，或任何发育特征初现年龄较正常儿童平均年龄提前2个标准差以上者。本病女孩多见，男女之比约为1:4

病因和分类

中枢性性早熟(CPP)

- 又称真性或完全性性早熟
- 由于下丘脑-垂体-性腺轴功能提前激活，导致性腺发育和功能成熟
- 性发育的过程和正常青春期发育的顺序一致，可具有一定的生育能力
- 特发性性早熟
  - 又称体质性性早熟
  - 下丘脑对性激素的负反馈敏感性下降，使促性腺激素释放激素过早分泌所致
  - 女性多见，是CPP最常见病因
- 继发性性早熟
  - 继发于中枢神经器质性病变，包括下丘脑肿瘤或占位性病变、外伤等
  - 男孩多见

外周性性早熟

- 又称假性或部分性性早熟，是非受控于下丘脑-垂体-性腺轴功能引起，有第二性征发育，但无性腺发育，无生育能力，包括以下4种情况
- 性腺肿瘤 — 卵巢颗粒-泡膜细胞瘤、睾丸间质细胞瘤、畸胎瘤等
- 肾上腺疾病 — 肾上腺肿瘤、肾上腺皮质增生等
- 外源性 — 含雌激素的药物、食物、化妆品等
- 其他 — 肝胚细胞瘤、McCune-Albright 综合征等

发病机制

- 生殖系统的发育和功能维持受下丘脑-垂体-性腺轴(HPGA)控制
- 青春期发育启动后，性激素水平升高，第二性征出现和性器官发育
- 某些原因可使HPGA提前兴奋导致中枢性性早熟
- 性早熟可能与“环境激素污染”问题有关

临床表现

中枢性性早熟

- 提前出现的性征发育与正常青春期发育程序相似，女孩首先表现为乳房发育，男孩表现为睾丸增大(≥4mL容积)
- 有些可在性发育一定程度后停顿一时期再发育，亦有的症状消退后再发育
- 在性发育过程中，骨骼生长加速和骨龄提前，青春期成熟后，身高矮于一般群体

外周性性早熟

- 性发育过程与中枢性性早熟发育规律迥异
- 男性睾丸未增大，但男性化进行性发展，其雄激素可能来自肾上腺
- 颅内肿瘤所致者在病程早期仅有性早熟表现，后期可有颅内压增高、视野缺损等定位征象

- **辅助检查**
  - GnRH刺激试验
    - 亦称黄体酮生成素释放激素刺激试验
    - 对鉴别中枢性与外周性性早熟有重要意义
  - 骨龄测定
    - 根据手和腕部X线片评定骨龄，骨龄超过实际年龄1岁以上视为提前
    - 发育越早，骨龄超前越多
  - B超检查
    - 盆腔B超检查女孩卵巢、子宫发育情况
    - 男孩注意睾丸、肾上腺皮质等部位
  - CT或MRI
    - 对疑有颅内肿瘤或肾上腺皮质病变患儿进行脑部或腹部扫描，排除颅内占位病变
  - 其他检查
    - 血清和尿液激素测定
- **治疗要点**
  - 中枢性性早熟治疗目的
    - 抑制或减慢第二性征发育，特别是阻止女孩月经来潮
    - 抑制性激素引起的骨骼成熟，改善成人期最终身高
    - 预防与性发育有关的精神社会问题
  - 病因治疗
    - 肿瘤者手术摘除、化疗或放疗
    - 甲状腺功能低下者可给予甲状腺素治疗
    - 先天性肾上腺皮质增生者可采用皮质激素治疗
  - 药物治疗
    - 促性腺激素释放激素类似物
      - 可延缓骨骺愈合，其作用是可逆的，尽早治疗可改善成人期最终身高
      - 目前应用的缓释剂主要有曲谱瑞林和亮丙瑞林
    - 性腺激素
      - 采用大剂量性激素反馈抑制下丘脑-垂体促性腺激素分泌，但不能改善成人期最终身高
      - 达那唑有抗孕激素和雌激素作用，副作用有声音粗、毛发增多、出现粉刺等，一般不作为首选药物
- **护理诊断/问题**
  - 生长发育改变
    - 与下丘脑-垂体-性腺轴功能失调有关
  - 自我概念紊乱
    - 与性早熟有关
- **护理措施**
  - 配合检查，做好会阴部护理
    - 专人定期用同一标尺进行身高测量，以保证其准确性
    - 保持会阴清洁，勤换内裤，外阴炎症可1:5000高锰酸钾坐浴及抗感染治疗
  - 用药护理
    - 促性腺激素释放激素类药物可延缓骨骺愈合，尽早使用，掌握药物剂量和副作用
    - 药物注射前轻摇药瓶，现配现用，抽吸时保证剂量，注射选用较大针头并经常更换部位
    - 治疗过程中观察用药反应，定期进行GnRH刺激试验，测定LH和FSH，根据个体变化调整用药剂量
  - 心理护理
    - 患儿心理压力过大，甚至产生攻击性或破坏性行为，做好心理护理，多予以鼓励
  - 健康教育
    - 避免使用保健品和补药，避免油炸类食物，减少反季果蔬、人工养殖虾，注意营养均衡
    - 适时、适量、适度的性教育，包括生理特点和性卫生保健知识宣教
    - 提早教育孩子正确处理和应对早恋，恰当进行性教育

第十五章 内分泌疾病患儿的护理

- **定义**
  - 糖尿病(DM)是由于胰岛素绝对或相对缺乏引起的糖、脂肪、蛋白质代谢紊乱，致使血糖增高、尿糖增加的一种病症。可分为：①胰岛素依赖型(IDDM)，即1型糖尿病，98%儿童期糖尿病属此类型，必须使用胰岛素治疗；②非胰岛素依赖型(NIDDM)，即2型糖尿病，儿童发病甚少；③其他类型：包括青少年成熟期发病型糖尿病、继发性糖尿病、某些遗传综合征伴随糖尿病等。儿童糖尿病易并发酮症酸中毒而成为急症之一，其后期伴发的血管病变，常累及眼和肾脏
- **病因和病机**
  - 遗传易感性
    - 1型糖尿病多为基因遗传病，但遗传易感基因在不同种族间存在多态性
  - 自身免疫反应
    - 1型糖尿病患儿的胰腺有胰岛炎的病理改变
    - 免疫系统对自身组织的攻击可认为是发生1型糖尿病的病理生理基础
  - 环境因素
    - 病毒感染、化学毒素、食物中的某些成分、胰腺遭到缺血损伤等
- **病理生理**
  - 糖代谢紊乱
    - 胰岛素分泌减少，葡萄糖利用减少，糖原合成障碍，同时反调节激素作用增强，致肝糖原分解和糖异生增加，导致血糖升高
    - 血糖超过肾糖阈(10mmol/L)时出现糖尿，导致渗透性利尿
  - 脂肪代谢紊乱
    - 脂肪合成减少，分解增加，患儿出现消瘦
    - 脂肪分解过程中，大量脂肪酸进入肝脏，生成的乙酰辅酶A转化为酮体，超过组织氧化能力，可发生酮症酸中毒和昏迷
  - 蛋白质代谢紊乱
    - 蛋白质合成减少，分解加速，导致负氮平衡
    - 出现乏力、消瘦、体重下降、生长发育障碍，免疫力下降而继发感染
  - 水、电解质紊乱
    - 高血糖使细胞外液高渗、细胞内脱水
    - 渗透性利尿导致水和钠、钾、氯等电解质大量丢失，引起细胞外脱水
    - 患儿本身可能因厌食、呕吐使电解质摄入不足，排出增加，引起电解质平衡紊乱
- **临床表现**
  - 一般表现
    - 典型症状为多尿、多饮、多食和体重下降，即"三多一少"
    - 婴儿多饮、多尿不易察觉，很快发生脱水和酮症酸中毒
    - 年长儿可表现为精神不振、疲乏无力、体重逐渐减轻等
    - 40%患儿首诊表现为糖尿病酮症酸中毒，年龄越小发病率越高
    - 酮症酸中毒
      - 出现多饮、多尿、体重减少，恶心、呕吐、腹痛、食欲缺乏，并迅速出现脱水和酸中毒征象，表现为皮肤黏膜干燥、呼吸深长、呼气中有酮味、脉搏细速、血压下降，随即出现嗜睡、昏迷甚至死亡
      - 呼吸深长、脱水症和神志改变
    - 晚期可出现糖尿病肾病表现，致肾功能衰竭，可导致白内障和视网膜病变，甚至失明
  - 特殊的自然病程
    - 急性代谢紊乱期
      - 约20%患儿表现为糖尿病酮症酸中毒
      - 20%~40%为糖尿病酮症，无酸中毒
      - 其余仅为高血糖、糖尿
      - 出现症状到临床确诊，时间多在1个月内
    - 暂时缓解期
      - 约75%患儿经胰岛素治疗后进入缓解期，临床症状消失、血糖下降、尿糖减少或转阴
      - 一般持续数周，最长可达半年以上
      - 此期应定期监测血糖、尿糖水平
    - 强化期
      - 缓解期后，血糖增高和尿糖不易控制，胰岛素用量逐渐或突然增多
      - 该期病情不稳定，胰岛素用量增大
    - 永久糖尿病期
      - 青春期后，病情逐渐稳定，胰岛素用量较恒定
- **辅助检查**
  - 尿液检查
    - 尿糖阳性，尿酮体阳性提示有酮症酸中毒，尿蛋白阳性提示可能有肾脏继发损害
  - 血糖
    - 空腹全血或血浆血糖分别≥6.7mmol/L、≥7.8mmol/L，1日内任意时刻血糖(非空腹)≥11.1mmol/L可诊断为糖尿病
  - 糖耐量试验(OGTT)
    - 仅用于无明显临床症状、尿糖偶尔阳性而血糖正常或稍高患儿
    - 通常采用口服葡萄糖法
  - 糖化血红蛋白检测
    - 反映过去3个月的血糖平均水平
  - 血气分析
    - 酮症酸中毒时，PH<7.30，HCO_3^-<15mmol/L
  - 其他
    - 胆固醇、甘油三酯及游离脂肪酸均增高，胰岛细胞抗体可呈阳性

- **治疗要点**
  - **1型糖尿病治疗原则**
    - 消除临床症状;预防酮症酸中毒;避免低血糖
    - 保证正常生长发育、性成熟和防止肥胖;早期诊断和治疗并发症及伴随症状
    - 避免和延缓慢性并发症的发生和发展;长期、系统管理和教育
  - **胰岛素治疗**
    - 胰岛素是治疗IDDM的主要药物,开始时一般选用短效胰岛素
    - 胰岛素种类及作用时间

种类	起效时间(h)	峰浓度时间(h)	持续时间(h)
短效(RI)	0.5~1	2~4	5~8
中效(NPH)	2~4	4~12	12~24
长效(PZI)	3~4	14~20	24~36

  - **饮食治疗** — 均衡营养、定时定量进餐、适合患儿的生长发育;控制血糖血脂水平;保持理想体重
  - **运动治疗**
    - 运动前常规检查血糖,低于5.5mmol/L应补充糖类
    - 如在餐后1~3h运动,应在进餐前减少胰岛素剂量
  - **酮症酸中毒治疗**
    - 液体疗法
      - 纠正脱水、酸中毒和电解质紊乱
      - 补液先用生理盐水快速静脉滴注,扩充血容量,再根据血钠水平选择1/2或1/3张不含糖液体,同时见尿补钾
    - 胰岛素应用
      - 小剂量胰岛素持续静脉输入,儿童用量为每小时0.1U/kg
      - 监测血糖,防止血糖下降过快引起脑水肿
- **护理诊断**
  - **营养失调:低于机体需要量** — 与胰岛素缺乏所致代谢紊乱有关
  - **潜在并发症** — 酮症酸中毒、低血糖
  - **有感染的危险** — 与蛋白质代谢紊乱所致抵抗力低下有关
  - **知识缺乏** — 患儿及家长缺乏糖尿病控制的有关知识和技能
- **护理措施**
  - **饮食控制**
    - 每日所需总热量(kcal)=1000+[年龄×(70~100)]
    - 热量占比为糖类55%~60%,脂肪20%~30%,蛋白质15%~20%;早、中、晚餐热量分别占比为1/5、2/5、2/5
  - **运动锻炼** — 时间以进餐1h后、2~3h以内为宜,勿空腹运动
  - **血糖监测**
    - 自我血糖监测 — 空腹、餐前、餐后2h、睡前以及凌晨2~3时,每天4~6次
    - 持续血糖监测 — 每隔几分钟记录一次
  - **胰岛素用药护理**
    - 胰岛素注射
      - 推荐胰岛素泵治疗;胰岛素皮下注射须更换部位
      - 监测用药效果,每2~3d调整胰岛素剂量1次,直至尿糖不超过"++"
    - 注意事项
      - 防止胰岛素过量或不足
        - 过量发生Somogyi现象,即在午夜至凌晨时低血糖,清晨血糖、尿糖异常增高,只需减少胰岛素用量即可消失
        - 用量不足可发生清晨现象,患儿不发生低血糖,却在清晨5~9时呈现血糖和尿糖增高
      - 根据病情发展调整剂量 — 急性代谢紊乱期需积极治疗;暂时缓解期需要量减少;强化期随时调整胰岛素用量;永久糖尿病期胰岛素用量较固定
  - **症状护理**
    - 多尿与烦渴 — 记录出入量,及时提供便盆并协助排尿,夜间定时唤醒排尿,做好会阴护理,勤更换尿布,烦渴患儿提供足够饮水
    - 酮症酸中毒 — 密切观察病情变化,监测血气、电解质、血和尿中糖和酮休变化;建2条静脉通路,快速输液和胰岛素泵入用;及时遵医嘱抽取血标本
    - 低血糖 — 进食糖水或糖块,必要时注射50%葡萄糖注射液
    - 预防感染 — 定期进行口腔、牙齿等检查,保持良好卫生习惯
    - 预防合并症 — 按时做血糖、尿糖测定,根据结果调整胰岛素注射剂量、饮食量及运动量
    - 心理支持 — 根据不同年龄发展阶段的特征,做好长期心理支持
    - 健康指导 — 饮食控制方法;正确使用胰岛素;血糖和尿糖检测方法;随身携带糖块和信息卡片

第十六章 免疫性疾病患儿的护理

本章扫码做题

概述

非特异性免疫是人一出生就具有的天然免疫力，是机体在长期的种族进化过程中不断与各种病原体相互斗争而建立起来的一系列防御功能，也称固有免疫。主要包括屏障防御机制、细胞吞噬系统、补体系统和其他免疫因子作用。特异性免疫又称获得性免疫或适应性免疫，是机体在后天生活过程中与抗原物质接触后产生的，是一种后天获得性免疫。包括细胞免疫和体液免疫

非特异性免疫

屏障防御机制

- 由皮肤-黏膜屏障、血-脑脊液屏障、血-胎盘屏障、淋巴结过滤作用等构成解剖屏障
- 由溶酶菌、乳铁蛋白、胃酸等构成生化屏障
- 小儿角质薄嫩，容易破损，对外界刺激抵抗力弱，易受机械或物理损伤而继发感染
- 新生儿皮肤较成人偏碱性，易于细菌和真菌的增殖
- 肠道通透性高，胃酸较少，杀菌力低
- 血脑屏障、淋巴结功能未发育成熟，及呼吸道纤毛细胞发育不完善等均可导致新生儿及婴幼儿非特异性免疫功能较差

细胞吞噬系统

- 血液中具有吞噬功能的细胞主要是单核/巨噬细胞和中性粒细胞
- 胎龄34周，中性粒细胞的趋化、吞噬和细胞内杀菌功能已趋成熟
- 新生儿时期缺乏血清补体、调理素、趋化因子等，各种吞噬细胞功能呈暂时性低下

补体系统

- 母体的补体不能传输给胎儿
- 新生儿补体经典途径成分（CH50、C3、C4、C5）活性为母亲的50%~60%，生后3~6月达成人水平
- 旁路途径的各种成分发育更落后
- 未成熟儿补体经典和旁路途径均低于成熟儿

特异性免疫

免疫器官

- 骨髓、胸腺、脾、淋巴结

免疫细胞

- 主要参与细胞免疫——T淋巴细胞
- 主要参与体液免疫——B淋巴细胞

特异性细胞免疫

- 足月新生儿外周血中T细胞绝对数已达成人水平，但分类比例和功能与成人不同
- 新生儿T淋巴细胞从未接触抗原，需与多种抗原接触后趋于完善
- 新生儿时期CD4细胞辅助功能低，且具有较高的抑制活性，可抑制B细胞产生免疫球蛋白
- 新生儿时期T细胞产生的γ-干扰素和白细胞介素-4为成人的10%~20%

- (续)特异性免疫
  - 特异性体液免疫
    - B细胞
      - 发育较T细胞迟缓
      - 足月儿B细胞数量略高于成人，小于胎龄儿则低于成人
      - B细胞数量少不利于抗感染的特异性抗体生成，容易发生暂时性的低丙种球蛋白血症
    - 免疫球蛋白(Ig)
      - 为B细胞分化为浆细胞的产物
      - 分为IgG、IgA、IgM、IgD、IgE
      - 存在于血液、体液、外分泌物和B淋巴细胞膜上
      - IgM
        - 胎儿自身产生很少，不能通过胎盘，故含量低
        - 脐血IgM增高＞0.2~0.3g/L，提示宫内感染
        - 是抗革兰阴性杆菌的主要抗体
        - 新生儿血中含量低，易患革兰阴性杆菌感染，尤其易患大肠埃希菌败血症
      - IgG
        - 唯一可以通过胎盘的免疫球蛋白
        - 新生儿血中IgG主要通过胎盘从母体获得，6个月时几乎消失
        - 生后数月内对防御白喉、脊髓灰质炎、麻疹、肺炎双球菌和β-溶血性链球菌等感染起作用
        - 自身合成的IgG从3个月后逐渐增加，到6~7岁接近成人水平
      - IgA
        - 胎儿期不产生IgA，且不能通过胎盘获得，故新生儿血清中含量极少
        - 至青春期后期或成人期才达成人水平
        - 婴儿可从母乳中获得部分SIgA，在呼吸道、肠道发挥作用
        - 新生儿、婴幼儿SIgA均较低，易患呼吸道和胃肠道感染
      - IgD和IgE
        - 两者均不能通过胎盘
        - IgD 5岁时达成人水平，生物学作用目前不清楚
        - IgE含量最低，7岁时达成人水平、主要参与Ⅰ型超敏反应

第十六章 免疫性疾病患儿的护理

- 定义
  - 原发性免疫缺陷病(PID)是指因免疫细胞和免疫分子发生缺陷引起的免疫反应缺如或降低，导致机体感染免疫功能低下的一组临床综合征。主要特征是由于抗感染功能低下而发生反复、严重的感染，同时伴有免疫监视和免疫稳定功能异常，而发生自身免疫性疾病、过敏性疾病和恶性肿瘤。本病有遗传倾向，往往在婴幼儿和儿童期发病
- 病因
  - 遗传因素 — 基因突变或复制过程中出现异常
  - 宫内因素 — 风疹病毒、巨细胞病毒、疱疹病毒等感染
- 分类
  - T细胞和B细胞联合免疫缺陷、其他已明确的免疫缺陷综合征、抗体为主的缺陷、免疫失调性疾病、先天性吞噬细胞数量和(或)功能缺陷、固有免疫缺陷、自身炎症反应性疾病、补体缺陷、拟表型PID
- 临床表现
  - 共同表现
    - 反复和慢性感染
      - 感染是免疫缺陷最常见症状，表现为反复、严重、持久的感染
      - 感染的年龄 — 1岁以内占40%，1~5岁占40%，6~16岁占15%，成人仅占5%
      - 病原体 — 常见有化脓性细菌、病毒、结核杆菌、沙门菌属、真菌和原虫
      - 部位 — 呼吸道感染最常见，其次为胃肠道和皮肤感染
      - 感染过程 — 多反复发作或迁延不愈，治疗效果不佳
    - 自身免疫性疾病和恶性肿瘤 — 淋巴系统肿瘤多见
    - 其他伴随症状 — 常见特殊面容、生长发育延迟或停滞、淋巴结肿大/缺如、先天性心脏病、难以控制的惊厥、出血倾向等
    - 有遗传性 — 以X-连锁遗传、常染色体隐性遗传多见
  - 特殊表现
    - X-连锁无丙种球蛋白血症
      - 仅男孩发病，半数可问及家族史
      - 多于生后4~12个月开始出现感染症状，突出症状是反复严重的细菌感染
      - 常见细菌为溶血性链球菌、嗜血性流感杆菌等
      - 其他表现如发生过敏性、风湿性、自身免疫性疾病
      - 体格检查见淋巴结和扁桃体缺如或很小，浅表淋巴结及脾脏均不能触及
    - 婴儿暂时性低丙种球蛋白血症
      - 免疫球蛋白浓度暂时性降低，是自限性疾病，偶有家族史
      - 常因反复感染(不威胁生命)就诊，偶发生黏膜念珠菌病
      - 破伤风和白喉外毒素免疫机体可诱导机体产生抗体反应
      - 2~3岁后，患儿免疫球蛋白水平达到正常
    - 胸腺发育不良
      - 多为非遗传性
      - 同时有胸腺和甲状旁腺发育不良的表现，及常出现同时期其他组织结构的异常
      - 临床特点为心脏异常、低钙血症、特殊面容、反复感染、神经精神问题和自身免疫性疾病
    - 联合免疫缺陷病
      - 严重联合免疫缺陷病
        - 常染色体隐性遗传或伴性隐性遗传
        - 出生后数月内频繁发生各种严重感染，继而出现消瘦、生长停滞
        - 接种疫苗、菌苗也可导致严重感染
      - 共济失调毛细血管扩张症
        - 一组多系统受累的常染色体隐性遗传性疾病
        - 多于幼儿期发病，病情呈进行性发展
        - 主要表现为
          - 进行性小脑共济失调、眼结膜和皮肤毛细血管扩张
          - 反复呼吸道感染、鼻窦炎和肺炎，内分泌异常
          - 高恶性肿瘤发生率以及不定型的体液和细胞免疫缺陷病

第二节 原发性免疫缺陷病(PID)患儿的护理

- **辅助检查**
  - 实验室检查
    - 迟发皮肤过敏实验和淋巴母细胞转化实验 — 测定细胞免疫功能
    - 血清免疫球蛋白含量测定 — 判断体液免疫功能
    - 基因突变分析 — 提高诊断准确率，及提供遗传咨询、产前诊断
  - 影像学检查 — 婴儿期胸部X线片缺乏胸腺影，提示T细胞功能缺陷
- **治疗要点**
  - 一般处理 — 预防和治疗感染，注重营养，加强家庭宣教
  - 替代治疗 — 包括静脉注射丙种球蛋白，特异性免疫血清，输注白细胞、细胞因子
  - 免疫重建 — 包括胸腺组织移植、干细胞移植
  - 基因治疗 — 尚处探索和临床验证阶段
- **护理诊断/问题**
  - 有感染的危险 — 与免疫功能缺陷有关
  - 焦虑 — 与反复感染、预后较差有关
- **护理措施**
  - 隔离患儿
    - 给予保护性隔离，不与感染性疾病的患儿接触
    - 患儿的食具、用具做好消毒处理
    - 工作人员操作前洗手、戴口罩
    - 禁止呼吸道感染或皮肤感染的人员进入隔离区
    - 病室定期消毒、通风，避免着凉感冒
  - 监测病情
    - 抗体缺陷者，终生需用免疫球蛋白维持治疗
    - 用药中观察有无药物过敏反应
    - 定时测量体温，及时发现感染征象
    - 严重免疫缺陷患儿禁忌接种活疫苗
  - 生活护理
    - 指导进食易消化、营养丰富的饮食，含足够热量、蛋白质和维生素
    - 做好口腔、皮肤护理
  - 心理护理
    - 经常和患儿及家长交谈，给予心理支持
    - 评估家长对疾病的认识程度，介绍疾病治疗相关进展
  - 健康教育
    - 介绍本病病因、预防感染的卫生知识、疫苗接种的注意事项、治疗方法及护理方法
    - 做好遗传咨询，对曾生育过免疫缺陷病的孕妇应做羊水检查

- **定义**
  - 继发性免疫缺陷病(SID)是出生后因不利的环境因素导致免疫系统暂时性的功能障碍，出现免疫功能低下的状态，一旦不利因素得到纠正，免疫功能即可恢复
- **病因**
  - 营养紊乱
    - 儿童时期最常见SID的原因
    - 包括蛋白质-热能营养不良、微量元素缺乏症、维生素缺乏症和肥胖症
  - 免疫抑制剂
    - 包括放射线、抗体、糖皮质激素、环孢素、细胞毒性药物和抗惊厥药物
  - 遗传性疾病
    - 染色体异常、染色体不稳定综合征、酶缺陷、血红蛋白病、张力性肌萎缩症、先天性无脾症、骨骼发育不良
  - 肿瘤和血液病
    - 组织细胞增生症、类肉瘤病、淋巴系统肿瘤、白血病、霍奇金病、淋巴组织增生性疾病、再生障碍性疾病
  - 新生儿
    - 属生理性免疫功能低下
  - 感染
    - 细菌、真菌、病毒和寄生虫感染
  - 其他
    - 糖尿病、蛋白质丢失性肠病、肾病综合征、尿毒症、外科手术和外伤

临床表现

- 多数由其他疾病引起，具有相应疾病的临床表现，共同特点是反复感染，且多为机会感染
- 反复感染包括上呼吸道感染、支气管炎、肺炎，亦有胃肠道感染者，一般症状较轻，但反复发作
- 胃肠道可引起更严重的营养吸收障碍而加重营养不良
- 感染本身也可直接引起免疫功能的进一步恶化
- 形成“营养不良–免疫功能下降–感染–加重营养不良”的恶性循环

治疗要点

- 积极防治原发性疾病，去除导致免疫损伤的诱发因素
- 对体液免疫缺陷者，肌肉注射丙种球蛋白，每月 1 次
- 对蛋白质 热能营养不良、补体缺损者，输注新鲜或冷藏血浆
- T 细胞功能受损、粒细胞功能缺陷者，口服左旋咪唑、注射胸腺肽、转移因子等

第十六章 免疫性疾病患儿的护理

- **定义**
  - 获得性免疫缺陷综合征（AIDS）即艾滋病，是由人类免疫缺陷病毒（HIV）所引起的一种传播迅速、病死率极高的感染性疾病
- **病原学**
  - 属RNA反转录病毒
  - 该病毒对热敏感，56℃30min可将其灭活
  - 50%乙醇、0.3%过氧化氢、0.2%次氯酸钠、10%漂白粉10min可灭活病毒
  - 对甲醛溶液、紫外线和γ射线不敏感
- **流行病学**
  - 传染源
    - 患者和无症状病毒携带者
    - 病毒主要存在于血液、精子、子宫和阴道分泌物中，唾液、眼泪和乳汁也含有HIV，均具有传染性
  - 儿童感染的传播方式
    - 母婴传播是主要途径，其次是血源传播
    - 可通过胎盘、产程中及产后血性分泌物或喂奶等方式传播
- **发病机制**
  - HIV产生的逆向转录酶以病毒RNA为模板，随着宿主细胞DNA的复制而繁殖
  - 病毒使人体$CD4^+T$淋巴细胞遭到破坏，丧失辅助B淋巴细胞分化的能力，体液免疫功能出现异常
  - 抗体反应缺陷，易患严重化脓性病变
  - 细胞免疫功能低或衰竭，引起各种机会性感染，常是致死原因
- **临床表现**
  - 潜伏期
    - 2~10年，平均5年，胎内感染大多1年内发病
  - 发病后临床表现
    - 一般表现
      - 发热、厌食、多汗、体重减轻、疲乏无力
      - 慢性腹泻
      - 口腔真菌感染、中耳炎或上呼吸道感染、全身浅表淋巴结肿大、肝脾肿大
      - 生长发育障碍
    - 突出表现
      - 主要为感染，可发生反复持续的病毒、细菌、真菌及寄生虫感染，尤其是机会性感染
      - 最常见为卡氏肺囊虫肺炎，表现为发热、呼吸困难、缺氧
    - 先天性HIV
      - 出生时感染HIV的患儿通常为小样儿，可有淋巴结肿大，其余表现不明显
      - 常在生后9个月左右确诊
    - 其他表现
      - HIV脑病
        - 较为常见，表现为生长发育停滞、智力低下、语言能力丧失、运动障碍、痴呆、瘫痪或昏迷等
      - 淋巴细胞间质性肺炎
        - 常引起肺泡破裂
        - 患儿出现发作性呼吸困难、缺氧、肺部可闻及啰音等
      - 肿瘤
        - 2%患儿可合并恶性病变，如非霍奇金淋巴瘤、多发性软组织瘤、中枢神经系统淋巴瘤等
- **辅助检查**
  - 病毒抗体检测
    - 是初筛试验的主要手段，对小于1岁半婴幼儿诊断存在局限性
    - 初筛试验
      - 血清或尿的酶联免疫吸附试验，血快速试验
    - 确认试验
      - 蛋白印迹试验或免疫荧光检测试验
  - 抗原检测
    - 主要检测病毒核心抗原P_{24}，一般感染后1~2周内即可检出
  - 病毒核酸检测
    - 利用PCR或连接酶链反应技术，可检出微量病毒核酸
  - 血淋巴细胞亚群分析
    - 抗淋巴细胞抗体和抗精子抗体、抗核抗体阳性
    - $β_2$微球蛋白增高，尿中新蝶呤升高

第四节 获得性免疫缺陷综合征(AIDS)患儿的护理

- **治疗要点及预后**
  - 抗病毒治疗
    - 推荐采用2种核苷类反转录酶抑制剂加1种非核苷类反转录酶抑制剂或1种蛋白酶抑制剂治疗
    - 核苷类反转录酶抑制剂 — 如齐多夫定、二脱氧肌苷、拉米夫定、阿巴卡韦、司他夫定
    - 非核苷类反转录酶抑制剂 — 如奈韦拉平，抑制HIV复制
    - 蛋白酶抑制剂 — 如洛匹那韦、利托那韦和奈非那韦
  - 免疫学治疗 — 基因重组IL-2与抗病毒药物同时应用可改善免疫功能
  - 支持及对症治疗 — 输血及营养支持疗法、补充维生素，特别是维生素B_{12}和叶酸
  - 抗感染和抗肿瘤治疗 — 发生感染和肿瘤时，应给予相应治疗
  - 预后
    - 15%~25%围生期HIV感染的婴儿数月内发病，迅速发展为AIDS，并死于1~5岁，少数可存活到9岁甚至更长
    - 最初临床表现的年龄和CD4细胞数是影响预后的主要因素
    - 有效地抗病毒治疗、预防机会感染和良好的护理可延长生命和提高生活质量
- **护理诊断/问题**
  - 有感染的危险 — 与机体免疫功能缺陷有关
  - 营养失调：低于机体需要量 — 与疾病消耗和感染有关
  - 恐惧 — 与AIDS病情重、治疗效果差、预后不良及担心受歧视有关
  - 社交孤立 — 与AIDS不易被社会接受有关
- **护理措施**
  - 预防和控制机会性感染
    - 采取保护性隔离，同时观察患儿有无真菌感染或继发性病毒感染
    - 输入免疫球蛋白，每月2次，可减少感染机会，有利于控制感染
    - 对于卡氏肺囊虫感染的患儿，注意保持呼吸道通畅，给予吸氧，协助排痰，严密观察呼吸情况，遵医嘱应用复方新诺明抗感染
    - 对于腹泻患儿，观察肛周皮肤情况，排便后清洗肛周皮肤，防皮肤破损，可涂凡士林防止发生糜烂，腹泻频繁者给予止泻剂
  - 生活护理
    - 休息与活动
      - 病情允许可户外活动
      - 病情重或伴严重并发症，应限制活动或卧床休息
      - 做好皮肤护理，防止压疮；做好安全护理，防止坠床和其他伤害
    - 饮食
      - 进食富含维生素、锌且清淡易消化食物，少量多餐
      - 做好口腔护理
      - 不能进食者静脉补充液体及营养
  - 监测病情 — 包括一般情况、生命体征、体重、皮肤、口腔、生殖道黏膜、排便情况及有无呼吸道症状、神经系统症状、感染迹象
  - 用药护理
    - 齐多夫定临床应用较多，但毒副作用强，注意骨髓抑制、头痛、恶心等副作用
    - 使用1L-2、干扰素、胸腺刺激素、抗胸腺素α-1、细菌性死疫苗，注意观察疗效和副作用
  - 心理支持
    - 正确对待患儿，给予帮助和同情，尽量满足合理需求，鼓励患儿，解除压抑、沮丧的不良心理
    - 做好家长工作，不歧视、不孤立，及时沟通，提供宽松的治疗环境
    - 做好母亲的心理护理，消除母亲愧疚心理，多沟通和倾听
  - 健康教育
    - 广泛宣教和综合治理，使群众掌握相关知识，采取自我防护措施
    - 严格血源管理，合理、安全使用血液制品，控制HIV血源传播
    - 建立AIDS监测网络，加强对高危人群的监测及国境检疫
    - 对HIV患者实施有效管理
      - 定期或不定期访视及医学观察；适当限制其活动范围
      - 严禁献血、献器官、献精液，性生活使用避孕套
      - 出现症状、感染或恶性肿瘤，住院治疗
    - 介绍预防和减少感染的措施、感染的症状、常见的危急症状以及紧急措施和护理
    - 慎用血液制品、生物制品，加强注射针头管理

第十六章 免疫性疾病患儿的护理

- **概述**
  - 风湿热是继发于A族β溶血性链球菌性咽峡炎的迟发免疫性炎症反应。发病年龄以5~15岁多见。病变主要累及心脏和关节，脑、皮肤、浆膜、血管等均可受累，以心脏损害最为严重且多见。风湿性心脏病是导致风湿热患儿死亡的主要原因，舞蹈症多见于女童
- **病因病机**
  - 发病机制尚未十分明确
  - 3个因素相互作用
    - A族β溶血性链球菌及其产物的抗原性
    - 易感组织器官的免疫反应
    - 宿主的免疫遗传易感性
- **病理**
  - 急性渗出期
    - 心脏、关节、皮肤等结缔组织变性和水肿，淋巴细胞和浆细胞浸润
    - 心包膜纤维素性渗出，关节腔内浆液性渗出
    - 本期持续约1个月
  - 增生期
    - 特点为风湿小体或风湿性肉芽肿形成，为诊断的病理依据，表示风湿活动
    - 好发部位为心肌、心内膜、心外膜、关节处皮下组织和腱鞘
    - 本期持续3~4个月
  - 硬化期
    - 风湿小体中央变性和坏死物质被吸收，炎症细胞减少，纤维组织增生和瘢痕形成
    - 二尖瓣最常受累，其次是主动脉瓣，此期持续2~3个月
- **临床表现**
  - 一般表现
    - 发热，热型不定，有面色苍白、食欲差、多汗、疲倦、腹痛等症状
    - 个别有风湿性胸膜炎和肺炎表现
  - 心脏炎
    - 为本病最严重的表现，约占40%~50%，以心肌炎和心内膜炎多见，亦可发生全心炎
    - 心肌炎
      - 轻者可无症状，重者可伴有不同程度的心力衰竭
      - 常见心率增快与体温升高不成比例，心尖区第一心音减弱，心尖部闻及轻度收缩期杂音
      - ECG示P-R间期延长，伴有T波低平和ST段异常或有心律失常
    - 心内膜炎
      - 主要侵犯二尖瓣，其次是主动脉瓣
      - 二尖瓣关闭不全表现为心尖部全收缩期杂音，向腋下传导
      - 主动脉瓣关闭不全，严重者脉压增大
      - 急性期瓣膜损害多为充血性水肿，恢复期可渐消失
      - 多次复发可使心瓣膜形成永久性瘢痕，导致风湿性心瓣膜病
    - 心包炎
      - 表现为心前区疼痛、心动过速、呼吸困难，部分患儿心底部可闻及心包摩擦音
      - 少数患儿积液量多时心前区搏动消失，心音遥远，有颈静脉怒张、肝肿大等心包压塞表现
  - 关节炎
    - 占风湿患儿的50%~60%
    - 具有游走性和多发性，常累及膝、踝、肘、腕等大关节
    - 局部出现红、肿、热、痛，活动受限
    - 治疗后关节可不留畸形
  - 舞蹈病
    - 起病缓慢，多在链球菌感染后1~6个月出现，女童多见
    - 表现为挤眉弄眼、伸舌努嘴、耸肩缩颈、语言障碍、书写障碍、细微动作不协调等
    - 在兴奋或注意力集中时加剧，入睡后消失
    - 可单独存在或与其他症状并存，40%伴心脏损害，伴关节炎者罕见
  - 皮肤症状
    - 皮下小节
      - 常见于复发病例，好发于肘、腕、膝、踝等关节伸侧，呈无痛结节
      - 常与心脏炎并存，为风湿活动的显著标志
    - 环形红斑
      - 红斑可呈多形性，分布于躯干及四肢近端屈侧
      - 典型红斑呈边界清楚但不规则的粉红色突出皮面的皮疹，短时间内时隐时现，无瘙痒，不遗留脱屑及色素沉着

- **辅助检查**
  - 风湿热活动指标
    - 白细胞计数增高，血沉增快，C-反应蛋白阳性和黏蛋白增高为风湿活动的重要标志
    - 对诊断本病无特异性
  - 抗链球菌抗体测定
    - 85%患儿抗链球菌溶血素“O”(ASO)滴度升高
    - 同时测定抗脱氧核糖核酸酶B、抗链激酶和抗透明质酸酶阳性率可提高到95%
- **治疗要点**
  - 一般治疗 — 卧床休息、加强营养、补充维生素等
  - 清除链球菌感染 — 大剂量青霉素静脉点滴，持续2~3周，青霉素过敏者改为红霉素
  - 抗风湿热治疗
    - 心脏炎早期使用糖皮质激素，总疗程8~12周
    - 无心脏炎使用阿司匹林，总疗程4~8周
  - 对症治疗
    - 充血性心力衰竭时加用地高辛，但剂量宜小，并加用卡托普利、呋塞米和螺内酯
    - 舞蹈病可用苯巴比妥、地西泮等镇静，关节肿痛应给予制动
- **护理诊断/问题**
  - 心输出量减少 — 与心脏受损有关
  - 疼痛 — 与关节受累有关
  - 体温过高 — 与感染的病原体毒素有关
  - 焦虑 — 与发生心脏损害有关
- **护理措施**
  - 防止发生严重的心功能损害
    - 限制活动
      - 发热、关节炎肿痛者，卧床休息至急性症状消失
      - 合并心脏炎者至少卧床2~3个月，伴心力衰竭者卧床6个月后逐渐恢复正常活动
    - 监测病情 — 观察面色、呼吸、心率、心律及心音的变化；有心力衰竭表现，及时处理
    - 加强饮食管理
      - 给予易消化的富有蛋白质、糖类、维生素C的饮食
      - 充血性心力衰竭者适当限盐、水，少量多餐；记录出入水量，保持大便通畅
    - 按医嘱抗风湿治疗 — 有心力衰竭加用洋地黄制剂，同时吸氧、利尿、维持水电解质平衡等治疗
  - 缓解关节疼痛 — 保持舒适体位，避免患肢受压，热敷局部关节可止痛，做好肢体保暖和皮肤护理
  - 降低体温 — 观察体温变化，注意热型
  - 用药护理
    - 阿司匹林有胃肠道反应、肝功能损害和出血，可饭后服用并加用维生素K防止出血
    - 观察泼尼松使用后的副作用，如满月脸、肥胖、消化道溃疡、肾上腺皮质功能不全等
    - 发生心肌炎时对洋地黄敏感且易中毒，观察有无恶心、呕吐、心律不齐、心动过缓等副作用
  - 心理护理
    - 解释检查、治疗、护理措施的意义，以取得配合
    - 关心爱护患儿，及时解除各种不适，缓解急躁情绪
  - 健康教育
    - 增强抵抗力，预防上呼吸道感染，避免寒冷潮湿
    - 合理安排日常活动，避免剧烈活动；教会家长病情观察、预防感染和防止疾病复发的知识
    - 定期复查，预防药物首选长效青霉素，有风湿性心脏病者，宜终生药物预防

第十六章 免疫性疾病患儿的护理

- **概述**
  - 幼年特发性关节炎(JIA)是一种以慢性关节滑膜炎为特征的自身免疫性疾病。多见于16岁以下儿童,男孩多于女孩。表现为长期不规则发热及关节肿痛,伴皮疹、肝脾淋巴结肿大,若反复发作可致关节畸形和功能丧失。年龄越小,全身症状越重,年长儿则以关节症状为主
- **病因病机**
  - 免疫遗传因素
    - 遗传因素在JIA发病中发挥作用,JIA的遗传易感性及表型是由多基因决定的
  - 外源性因素
    - 关节外伤和创伤
    - 环境影响,如潮湿与气候变化
    - 心理刺激、微生物感染等
- **病理**
  - 慢性非化脓性滑膜炎
    - 主要关节病变特征
    - 滑膜下组织充血,大量血管内皮细胞增生及淋巴细胞和浆细胞浸润
    - 血管翳形成及关节软骨出现进行的侵蚀和破坏
  - 皮疹
    - 是JIA的重要特征之一
    - 病理改变是皮下组织的毛细血管和小静脉周围的淋巴细胞浸润
  - 非特异性纤维素性浆膜炎
    - 在主要腔隙结构的浆膜层表面可能发生
    - 临床表现为疼痛、浆膜腔渗出和积液
  - 淋巴结和脾脏增大
    - 非滤泡性增生引起
- **临床表现**
  - 全身型
    - 多见于2~4岁,以全身症状起病
    - 发热、皮疹为典型症状,呈弛张热,伴一过性红斑样皮疹,多见于胸部和四肢
    - 关节症状主要是关节痛和关节炎,发热时加剧,热退减轻或缓解
    - 胸膜、心包或心肌也可受累,肝、脾、淋巴结不同程度肿大
  - 多关节型
    - 女孩多见
    - 发病初6个月受累关节≥5个,多为对称性,大小关节均可受累
    - 晨僵是本型的特点
    - 反复发作者,关节发生强直变形,最终一半以上患儿影响关节功能
  - 少关节型
    - 为最常见亚型,多发生于女童,多在6岁前起病
    - 病初6个月内1~4个关节受累
    - 病程大于6个月受累关节数大于4个,定义为扩展型少关节型
    - 病程中受累关节少于或等于4个,定义为持续型少关节型
    - 少关节型多为非对称性,以膝、踝、肘大关节为主,多无严重的关节活动障碍
    - 少数患儿发生虹膜睫状体炎而造成视力障碍甚至失明
  - 与附着点炎症相关的关节炎
    - 男孩多见,多于8~15岁儿童起病
    - 典型病例表现为6岁以上男童,以骶髂关节、脊柱、和四肢大关节的慢性炎症为主
    - 显著特点是附着点炎症,以髋关节、踝关节、膝关节为著,表现为关节肿痛和活动受限
    - 患儿还可发生反复发作的急性虹膜睫状体炎和足跟疼痛
  - 银屑病性关节炎
    - 此型儿童期罕见,女童多见,40%患者有银屑病家族史
    - 表现为1个或几个关节受累,常为不对称性,半数以上患儿有远端指间关节受累及指甲凹陷
    - 1个或更多关节炎合并银屑病,或关节炎合并以下任意2项
      - ①指(趾)炎
      - ②指甲凹陷和指甲脱落
      - ③家族史中一级亲属有银屑病

- **辅助检查**
  - **实验室检查**
    - 血液检查
      - 活动期可有轻度或中度贫血，多数白细胞增高，以中性粒细胞增高为主
      - 血沉增快，C反应蛋白、黏蛋白大多增高
    - 免疫检测 — 免疫球蛋白IgG、IgM、IgA均增高，部分病例类风湿因子和抗核抗体可为阳性
  - **影像学检查**
    - X线检查早期可见关节附近软组织肿胀
    - 晚期可见骨质稀疏和破坏，关节腔变窄，关节面融合，骨膜反应和关节半脱位
- **治疗要点**
  - **治疗原则**
    - 控制病变活动度，减轻和消除关节肿痛，预防感染和关节炎症的加重
    - 预防关节功能不全和残废，恢复关节功能和生活与劳动能力
  - **药物疗法** — 水杨酸制剂与非甾体类抗炎药物、甲氨蝶呤、羟氯喹、肾上腺皮质激素、免疫抑制剂等
  - **理疗**
    - 尽早开始为保护关节活动及维持肌肉强度所设计的锻炼
    - 清晨热浴、中药热浴可减轻晨僵
    - 选择锻炼方式或夹板固定等手段有利于防止发生或纠正关节残疾
  - **眼科治疗** — 与眼科医生一起联合治疗虹膜睫状体炎，局部使用糖皮质激素和阿托品
- **护理诊断/问题**
  - **体温过高** — 与非化脓性炎症有关
  - **疼痛** — 与关节炎症和肿胀有关
  - **躯体活动障碍** — 与关节疼痛、畸形有关
  - **潜在并发症** — 药物副作用
  - **焦虑** — 与发生关节强直畸形有关
- **护理措施**
  - **降低体温**
    - 密切监测体温变化，注意热型
    - 观察有无皮疹、眼部受损及心功能不全的表现，有无脱水征
    - 及时擦干汗液，更换衣服，保持皮肤清洁，防止受凉
    - 保证摄入充足的水分和热量，给予高热量、高蛋白、高维生素、易消化饮食
    - 遵医嘱用药
  - **减轻关节疼痛，维护关节正常功能**
    - 急性期卧床休息，观察关节炎症状，如疼痛、晨僵、肿痛、热感、运动障碍及畸形
    - 可用夹板、沙袋固定患肢于舒适体位，保护患肢不受压，也可分散患儿注意力或局部湿热敷
    - 急性期过后尽早开始关节康复治疗，指导家长帮助患儿做关节被动运动和按摩
    - 关节畸形患儿，防止外伤
  - **用药护理**
    - 非甾体类抗炎药物常见副作用有胃肠道反应，对凝血、肝肾功能及中枢神经系统也有影响
    - 长期用药患儿，每2~3个月进行血象及肝肾功能检查
    - 使用免疫抑制剂应注意观察药物副作用，如白细胞降低等
  - **心理护理** — 了解患儿及家属的心理感受，给予心理支持；指导患儿及家长功能锻炼，帮助克服自卑心理
  - **健康教育**
    - 不过度保护患儿，鼓励参加正常的活动和学习
    - 广泛宣传疾病发生的诱因、治疗进展和康复信息

第十六章 免疫性疾病患儿的护理

- **概述**
  - 过敏性紫癜又称亨-舒综合征，是以全身小血管炎为主要病变的血管炎综合征。临床表现为非血小板减少性皮肤紫癜，伴关节肿痛、腹痛、便血和血尿、蛋白尿等。主要见于学龄期儿童，男孩多于女孩，四季均有发病，但春秋季多见
- **病因病机**
  - 病因
    - 病因尚不清楚
    - 目前认为与某种致敏因素引起的自身免疫反应有关
  - 机制
    - 病原体、药物、食物及花粉、虫咬、疫苗为致敏因素，使具有敏感素质的机体产生变态反应，从而造成一系列损伤
    - 辅助性T淋巴细胞及B淋巴细胞活性增强，产生大量IgA免疫复合物，沉积在全身小血管壁而致血管炎
- **临床表现**
  - 一般表现
    - 多为急性起病，病前1~3周常有上呼吸道感染史
    - 约半数患儿伴有低热、乏力、精神萎靡、纳差等全身症状
  - 皮肤紫癜
    - 常为首发症状，反复出现为本病特征
    - 多见下肢、臀部，下肢伸面为多，对称分布，严重者累及上肢，面部及躯干少见
    - 初为紫红色斑丘疹，高出皮肤，压不褪色，后加深呈暗紫色，最终呈棕褐色而消退
    - 少数重症患儿紫癜可大片融合形成大疱伴出血性坏死
    - 皮肤紫癜多4~6周后消退，部分患儿出现复发
  - 消化道症状
    - 常见脐周或下腹部腹痛，伴恶心、呕吐，部分有腹泻或便血
    - 偶可发生肠套叠、肠梗阻、肠穿孔及出血坏死性小肠炎
  - 关节症状
    - 约1/3患儿出现关节肿痛，多累及大关节
    - 表现为关节疼痛、肿胀和活动受限，多数日内消失不遗留畸形
  - 肾脏症状
    - 儿科最常见的继发性肾小球疾患
    - 多数出现血尿、蛋白尿及管型，伴血压增高和水肿，称紫癜性肾炎
    - 少数呈肾病综合征表现
    - 一般肾损伤较轻，多能完全恢复，少数发展为慢性肾炎，死于慢性肾功能衰竭
  - 其他
    - 偶有颅内出血引起失语、瘫痪、昏迷、惊厥，个别患儿有鼻和牙龈出血、咯血等
- **辅助检查**
  - 实验室检查
    - 血象
      - 白细胞正常或轻度增高，中性和嗜酸性粒细胞可增高
      - 血小板计数正常甚至升高，出血和凝血时间正常，血块退缩试验正常
      - 部分患儿毛细血管脆性实验阳性
    - 其他
      - 肾脏受损可有血尿、蛋白尿、管型
      - 血清IgA浓度往往升高，IgG、IgM水平升高或正常
      - 大便潜血试验阳性
  - 影像学检查
    - 早期X线仅显示软组织肿胀、关节周围骨质疏松，关节附近呈现骨膜炎
    - 晚期可见关节面破坏，以手腕关节多见
    - 腹部超声波检查有利于早期诊断肠套叠

- **治疗要点**
  - 一般治疗
    - 卧床休息、积极寻找和去除病因，如控制感染，补充维生素等
  - 肾上腺皮质激素和免疫抑制剂
    - 泼尼松分次口服，症状缓解后即可停药
    - 重症过敏性紫癜肾炎可加用免疫抑制剂，如环磷酰胺
  - 抗凝治疗
    - 应用阻止血小板凝集和血栓形成的药物，如阿司匹林、双嘧达莫
    - 以过敏性紫癜肾炎为主要病变时，可选用肝素治疗
  - 对症治疗
    - 出血患儿卧床休息，给予镇静剂
    - 有消化道症状时限制粗糙饮食
    - 大量出血时需输血并禁食
    - 抗组胺药及钙剂等可减轻过敏反应强度，缓解部分患儿腹痛症状
- **护理诊断/问题**
  - 皮肤完整性受损
    - 与血管炎有关
  - 疼痛
    - 与关节肿痛、肠道炎症有关
  - 潜在并发症
    - 消化道出血、紫癜性肾炎
- **护理措施**
  - 恢复皮肤的正常形态和功能
    - 观察并记录皮疹形态、颜色、数量、分布，是否反复出现
    - 保持皮肤清洁，防擦伤、抓伤，及时处理破溃，防止出血和感染
    - 衣着应宽松、柔软，保持清洁、干燥
    - 避免接触致敏原，同时使用止血药、脱敏药等
  - 缓解关节疼痛
    - 协助患肢采取不同的功能位置
    - 根据病情给予热敷，腹痛时卧床休息，做好日常生活护理
    - 遵医嘱使用肾上腺皮质激素，缓解关节疼痛和解除痉挛性腹痛
  - 监测病情
    - 观察有无便血、腹痛等，注意腹部体征，有消化道出血时，应卧床休息，限制饮食，给予无渣饮食，出血多时考虑输血并禁食，静脉补充营养
    - 观察尿色、尿量，定时做尿常规检查，若有血尿和蛋白尿，提示紫癜性肾炎，按肾炎护理
  - 健康教育
    - A组溶血性链球菌感染是导致过敏性紫癜的重要原因，春秋季节好发，做好感染的预防
    - 本病可反复发作或并发肾损害，做好心理支持护理
    - 指导家长病情观察，合理调配饮食，避免接触各种过敏原，定期复查

第十六章 免疫性疾病患儿的护理

- **概述**
  - 皮肤黏膜淋巴结综合征（MCLS）又称川崎病（KD），是一种以全身血管炎为主要病变的急性发热出疹性小儿疾病。由日本川崎富作首次报道，是我国儿科住院的常见疾病之一。本病可发生严重的心血管并发症，已取代风湿热成为儿科最常见的后天心脏病
- **病因病机**
  - **病因不明**：可能与立克次体、葡萄球菌等多种病原体感染有关
  - **机制尚不清楚**：目前认为是易患宿主对多种感染病原触发的免疫介导的全身性血管炎
- **临床表现**
  - **主要表现**
    - 发热：39～40℃，稽留热或弛张热，持续1~2周，甚至更长，抗生素治疗无效
    - 皮肤表现
      - 皮疹
        - 出现在发热或热后，呈向心性、多形性
        - 常见斑丘疹、多形红斑样或猩红热样
        - 无疱疹及结痂，躯干多见，持续4~5d后消退
      - 手足皮肤改变
        - 为川崎病的典型临床特点
        - 手足皮肤呈广泛性硬性水肿
        - 手掌和脚底早期出现潮红
        - 恢复期指、趾端膜状脱皮，重者指、趾甲可脱落
      - 肛周皮肤改变：发红、脱皮
    - 黏膜表现
      - 双眼球结膜充血，于起病后3~4d出现，无脓性分泌物或流泪，热退后消散
      - 口唇潮红、出血、皲裂，舌乳头明显突起、充血呈杨梅舌，扁桃体可有肿大或渗出
    - 颈淋巴结肿大：单侧或双侧，质硬有触痛，表面不红无化脓，热退后消散
  - **心脏表现**
    - 病后1～6周出现心肌炎、心包炎、心内膜炎
    - 冠状动脉瘤常在第2～4周发生
    - 心肌梗死和巨大冠状动脉瘤破裂可致心源性休克甚至猝死
  - **其他**：可有间质性肺炎、无菌性脑膜炎、消化系统症状、关节痛和关节炎
- **辅助检查**
  - **实验室检查**
    - 血液检查
      - 轻度贫血，白细胞计数升高，中性粒细胞为主，伴核左移
      - 血沉增快、C-反应蛋白等急相蛋白、血浆纤维蛋白原和血浆黏度增高，血清转氨酶升高
    - 免疫学检查：血清IgG、IgM、IgA、IgE和血循环免疫复合物升高，总补体和C3正常或增高
  - **影像学检查**
    - X线检查：肺纹理增多、模糊或有片状阴影，心影可扩大
    - 冠状动脉造影：是诊断冠状动脉病变最精确的方法
  - **心血管系统检查**
    - 心脏受损者可见心电图和超声心动图改变
    - 心电图早期示非特异性ST-T改变，心包炎时可有广泛ST段抬高和低电压
    - 心肌梗死ST段明显抬高、T波倒置及异常Q波

- **治疗要点**
  - 控制炎症
    - 静脉输入丙种球蛋白，宜于早期应用
    - 阿司匹林口服，为首选药物
    - 糖皮质激素 — 用于IVIG无反应性患儿的二线治疗
  - 抗血小板凝集 — 除阿司匹林外可加用双嘧达莫
  - 其他治疗 — 对症支持治疗如补液、保护肝脏、控制心力衰竭等；心肌梗死及时溶栓
- **护理诊断/问题**
  - 体温过高 — 与感染、免疫反应等因素有关
  - 皮肤完整性受损 — 与小血管炎有关
  - 口腔黏膜受损 — 与小血管炎有关
  - 潜在并发症 — 心脏受损
- **护理措施**
  - 降低体温
    - 急性期绝对卧床休息，维持适宜的温湿度，监测体温变化，观察热型及伴随症状
    - 给予清淡高热量、高维生素、高蛋白流质或半流质饮食，多饮水，必要时静脉补液
    - 观察阿司匹林用后有无出血倾向，静脉注射丙种球蛋白有无过敏反应
  - 皮肤护理
    - 保持清洁，每天清洗患儿皮肤，剪短指甲，防抓伤和擦伤
    - 衣被质地柔软而清洁，便后清洗臀部
    - 半脱的痂皮用干净剪头剪除，勿强撕，防止出血和继发感染
  - 黏膜护理
    - 晨起、睡前、餐前、餐后漱口，保持口腔清洁
    - 口唇干裂可涂护唇油
    - 禁食生、辛、硬食物，必要时遵医嘱给予药物涂擦口腔创面
    - 每日用生理盐水洗眼1~2次，也可涂眼膏，以保持眼部清洁，预防感染
  - 监测病情
    - 监测有无心血管损害的表现，如面色、精神状态、心率、心律、心音、心电图异常
    - 一旦发生心血管损害立即行心电监护，根据损害程度采取相应的护理措施
  - 心理支持
    - 应及时向家长交代病情，给予心理支持
    - 根据病情定期做心电图、超声心动图等，结合患儿年龄进行解释，以取得配合
    - 制定合理的活动和休息，给予心理安慰，减少各种不良刺激
  - 健康教育
    - 定期复查，无冠状动脉病变的患儿，出院后1个月、3个月、6个月及1年全面检查
    - 有冠状动脉损害者密切随诊

第十七章 遗传代谢性疾病患儿的护理

本章扫码做题

- **定义**
  - 是指由遗传物质发生改变而引起的或由致病基因所控制的疾病，具有先天性、终身性和家族性的特征
- **遗传的基本概念和物质基础**
  - 基本概念
    - 遗传：各种生物通过生殖产生的子代，其形态结构和生理功能的特点与亲代都很相似的现象
    - 变异：亲代与子代之间、子代各个体之间不会完全相同而存在一定差异的现象
  - 物质基础
    - 染色体
      - 是遗传信息的载体
      - 正常人体细胞的染色体共23对(46条)，每对染色体中一条来自父亲，另一条来自母亲，其中22对男女相同，为常染色体，另一对决定性别，为性染色体
      - 正常女性染色体核型为46,XX，男性为46,XY
      - 染色体数目和形态相对稳定是遗传信息相对稳定的基础
    - 基因
      - 是实现遗传功能的物质基础
      - 指有功能的DNA序列，呈线状排列，成对地位于相对应的染色体上
      - 大致可分结构基因和调控基因两类
      - 基因表达：DNA分子贮存的遗传信息经过转录，形成mRNA，释放入细胞质作为合成蛋白质的模板，由tRNA按照密码子选择相应的氨基酸，在核蛋白体上合成蛋白质
      - 基因突变
        - 指DNA序列中的碱基改变，多可自发性修复
        - 部分导致疾病发生，部分未发现与疾病有关，而构成人类基因的多态性
- **遗传病的分类**
  - 染色体病(染色体畸变综合征)
    - 指各种原因引起的染色体数目和(或)结构异常的疾病
    - 通常累计数个甚至上百个基因，引起机体多发畸形、智力低下、生长发育迟缓和多系统功能障碍
    - 可分为常染色体病和性染色体病两大类
    - 其发病原因与孕母年龄过大、接触有害化学物质、放射线、孕期感染病毒等因素有关
  - 单基因遗传病
    - 指单个基因突变所致的遗传性疾病
    - 常染色体显性遗传病：致病基因在常染色体上，亲代只要有一个显性致病基因传递给子代，子代就会表现性状
    - 常染色体隐性遗传病
      - 致病基因在常染色体上，为一对隐性基因
      - 只有携带2个相同的致病基因(纯合子)才发病
    - X连锁显性遗传病：致病基因位于X染色体上
    - X连锁隐性遗传病：致病基因位于X染色体上，女性为表现正常的致病基因携带者，男性只有一条X染色体，隐性基因也会发病
    - Y连锁遗传病：致病基因位于Y染色体上，仅男性发病，由父传子，较少见
  - 多基因遗传病
    - 多对微效基因的累积效应与环境因素的共同作用所致，此类疾病总数已达100种以上，如高血压、2型糖尿病、唇裂等
  - 线粒体病
    - 一部分DNA存在于人类细胞质的线粒体内，含37个基因，按母系遗传
    - 基因突变为一组较为独特的遗传病
  - 基因组印记(遗传印记)
    - 指基因根据来源亲代的不同而有不同的表达
    - 影响着某些遗传病的表现度、外显率等
- **遗传病的诊断**
  - 病史
    - 新生儿期出现黄疸不退、腹泻、持续呕吐、肝肿大、惊厥、低血糖、酸中毒、高氨血症、特殊体味等，应做进一步检查，明确是否有遗传代谢性疾病
    - 先天性畸形、特殊面容、生长发育障碍、智力发育落后、性发育异常或有遗传病家族史者，应做详细的家系调查和分析
    - 了解母亲妊娠史、孕期用药史、疾病史等有无异常

- **（续）遗传病的诊断**
  - **体格检查**
    - 头面部外观有无异常 — 小头、大头、舟状头、方颅等
    - 眼 — 眼距宽、眼球内陷或突出、内眦赘皮、小眼球等
    - 耳 — 低位耳、小耳、大耳、耳廓畸形等
    - 鼻部 — 鼻梁低平、鼻根宽大、鼻孔前倾等
    - 颈 — 有无颈短、颈蹼等
    - 气味 — 有无异常的汗味或尿味等
    - 注意上部量与下部量比例、手指长度、指距及指纹，外生殖器、脊柱、四肢及关节有无异常
  - **实验室检查**
    - 用于染色体畸变、缺失或重复突变的细胞和细胞分子遗传学方法
      - 染色体核型分析
        - 诊断染色体畸变的重要手段
        - 只能检出染色体数目和大片段结构异常
      - 荧光原位杂交技术（FISH） — 主要用于染色体上的微小缺失检测
      - 基因芯片技术
        - 高分辨率、高通量的新技术
        - 可对样本的整个基因组进行检测
        - 用于诊断各类染色体微缺失和微重复，以及进行单核苷酸多态性分析等
    - 常用分子学诊断方法 — 包括聚合酶链反应（PCR）技术、限制性内切酶等方法，进行各种基因病变的检测
    - 其他检查 — 包括生化检查、酶活性检测、免疫学检查等，可为相关疾病的诊断提供依据
- **遗传病的治疗**
  - **饮食及药物疗法** — 补充缺乏物质，避免摄入有害物质，排除过多有害物质等
  - **酶疗法** — 通过酶诱导、酶补充等供给必需的酶，纠正代谢缺陷
  - **外科治疗** — 通过脏器移植、干细胞移植等，修复或替换丧失功能的组织和器官，矫正畸形和帮助恢复功能
  - **基因治疗** — 运用DNA重组技术设法恢复或构建患者细胞中有缺陷的基因，使细胞恢复正常功能而达到治疗疾病或赋予机体新的抗病功能
- **遗传病的预防**
  - **携带者的检出** — 及时检出并进行婚育指导或产前诊断，预防和减轻遗传病患儿的出生
  - **医学遗传咨询** — 主要咨询对象
    - 已确诊或疑有遗传病的患者及其家属
    - 连续发生不明原因疾病的
    - 疑与遗传有关的先天畸形、原发性低智者
    - 易位染色体或致病基因携带者
    - 不明原因的反复流产、死胎、死产及不孕（育）夫妇
    - 性发育异常者
    - 孕早期接触放射线、化学毒物、致畸药物或病原微生物感染者
    - 有遗传病家族史并拟结婚或生育者
  - **产前诊断** — 通过超声等、胎儿镜检查观察胎儿表型的形态特征，及通过染色体检查、基因分析或其表达产物的测定进行诊断
  - **出生缺陷监测和预防**
    - 通过对一定数量的出生婴儿进行一定时期的、系统的动态检测，及时掌握缺陷分布、频率和顺位
    - 发现和分析原因，及时采取干预措施，消除不利因素，减少出生缺陷发生
  - **发病前的预防** — 对需要一定外在条件才导致发生的遗传病，尽量在日常生活中避免接触诱发因素
  - **环境保护**
    - 环境污染可导致基因突变、染色体畸变等
    - 胚胎发育早期，应特别注意避免接触超剂量电离辐射、诱变剂、致畸剂等物质

第十七章 遗传代谢性疾病患儿的护理

概述

21-三体综合征（又称唐氏综合征，DS）是人类最早发现的常染色体畸变疾病，在活产婴儿中的发生率约为1∶1000~1∶600，发病率随孕妇年龄增大而增加。其主要临床特征为特殊面容、智能落后和生长发育迟缓，并可伴有多种畸形

病因病机

- 可能与孕母高龄、致畸变物质及疾病的影响，导致了染色体畸变有关
- 直接发病原因为常染色体畸变，第21号染色体呈三体型
- 主要由于亲代之一的生殖细胞在减数分裂形成配子时，或受精卵在有丝分裂时，21号染色体发生不分离，致使胚胎体细胞内存在一条额外的21号染色体

临床表现

特殊面容

- 出生时即可有明显的特殊面容
- 表情呆滞，眼距宽，眼裂小，双眼外眦上斜，可有内眦赘皮
- 鼻梁低平，耳小异形，唇厚舌大，张口伸舌，流涎多
- 头小而圆，前囟大且闭合延迟，颈短而宽
- 常呈现嗜睡状，可伴有喂养困难

智能落后

- 是本病最突出、最严重的临床表现
- 绝大部分有不同程度的智能发育障碍，随年龄增长逐渐明显，智商常在25~50之间，抽象思维能力受损最大

生长发育迟缓

- 身材矮小，头围小于正常，骨龄落后
- 出牙延迟，且常错位
- 肌张力低下，腹膨隆，可伴脐疝
- 四肢短，韧带松弛，关节可过度弯曲
- 手指粗短，小指向内弯曲
- 运动发育及性发育均延迟

皮纹特点

- 手掌出现猿线（通贯手）轴三角的atd角度一般大于45°，第4、5指桡箕增多
- 脚拇指球胫侧弓形纹和第5指只有一条指褶纹等

伴发畸形

- 约50%患儿伴有先天性心脏病，其次是消化道畸形
- 部分男孩有隐睾，成年后多无生育能力
- 女孩多无月经，仅少数可有生育能力
- 免疫功能低下，易患各种感染性疾病，白血病的发病率明显高于正常人群
- 存活至成人期，常在30岁以后即出现老年性痴呆症状

辅助检查

染色体核型分析

- 通过外周血淋巴细胞或羊水细胞染色体核型检查可发现
- 患儿第21号染色体比正常人多一条三体，细胞染色体总数为47条

- （续）辅助检查
  - （续）染色体核型分析
    - 常见核型
      - 标准型
        - 占全部患儿的95%，体细胞染色体总数为47条
        - 有一额外的21号染色体
      - 易位型
        - 占2.5%~5%，染色体总数为46条
        - 一条额外的21号染色体的长臂与一条近端着丝粒染色体长臂形成的易位染色体
      - 嵌合型
        - 占2%~4%，体内有两种以上细胞株（以两种为多见）
        - 一株正常，另一株为21-三体细胞，形成嵌合体
  - 荧光原位杂交
    - 用荧光素标记的21号染色体的相应片段序列作探针，与外周血中的淋巴细胞或羊水细胞进行荧光原位杂交，在本病患者的细胞中呈现三个21号染色体的荧光信号
- 遗传咨询
  - 高危孕妇可做羊水细胞或绒毛膜细胞染色体检查，进行产前诊断
  - 可在孕中期筛查相关血清标志物
  - 三联筛查
    - 甲胎蛋白（AFP）、游离雌三醇（FE3）和血清β绒毛膜促性腺激素（βHCG）检测
    - 21-三体综合征胎儿的孕母血清AFP和FE3低于平均水平，HCG高于平均水平
    - 孕15~21周孕妇检测三项指标，结合孕母年龄，可计算本病的危险度
- 治疗要点
  - 尚无特殊有效治疗方法
  - 注意预防和治疗感染，如伴有其他畸形，可考虑手术矫治
  - 可进行长期教育和训练，以提高生活自理能力，掌握一定的工作技能
- 护理诊断/问题
  - 自理缺陷
    - 与智能低下有关
  - 焦虑（家长）
    - 与儿童患严重疾病有关
  - 知识缺乏
    - 患儿家长缺乏疾病的相关认识
- 护理措施
  - 加强生活护理 培养自理能力
    - 细心照顾患儿，协助吃饭、穿衣，定期洗澡，防止意外事故
    - 保持皮肤清洁干燥，患儿长期流涎，应及时擦干，保持皮肤润滑，以免皮肤糜烂
    - 帮助制订教育、训练方案，并示范，使患儿通过训练后能逐渐自理，从事简单劳动
  - 预防感染
    - 保持空气清新，避免接触感染者
    - 注意个人卫生，保持口腔、鼻腔清洁，勤洗手
    - 呼吸道感染者接触患儿需戴口罩
  - 家庭支持
    - 利用社会资源向家长及时提供情感和信息支持，协助家庭建立个性化的孩子养育和培养计划，使他们尽快适应疾病带来的影响
  - 遗传咨询及健康教育
    - 35岁以上妇女，妊娠后作羊水细胞检查
    - 注意发现易位染色体携带者，子代有先天愚型者，或姨表姐妹中有此患者，应及早检查子亲代染色体核型
    - 孕期避免接受X线照射，勿滥用药物，预防病毒感染

第十七章 遗传代谢性疾病患儿的护理

- 概述
  - 苯丙酮尿症(PKU)是一种常染色体隐性遗传病,是由于苯丙氨酸羟化酶基因突变导致酶活性降低,苯丙氨酸及其代谢产物在体内蓄积引起的疾病。PKU是先天性氨基酸代谢障碍中最为常见的一种,临床表现为智力发育落后,皮肤、毛发色素浅淡和鼠尿样体味
- 病因病机
  - 分典型和非典型两种,绝大多数为典型病例(约占99%)
  - 典型PKU
    - 由于肝细胞缺乏苯丙氨酸羟化酶(PAH),因而不能将苯丙氨酸转化为酪氨酸,从而引起苯丙氨酸在体内蓄积所致
    - 高浓度的苯丙氨酸及其旁路代谢产物导致脑损伤
    - 酪氨酸生成减少,致使黑色素合成不足,患儿毛发、皮肤色素减少
  - 非典型PKU
    - 由于四氢生物蝶呤(BH_4)的缺乏,使苯丙氨酸不能氧化为酪氨酸,造成多巴胺、5-羟色胺等重要神经递质缺乏,加重神经系统功能损害
- 临床表现
  - 出生时均正常,一般在3~6个月时开始出现症状,后逐渐加重,1岁时症状明显
  - 神经系统表现
    - 以智能发育落后为主,可有表情呆滞、行为异常、多动、肌痉挛或癫痫发作,少数呈肌张力增高和腱反射亢进,80%有脑电图异常
    - BH_4缺乏型PKU患儿的神经系统症状出现较早且较重,肌张力明显减低,嗜睡或惊厥,智能明显落后
  - 外观
    - 生后数月因黑色素合成不足,毛发由黑变黄,皮肤和虹膜色泽变浅
    - 皮肤干燥,常有湿疹
  - 体味
    - 有明显鼠尿样臭味
  - 其他
    - 可有呕吐、喂养困难
    - PKU母亲在未控制血苯丙氨酸浓度的情况下怀孕,其子女即使不是PKU,也常伴有小头畸形和智力低下
  - 上述症状大部分为可逆的,但智能发育落后很难转变,只有在出生后早发现早治疗才能预防
- 辅助检查
  - 新生儿筛查
    - 新生儿哺乳3日后,采集足跟血,进行苯丙氨酸浓度测定
    - 当苯丙氨酸浓度大于切割值时,应进一步检查和确诊
  - 苯丙氨酸浓度测定
    - 正常浓度 $< 120\mu mol/L$($2mg/dL$)
    - 轻度PKU为$120 \sim 360\mu mol/L$
    - 中度PKU为$360 \sim 1200\mu mol/L$
    - 典型PKU $> 1200\mu mol/L$
  - 尿喋呤图谱分析和DHPR活性测定
    - 主要用于BH_4缺乏症的鉴别诊断
  - DNA分析
    - 进行基因突变检测、基因诊断和产前诊断

- **治疗要点**
  - 疾病一旦确诊，应立即治疗，开始治疗年龄愈小，效果愈好
  - **低苯丙氨酸饮食**
    - 为主要治疗手段
    - 原则是使摄入苯丙氨酸的量既能保证生长发育和体内代谢的最低需要，又能使血中苯丙氨酸浓度维持理想控制范围内
    - 血苯丙氨酸浓度过高或过低均将影响生长发育
    - 理想控制的血苯丙氨酸浓度范围，0~1岁为120~240μmol/L，1~12岁为120~360μmol/L，>12岁为120~600μmol/L
    - 血苯丙氨酸浓度异常，每周监测一次
    - 浓度在理想控制范围之内，饮食无明显变化时，每月监测1~2次
  - **BH_4、5-羟色氨酸和L-DOPA治疗** — 对非典型病例除饮食控制外，需给予此类药物
- **护理诊断/问题**
  - **生长发育迟缓** — 与高浓度的苯丙氨酸导致脑细胞受损有关
  - **有皮肤完整性受损的危险** — 与皮肤异常分泌物的刺激有关
  - **焦虑(家长)** — 与担心患儿疾病预后有关
- **护理措施**
  - **饮食护理**
    - 新生儿期主要采用无(低)苯丙氨酸配方奶粉，待血浓度降至理想浓度时，可逐渐少量添加天然饮食，其中首选母乳
    - 较大婴儿及儿童，添加的食物应以低蛋白、低苯丙氨酸为原则其量和次数随血苯丙氨酸浓度而定
    - 治疗时应定期监测血中苯丙氨酸浓度，同时注意生长发育情况
    - 饮食控制应至少持续到青春期以后，终身治疗对患者更有益
    - 成年女性患者在怀孕前应重新开始饮食控制，血苯丙氨酸浓度应控制在120~360μmol/L，直至分娩，避免母亲高苯丙氨酸血症影响胎儿
  - **皮肤护理** — 勤换尿布、保持皮肤干燥，对皮肤皱褶处特别是腋下、腹股沟应保持清洁，有湿疹及时处理
  - **家庭支持**
    - 协助制定饮食治疗方案，提供遗传咨询
    - 避免近亲结婚，所有新生儿出生数日后作常规筛查
    - 有阳性家族史的新生儿生后应作详细检查
    - 对患儿家族做苯丙氨酸耐量试验，检出杂合子

第十七章 遗传代谢性疾病患儿的护理

概述

糖原累积症(GSD)是一组由于先天性酶缺陷所造成的代谢障碍性疾病,其共同的生化特征是糖原分解或合成过程中各种酶缺乏,以致结构正常或异常的糖原累积在肝脏、肌肉、心脏、肾脏等组织而出现一系列的临床症状。根据受累器官和临床表现,分为肝糖原贮积症和肌糖原贮积症。根据所缺陷的酶可分为12型,除GSDⅨa型为X连锁隐性遗传外,其余均为常染色体隐性遗传。Ⅰ型糖原累积症最为多见

病因病机

- 病因尚不清楚
- 正常情况下,葡萄糖-6-磷酸酶分解糖原为葡萄糖,维持血糖稳定
- 该酶编码基因位于第17号染色体上,因遗传因素导致该酶系统活力受损,造成Ⅰ型糖原累积病
- 葡萄糖-6磷酸酶系统的缺陷,造成低血糖,使6-磷酸葡萄糖的累计增加,并重新再合成糖原
- 低血糖又不断导致组织蛋白分解,向肝脏输送糖异生原料,均加速了肝糖原的合成
- 糖代谢异常同时造成脂肪代谢紊乱,最终造成脂质合成旺盛,引起高脂血症和肝脂肪变性
- 未经正确治疗的患儿因低血糖和酸中毒发作频繁,常有体格和智力发育障碍
- 伴有高尿酸血症患儿常在青春期并发痛风
- 患儿成年期的心血管疾病、胰腺炎和肝脏腺瘤发生率高于正常人群,少数可并发进行性肾小球硬化症
- 经过正确的饮食治疗患儿,可保持正常生长发育

临床表现

- 患儿表现轻重不一,多起病隐匿,婴儿期除肝大外,无其他典型表现
- 重症者在新生儿即发病,表现为严重低血糖(血糖可低至0.5mmol/L)、酸中毒、呼吸困难和肝肿大等
- **生长发育落后**
  - 糖代谢紊乱、慢性酸中毒以及肝脏受损,身材矮小,骨龄落后,骨质疏松,身体各部分比例正常
- **腹部膨隆**
  - 肝脏增大而坚实,表面光滑无触痛,不伴黄疸或脾大
- **饥饿性低血糖**
  - 时有低血糖和腹泻发生,严重者可因低血糖伴发惊厥
  - 随年龄增长,低血糖发作次数减少
- **其他**
  - 肌肉松弛,四肢伸侧皮下常见黄色瘤
  - 常有鼻出血等出血倾向
  - 青春期延迟,视网膜黄斑周围病变等

辅助检查

- **血生化检查**
  - 血糖降低,血乳酸、血脂及尿素升高,肝功能可有异常
- **葡萄糖耐量试验**
  - 空腹测定血糖和血乳酸,口服葡萄糖2g/kg后30、60、90、120、180min测定血糖和血乳酸
  - 正常时血乳酸升高不超过20%,明显下降提示GSDⅠ型
- **胰高血糖素刺激试验**
  - 空腹和餐后2d,肌内注射胰高血糖素后0、15、30、45、60min测定血糖
  - 患者血糖无明显升高,或升高低于正常
- **外周血白细胞DNA分析**
  - 血糖降低,血乳酸、血脂及尿素升高,肝功能可有异常

- **治疗要点**
  - 治疗目标是维持正常血糖，抑制低血糖所继发的代谢紊乱，延缓并发症的出现
  - 饮食治疗
    - 可采用日间少量多餐和夜间使用鼻饲管持续点滴高碳水化合物液的治疗方案，维持血糖在4~5mmol/L
    - 为避免长期鼻饲的困难，在1岁以后也可用每4~6h口服生玉米淀粉混悬液的替代方法
    - 注意补充各种微量元素和矿物质
  - 严重低血糖治疗 — 可静脉补充葡萄糖0.5g/(kg·h)
  - 其他
    - 肝移植或骨髓移植等
    - 家庭中有未发病的同胞兄妹，应定期检查，尽早诊断
    - 生育二胎时，可进行遗传咨询、产前基因诊断
- **护理诊断/问题**
  - 活动无耐力 — 与酶缺乏致低血糖有关
  - 生长发育迟缓 — 与糖代谢障碍有关
  - 有感染的危险 — 与免疫力低下有关
  - 有受伤的危险 — 与骨质疏松和血小板功能不良有关
- **护理措施**
  - 合理饮食，防止低血糖
    - 给予高蛋白、低脂肪、丰富的维生素和无机盐、总热量适宜的饮食
    - 各种谷类、瘦肉等为常选食物
    - 乳类根据年龄和病情灵活掌握
    - 糖果、甜点等含糖量高的食品应忌选
    - 平时少量多餐，在两餐之间和夜间应加1~2次淀粉类食物，根据不同年龄和血糖浓度及时调整食物种类，保证必需营养物质供给
    - 避免剧烈运动，防止低血糖
  - 预防酸中毒
    - 低脂肪饮食可减少酮体与血脂的产生，防止酸中毒发生
    - 因患有高乳酸血症，故常用碳酸氢钠纠正酸中毒，禁用乳酸钠，用药时应防止外溢，以免引起组织坏死
  - 预防感染
    - 适度锻炼，增强体质，避免与感染者接触
    - 一旦发现有感染迹象时，及时给予治疗，以免诱发低血糖和酸中毒
  - 心理护理 — 做好患儿的心理护理，增强心理承受力，帮助其正确对待生长发育的改变
  - 注意安全 — 婴儿应置于安全环境中，避免坠床，会行走患儿应注意避免各种创伤引起的出血

第十八章 感染性疾病患儿的护理

本章扫码做题

概述

麻疹是由麻疹病毒引起的一种急性传染病，临床上以发热、上呼吸道炎、结膜炎、口腔麻疹黏膜斑（又称柯氏斑）、全身斑丘疹及疹退后遗留色素沉着伴糠麸样脱屑为特征。本病传染性强，儿童是主要易感人群，病后大多可获得终身免疫

病原学

- 麻疹病毒为RNA病毒，属副黏病毒科，仅一种血清型，抗原性稳定
- 人是唯一宿主
- 病毒在外界生存力弱，不耐热，对紫外线和消毒剂敏感
- 耐干燥和寒冷，0℃可活1个月左右，而在阳光和流通空气中20~30min失去活性

流行病学

- 传染源：麻疹患者是唯一的传染源
- 传播途径
  - 经呼吸道进行传播
  - 密切接触者或直接接触患者的鼻咽分泌物亦可传播
- 易感人群：6个月~5岁儿童发病率最高
- 一般特征：出疹前、后的5d均有传染性，有并发症的患者传染性可延长至出疹后10d
- 流行季节：四季均可发病，以冬春季多见

发病机制

- 病毒在呼吸道上皮细胞和局部淋巴组织中繁殖并少量侵入血液，形成第一次病毒血症
- 病毒在单核–巨噬细胞系统中复制活跃，再次大量侵入血液，形成第二次病毒血症，侵犯脾、胸腺、肺等，引起广泛损伤而出现一系列表现
- 由于免疫反应受到抑制，常并发喉炎、支气管肺炎或导致结核病恶化，特别是营养不良或免疫功能缺陷患儿，可发生重型麻疹，并发重症肺炎、脑炎等而导致死亡

病理

- 特征性病理变化是广泛的细胞融合形成多核巨细胞，主要分布于皮肤、淋巴组织、呼吸道和肠道黏膜及眼结膜
- 真皮和黏膜下层毛细血管内皮细胞充血、水肿、增生、单核细胞浸润等，并有浆液性渗出而形成麻疹皮疹和麻疹黏膜斑
- 疹退后，表皮细胞坏死、角化形成糠麸样脱屑；由于皮疹处红细胞裂解，疹退后遗留棕色色素沉着

临床表现

典型麻疹

- 潜伏期
  - 一般6~18d，平均10d左右
  - 潜伏期末可有低热、全身不适
- 前驱期（出疹前期）
  - 从发热至出疹3~4d
  - 发热：多为中度以上，热型不一
  - 上呼吸道感染及结膜炎表现
    - 在发热同时出现流涕、咳嗽、喷嚏、咽部充血等上呼吸道感染症状
    - 眼结膜充血、流泪、畏光等结膜炎表现
  - 麻疹黏膜斑
    - 麻疹早期具有的特征性体征
    - 一般在出疹前1~2d出现于第二磨牙相对的颊黏膜上
    - 直径为0.5~1.0mm的细砂样灰白色小点，周围有红晕，并迅速增多，互相融合
    - 可累及整个颊黏膜及唇部黏膜
    - 于出疹后1~2d迅速消失
  - 非特异症状：全身不适、食欲减退、精神不振、呕吐、腹泻等
  - 偶见皮肤荨麻疹、猩红热样皮疹，在出现典型皮疹时消失

- **（续）临床表现**
  - **（续）典型麻疹**
    - 出疹期
      - 一般为3~5d，多在发热3~4d后出疹
      - 皮疹先出现于耳后、发际，渐及额、面、颈部，自上而下蔓延至躯干、四肢，最后达手掌与足底
      - 皮疹初为红色斑丘疹，以后融合成片，色加深呈暗红，皮疹痒，疹间皮肤正常
      - 全身中毒症状加重，体温可突然高达40~40.5℃，咳嗽加剧，伴嗜睡或烦躁不安，重者有谵妄、抽搐
      - 此期肺部可闻少量干、湿性啰音
    - 恢复期
      - 一般3~5d；若无并发症，出疹3~4d后皮疹按出疹顺序开始消退
      - 随皮疹隐退，体温逐渐降至正常，全身症状改善
      - 疹退后皮肤有棕色色素沉着伴糠麸样脱屑，一般7~10d痊愈
  - **非典型麻疹**
    - 轻型麻疹
      - 主要见于体内尚有一部分免疫力者
      - 症状轻，麻疹黏膜斑不典型或不出现，无并发症
    - 重型麻疹
      - 见于营养不良、继发严重感染者
      - 体温持续40℃以上，中毒症状重
      - 部分患儿疹出不透、色暗淡，或皮疹骤退、四肢冰冷、血压下降出现循环衰竭表现
      - 此型患儿常有肺炎、心力衰竭等并发症，死亡率高
    - 异型麻疹
      - 见于接种过麻疹减毒活疫苗而再次感染者
      - 患儿持续高热、乏力、肌痛、头痛或伴有四肢水肿，皮疹不典型，易发生肺炎
    - 无皮疹型麻疹
      - 多见于应用免疫抑制剂者
      - 全程无皮疹，无麻疹黏膜斑，呼吸道症状可有可无、可轻可重
  - **常见并发症**
    - 肺炎
      - 最常见的并发症之一，多见于5岁以下患儿，主要表现为体温上升，呼吸困难，白细胞可增多
      - 由麻疹病毒本身引起的间质性肺炎常在出疹及体温下降后消退
      - 继发性肺炎病原体多为细菌性，常见金黄色葡萄球菌、肺炎链球菌等，故易并发脓胸和脓气胸
    - 喉炎
      - 常有轻度喉炎表现，疹退后症状逐渐消失
      - 当继发细菌感染时，临床出现声音嘶哑、犬吠样咳嗽、吸气性呼吸困难及三凹征
      - 严重者因喉梗阻而窒息死亡
    - 心肌炎
      - 轻者仅有心音低钝、心率增快和一过性心电图改变
      - 重者可出现心力衰竭、心源性休克
    - 麻疹脑炎
      - 一般在出疹后的2~6d发生，表现为惊厥、发热、易怒、头痛、意识障碍，严重者可发展至深昏迷
      - 麻疹脑炎罕见但病情危重，死亡率较高

儿童出疹性疾病的鉴别要点

病名	病原体	全身症状及其他特征	皮疹特点	发热与皮疹关系
麻疹	麻疹病毒	呼吸道卡他性炎症，结膜炎，发热第2~3d口腔麻疹黏膜斑	红色斑丘疹，自耳后、发际，额面部、颈部、躯干、四肢，退疹后有色素沉着及细小脱屑	发热3~4d，出疹期热更高，热退疹渐退
风疹	风疹病毒	全身症状轻，耳后，枕部淋巴结肿大并触痛	斑丘疹，自面部、躯干、四肢，退疹后无色素沉着及脱屑	发热半天至1d后出疹
幼儿急疹	人疱疹病毒6型	全身症状轻，高热时可有惊厥，耳后枕部淋巴结亦可肿大	红色细小密集斑丘疹，颈及躯干多见，一天出齐，次日开始消退	高热3~5d，热退疹出
猩红热	乙型溶血性链球菌	高热，中毒症状重，咽峡炎，杨梅舌，扁桃体炎，环口苍白圈	皮肤弥漫充血，上有密集针尖大小丘疹，持续2~3d退疹，退疹后全身大片脱皮	发热1~2d出疹，出疹时高热
肠道病毒感染	埃可病毒、柯萨奇病毒	发热、咽痛、流涕、结膜炎、腹泻，全身或颈、枕后淋巴结肿大	散在斑疹或斑丘疹，很少融合，1~3d消退，不脱屑，有时可呈紫癜样或水疱样皮疹	发热时或热退后出疹
药物疹		有服药史，表现为原发病症状	皮疹痒感，摩擦及受压部位多，与用药有关，斑丘疹、疱疹、猩红热样皮疹、荨麻疹	发热多为原发病引起

（续）临床表现

辅助检查

- 血常规：白细胞总数减少，淋巴细胞相对增多
- 血清学检查：采用酶联免疫吸附试验（ELISA法）进行麻疹病毒特异性IgM抗体检测，出疹早期即可出现阳性
- 病毒学检查：前驱期或出疹初期从呼吸道分泌物中分离出麻疹病毒，或用免疫荧光法检测到麻疹病毒抗原，可早期快速帮助诊断

治疗要点

- 治疗原则为对症治疗、加强护理和预防并发症
- 一般治疗
  - 卧床休息，保持室内温湿度适宜
  - 保持水、电解质及酸碱平衡，必要时静脉补液
- 对症治疗
  - 高热时酌情使用少量退热剂，但应避免急骤退热
  - 出疹期可用中药清热、解毒、透疹
  - 烦躁者适当给予镇静剂
  - 频繁剧咳可用镇咳祛痰剂或雾化吸入
  - 继发细菌感染可用抗生素治疗
- 并发症的治疗：给予相应治疗

护理诊断/问题

- 体温过高：与病毒血症、继发感染有关
- 皮肤完整性受损：与麻疹病毒引起的皮疹有关
- 营养失调：低于机体需要量：与食欲下降、高热消耗增加有关
- 有感染传播的危险：与麻疹病毒可经呼吸道或直接接触传播有关
- 潜在并发症：肺炎、喉炎、脑炎

- **护理措施**
  - **一般护理**
    - 建议卧床休息至皮疹消退、体温正常
    - 保持室内空气清新，温湿度适宜，衣被清洁、合适，及时更换汗湿衣服
  - **高热的护理**
    - 监测体温，处理高热时兼顾透疹，不宜强行降温，尤其禁用冷敷及乙醇擦浴
    - 体温升至40℃以上时，可用小剂量退热剂，使体温稍降以免惊厥
  - **保持皮肤黏膜的完整性**
    - 皮肤护理
      - 勤换内衣，温水擦浴（忌用肥皂），保持皮肤清洁、干燥
      - 剪短指甲，避免抓伤皮肤引起继发感染
    - 口、眼、耳及鼻部的护理
      - 常用生理盐水或漱口液洗漱口腔
      - 眼部避免强光刺激
      - 眼痂应用生理盐水洗净后，再滴抗生素眼药水或眼膏，可加服鱼肝油预防干眼症
      - 防止眼泪及呕吐物流入耳道，引起中耳炎
      - 鼻腔分泌物多时，用生理盐水将棉签湿润后，轻轻拭除保持鼻腔通畅
  - **保证营养摄入**
    - 予以清淡、易消化的流质饮食或半流质饮食，少量多餐；多饮水，以利排毒、退热、透疹
    - 恢复期应添加高蛋白、高能量及多种维生素的食物，无需忌口
  - **预防感染传播**
    - 管理传染源
      - 隔离患儿至出疹后5d，并发肺炎者延长至出疹后10d
      - 接触麻疹的易感儿应隔离观察3周，给予被动免疫
    - 切断传播途径
      - 居室通风换气每日2次并消毒，病房保持通风并用紫外线照射消毒
      - 患儿衣物应在阳光下暴晒2h
      - 减少不必要的探视；接触者离开后立即在阳光下或流动空气中停留30min
      - 医护人员接触患儿前后应洗手、更换隔离衣
    - 保护易感儿
      - 流行期间易感儿避免去公共场所
      - 8个月以上未患过麻疹者均应接种麻疹减毒活疫苗，18~24月龄时复种
      - 根据麻疹流行病学情况，在一定范围、短时间内对高发人群开展强化免疫接种
      - 体弱易感儿接触麻疹患者后及早注射免疫血清球蛋白
  - **监测病情**
    - 麻疹并发症较多，应密切监测病情，及早发现并立即配合医生处理
    - 并发肺炎者 — 出现持续高热、咳嗽加剧、呼吸困难及肺部细湿啰音等表现
    - 并发喉炎者 — 出现声音嘶哑、犬吠样咳嗽、吸气性呼吸困难及三凹征等表现
    - 并发脑炎者 — 出现抽搐、意识障碍、脑膜刺激征等表现
  - **健康教育**
    - 介绍主要临床表现、治疗过程、常见并发症和预后
    - 说明隔离的重要性，使其配合治疗
    - 无并发症的轻症患儿可居家隔离，限制探视，指导做好消毒隔离、皮肤护理等，防止继发感染

第十八章 感染性疾病患儿的护理

概述

水痘是由水痘–带状疱疹病毒(VZV)引起的一种传染性极强的出疹性疾病。其临床特点为皮肤黏膜分批出现和同时存在斑疹、丘疹、疱疹和结痂等各类皮疹，全身症状轻微

病原学

- 水痘–带状疱疹病毒属疱疹病毒科α亚科
- 人是唯一宿主
- 该病毒在体外抵抗力弱，对热、酸和各种有机溶剂敏感，不能在痂皮中存活

流行病学

- 传染源：水痘患者是唯一的传染源
- 传播途径：主要通过空气飞沫经呼吸道传染，也可通过直接接触患者疱疹液或被污染的用具而感染
- 易感人群：人群普遍易感，主要见于儿童，2~6岁为高峰
- 一般特征：病后可获得持久免疫力，但病毒可长期潜伏在体内，多年后仍可发生带状疱疹
- 流行季节：四季均可发病，冬春季多见

发病机制

- 病毒在局部黏膜及淋巴组织内繁殖后侵入血液，形成第一次病毒血症
- 病毒到达单核–巨噬细胞系统再次增殖后入血，形成第二次病毒血症，引起各器官病变
- 主要损害部位在皮肤和黏膜，引起皮疹，偶累及内脏
- 皮疹分批出现与间隙性病毒血症有关
- 皮疹出现1~4d后，产生特异性细胞免疫和抗体，病毒血症消失，症状缓解

病理

- 水痘的特征性病理改变为多核巨细胞和核内包涵体形成
- 皮肤表皮棘状细胞层上皮细胞水肿变性，细胞裂解、液化后形成水疱，内含大量病毒，以后液体吸收、结痂
- 疱疹破裂留下的浅表溃疡能很快愈合，若皮肤继发感染则可能会留下瘢痕
- 黏膜病变与皮疹类似
- 免疫功能低下的儿童可发生全身播散性水痘，病变可波及肺、肝、脾、胰、肾、肠等，受累器官可有局灶性坏死、充血、水肿和出血
- 并发脑炎者，可有脑水肿、充血和点状出血等

临床表现

- 典型水痘
  - 潜伏期：一般为2周左右
  - 前驱期：1~2d，表现为发热、不适、厌食等，随后出现皮疹
  - 皮疹的特点
    - 首发于头、面和躯干，继而扩展到四肢，末端稀少，呈向心性分布
    - 最初为红色斑疹和丘疹，迅速发展为清亮透明、椭圆形的水疱，周围伴有红晕，24h后水疱浑浊并呈中间凹陷，壁薄易破，约2~3d迅速结痂
    - 陆续分批出现，伴明显痒感，在疾病高峰期可见到斑疹、丘疹、疱疹和结痂同时存在
    - 黏膜皮疹还可出现在口腔、眼结膜、生殖器等处，易破溃形成浅溃疡
  - 轻型水痘为自限性疾病，病程长短不一，全身症状较轻，结痂后一般不留瘢痕
- 重症水痘
  - 多发生在恶性疾病或免疫功能低下的患儿
  - 持续高热和全身中毒症状明显
  - 皮疹多，分布广，可融合成大疱型疱疹或出血性皮疹
  - 继发感染或伴血小板减少可发生暴发性紫癜
- 先天性水痘
  - 孕妇在妊娠早期感染水痘，可导致胎儿多发性先天畸形
  - 若孕母发生水痘数天后分娩可导致新生儿水痘，死亡率较高
- 并发症
  - 最常见为皮肤继发感染，甚至由此导致败血症等
  - 水痘肺炎主要见于免疫缺陷儿和新生儿
  - 神经系统并发症可见水痘后脑炎、面神经瘫痪、Reye综合征等
  - 少数病例可发生心肌炎、肝炎等

- **辅助检查**
  - 外周血白细胞计数 — 白细胞总数正常或稍低
  - 疱疹刮片
    - 刮取新鲜疱疹基底组织和疱疹液涂片，瑞氏染色见多核巨细胞
    - 苏木素-伊红染色可查到细胞核内包涵体
  - 病毒分离 — 取水痘疱疹液、咽部分泌物或血液进行病毒分离
  - 血清学检查
    - 血清水痘病毒特异性IgM抗体检测，可早期帮助诊断
    - 双份血清特异性IgG抗体滴度4倍以上增高有助诊断
- **治疗要点**
  - 本病为自限性疾病，无合并症时主要是一般治疗和对症处理
  - 一般治疗 — 隔离患儿，加强护理，减少继发感染等
  - 对症治疗 — 皮肤瘙痒可局部用炉甘石洗剂，必要时可给少量镇静剂
  - 抗病毒治疗
    - 首选阿昔洛韦，一般在皮疹出现的48h内开始使用；重症患儿需静脉给药
    - 皮质激素有可能导致病毒播散，不宜使用
- **护理诊断/问题**
  - 皮肤完整性受损 — 与水痘-带状疱疹病毒引起的皮疹、瘙痒及继发感染有关
  - 有感染传播的危险 — 与水痘-带状疱疹病毒可经呼吸道或直接接触传播有关
  - 潜在并发症 — 脑炎、肺炎、败血症
- **护理措施**
  - 生活护理
    - 保持室内空气新鲜，温湿度适宜
    - 衣被清洁、平整，不宜过厚，以免增加皮肤瘙痒感
  - 皮肤护理
    - 及时更换汗湿衣服，勤换内衣，保持清洁、干燥
    - 剪短指甲，小婴儿可戴连指手套，避免搔破皮疹，引起继发感染或留下瘢痕
    - 为减少皮疹瘙痒，可在疱疹未破溃处涂炉甘石洗剂或5%碳酸氢钠溶液
    - 疱疹已破溃、继发感染者，局部用抗生素软膏，或遵医嘱口服抗生素
  - 饮食及口腔护理
    - 给予富含营养的清淡饮食，多饮水，保证机体足够营养
    - 有口腔粘膜疹者每日用温盐水或复方硼砂溶液行口腔护理2~3次
  - 降低体温 — 如有高热，可用物理降温或适量的退热剂，忌用阿司匹林，以免增加Reye综合征的危险
  - 预防感染传播
    - 管理传染源
      - 隔离患儿至皮疹全部结痂为止，注意休息
      - 易感儿接触后应检疫3周
    - 切断传播途径
      - 居室定时通风换气并消毒，患儿物品暴晒2h，病房紫外线照射消毒
      - 限制探视
      - 接触患儿前后洗手
    - 保护易感儿
      - 保持室内空气新鲜，幼托机构做好晨检、空气消毒
      - 水痘减毒活疫苗能有效预防易感儿发生水痘，其保护率高，并可持续10年以上
      - 对正在使用大剂量激素、免疫功能受损、恶性病患儿及孕妇，在接触水痘72h内肌内注射水痘-带状疱疹免疫球蛋白
  - 监测病情 — 偶可发生播散性水痘，并发肺炎、心肌炎，注意及早发现，并予以相应治疗和护理
  - 健康教育
    - 介绍水痘皮疹特点、护理要点及隔离的重要性，以取得配合
    - 对社区人群进行相关知识宣教，重点加强预防知识教育
    - 介绍隔离时间，使家长有充分思想准备，以免焦虑
    - 无并发症患儿可在家中隔离治疗，指导家长进行皮肤护理，防止继发感染，给予足够的水分和营养

第十八章 感染性疾病患儿的护理

定义

传染性单核细胞增多症（IM）是由EB病毒（EBV）感染所导致的急性感染性疾病，以发热、咽喉痛、肝脾和淋巴结肿大、外周血中淋巴细胞增多并出现异型淋巴细胞等为特征

病原学

- EBV属疱疹病毒，是一种嗜淋巴细胞的DNA病毒，主要侵犯B淋巴细胞
- 衣壳抗原（VCA）
  - 产生VCA-IgM抗体 — 早期出现，是新近感染的标志
  - 产生VCA-IgG抗体 — 出现稍晚，可持续多年或终生，不能区别新近感染与既往感染
- 早期抗原（EA）
  - EBV进入增殖性周期初期形成的一种抗原，其中EA-D成分为EBV活跃增殖标志
  - EA-IgG抗体于病后3~4周达高峰，持续3~6个月
- 核心抗原（EBNA） — EBNA-IgG于病后3~4周出现，持续终生，是既往感染的标志
- 淋巴细胞决定的膜抗原（LYDMA） — 抗体为补体结合抗体，出现和持续时间与EBNA-IgG相同，也是既往感染的标志
- 膜抗原（MA） — 是中和性抗原，可产生相应中和抗体，其出现和持续时间与EBNA-IgG相同

流行病学

- 传染源 — 患者和隐性感染者
- 传播途径 — 主要是口-口传播，可经飞沫传播、偶可经输血传播
- 易感人群
  - 主要见于儿童和青少年
  - 6岁以下表现为隐性或轻型感染
  - 15岁以上感染者多呈典型症状
- 一般特征 — 病后可获得较稳固的免疫力，再次发病者极少
- 流行季节 — 全年均有发病，秋末至初春为多

发病机制

- B、T细胞间的交互作用
  - 在具有EBV受体的咽部上皮细胞、B淋巴细胞、T淋巴细胞及NK细胞中增殖，导致细胞破坏，引起扁桃体炎、咽炎、局部淋巴结肿大
  - 病毒在腮腺和其他唾液腺上皮细胞中繁殖，并长期或间歇性向唾液中排放
  - 进入血液，导致病毒血症，继而累及全身淋巴系统
  - 受感染的B淋巴细胞表面抗原发生改变，引起T淋巴细胞的强烈免疫应答而转化为细胞毒性T细胞
  - 血中大量异常淋巴细胞（又称异型细胞）就是具有杀伤能力的T细胞
- 免疫复合物的沉积
- 病毒对细胞的直接损害
- 婴幼儿时期典型病例很少，主要是因为不能对EBV产生充分的免疫应答

病理

- 淋巴细胞的良性增生是本病基本病理特征
- 可见非化脓性淋巴结肿大，淋巴细胞及单核-吞噬细胞高度增生
- 肝、心、肾、肾上腺、肺、皮肤、中枢神经系统等均可有淋巴细胞浸润及局限性坏死病灶
- 脾脏充满异型淋巴细胞，水肿，致脾脏质脆、易出血，甚至破裂

临床表现

- 一般表现
  - 潜伏期一般为5~15d
  - 多数有乏力、头痛、畏寒、鼻塞、恶心等前驱症状
- 发热 — 多数有发热，无固定热型，热程大多1~2周
- 咽峡炎
  - 咽部、扁桃体及腭垂充血肿胀，伴有咽痛
  - 部分患儿扁桃体表面可见白色渗出物或假膜形成
  - 咽部肿胀严重者可出现呼吸及吞咽困难
- 淋巴结肿大
  - 全身淋巴结可肿大，以颈部最为常见
  - 肘部滑车淋巴结肿大常提示有本病可能
  - 直径一般不超过3cm，中等硬度，无明显压痛和粘连，肠系膜淋巴结肿大可引起腹痛
  - 常在热退后数周才消退

(续)临床表现

肝、脾大

- 部分患儿肝肿大,可出现肝功能异常,并伴有急性肝炎的上消化道症状
- 部分患儿有轻度黄疸
- 约半数患儿有轻度脾大,伴疼痛及压痛,偶可发生脾破裂

皮疹

- 部分患儿出现多形性皮疹,以丘疹及斑丘疹常见,多见于躯干
- 大多在病程4~6d出现,持续一周左右消退,消退后不脱屑,无色素沉着

其他情况

- 重症患儿可并发神经系统疾病,如吉兰-巴雷综合征、脑膜脑炎或周围神经炎等
- 急性期可发生心包炎、心肌炎
- 部分患儿咽部继发细菌感染
- 脾破裂少见,但极严重,轻微创伤即可诱发

辅助检查

血常规

- 外周血象改变是本病重要特征
- 早期白细胞总数可正常或偏低,以后逐渐升高
- 白细胞分类早期中性粒细胞增多,以后淋巴细胞数可达60%以上,并出现异型淋巴细胞
- 异型淋巴细胞超过10%或其绝对值超过1.0×10^9/L时具有诊断意义

血清嗜异性凝集试验

- 血清中出现IgM嗜异性抗体,能凝集绵羊或马红细胞,阳性率达80%~90%
- 5岁以下小儿该试验多呈阴性

EBV特异性抗体检测

- 间接免疫荧光法和酶联免疫法检测血清中VCA-IgM和EA-IgG
- VCA-IgM阳性是新近EBV感染标志,EA-IgG一过性升高是近期感染或EBV复制活跃的标志,均有诊断价值

治疗要点

- 本病系自限性疾病,预后多良好,主要采取对症治疗
- 脾大患儿2~3周内应避免与腹部接触的运动,防止发生脾破裂
- 发生脾破裂时,应立即输血,并行手术治疗
- 抗病毒可用阿昔洛韦、更昔洛韦等药物
- 继发细菌感染者,可使用抗生素治疗
- 重型患者可短疗程用肾上腺皮质激素减轻症状

护理诊断/问题

- 体温过高 — 与病毒感染有关
- 疼痛 — 与咽部炎症、肝脾肿大有关
- 潜在并发症 — 心包炎、心肌炎等

护理措施

环境与休息

- 保持室内空气新鲜,定时通风消毒,温湿度适宜
- 呼吸道隔离,防止交叉感染
- 急性期卧床休息,以减少心肌耗氧量,减轻心脏负担
- 脾肿大者避免剧烈活动,以防脾破裂

维持正常体温

- 观察体温变化,必要时遵医嘱药物降温,使用药物后注意观察患儿体温、血压等
- 出汗多者,应及时更换衣物,保持皮肤清洁,鼓励多饮水,以防虚脱

饮食护理

- 出汗多时,应及时补充水、电解质,行口腔护理
- 因咽部肿胀、疼痛不愿进食者,进行疼痛评估,严重者遵医嘱采取措施缓解疼痛
- 少食多餐,进食高热量、高蛋白、清淡、易消化食物;逐渐增加粗纤维食物,确保大便通畅

密切观察病情

- 咽部肿胀严重者可出现呼吸及吞咽困难,应密切观察呼吸、脉搏等,发现病情变化及时通知医生并配合吸痰,必要时行气管切开
- 重症患儿还可并发神经系统疾病、心包炎及心肌炎等,应随时监测患儿意识、面色等

健康教育

- 介绍患儿病情、诊疗及护理措施,取得理解并能积极配合
- 重症患儿出院后定期门诊复查
- 加强营养,适当参加体育锻炼,增强体质

第十八章 感染性疾病患儿的护理

- 概述
  - 流行性腮腺炎是由腮腺炎病毒引起的急性呼吸道传染病，临床上以腮腺肿痛为特征，各种腺体及器官均可受累。本病传染性较强，常在幼儿园和学校中流行，以5~15岁患者多见。一次感染后可获得终身免疫
- 病原学
  - 腮腺炎病毒属副黏液病毒科，仅有一个血清型
  - 人是病毒的唯一宿主
  - 病毒对物理和化学因素敏感，75%乙醇、甲醛等能在2~5min内将其灭活，紫外线照射也可杀灭，加热至56℃、20min即失去活力
- 流行病学
  - 传染源：腮腺炎患者和健康带病毒者
  - 传播途径：主要传播途径为呼吸道飞沫传播，或直接接触经唾液污染的食具和玩具传播
  - 流行季节：四季均可发病，以冬春季多见
- 发病机制
  - 病毒在上呼吸道黏膜上皮细胞和淋巴组织中增殖，导致局部炎症和免疫反应
  - 病毒进入血液引起病毒血症，进而扩散到腮腺和全身各器官，亦可沿腮腺管传播至腮腺
  - 由于病毒对腺体组织和神经组织具有高度亲和性，可使腮腺、舌下腺、颌下腺等发生炎症改变
  - 病毒侵犯神经系统，可导致脑膜脑炎等严重病变
- 病理
  - 受侵犯的腺体出现非化脓性炎症为本病的病理特征，包括间质充血、水肿、点状出血等
  - 腺体导管细胞肿胀，管腔中充满坏死细胞及渗出物，使腺体分泌排出受阻
  - 唾液中的淀粉酶经淋巴系统进入血液，使血、尿淀粉酶增高
- 临床表现
  - 潜伏期为14~25d，平均18d，儿童大多无明显前驱期症状
  - 腮腺肿胀
    - 腮腺肿大、疼痛常为首发体征和症状
    - 常先见于一侧，继之对侧也肿大，位于下颌骨后方和乳突之间，以耳垂为中心，向前、后、下发展
    - 边缘不清，表面发热但多不红，触之有弹性感并有触痛，1~3d内达高峰
    - 面部一侧或双侧因肿大而变形
    - 局部疼痛，过敏，开口咀嚼或吃酸性食物时胀痛加剧
    - 腮腺肿大可持续5d左右，以后逐渐消退
    - 腮腺管口（位于上颌第二臼齿对面黏膜上）早期可见红肿，有助诊断
  - 颌下腺和舌下腺肿胀
    - 肿胀明显，可触及椭圆形腺体
  - 发热
    - 可有不同程度发热，持续时间不一，亦有体温始终正常者
    - 可伴头痛、乏力、食欲减退等
  - 并发症
    - 脑膜炎和脑炎
      - 为儿童期常见并发症，常在腮腺炎高峰时出现，也可出现在腮腺肿大前或肿大消失后
      - 表现为发热、头痛、呕吐、颈项强直等，脑脊液呈无菌性脑膜炎样改变
      - 预后大多良好，常在2周内恢复正常，多无后遗症
      - 少数可致耳聋、阻塞性脑积水等并发症
    - 睾丸炎
      - 青少年男性常见的并发症，多为单侧
      - 起病急，睾丸局部明显疼痛和压痛、阴囊水肿，大部分患儿有严重全身反应，如发热、寒战等
      - 睾丸肿胀持续3~4d后才开始消退
      - 部分患儿可发生不同程度的睾丸萎缩，一般不影响生育
    - 卵巢炎
      - 5%~7%的青春期后女孩可并发卵巢炎
      - 主诉卵巢区疼痛，症状多较轻
    - 其他并发症
      - 部分患儿上腹部轻度疼痛，可能与病毒累及胰腺有关
      - 部分病例可并发心肌炎，偶有腮腺炎后肾炎、关节炎等

- 辅助检查
  - 血、尿淀粉酶检测
    - 90%患儿有轻度至中度增高,2周左右恢复正常
    - 血脂肪酶增高有助于胰腺炎的诊断
  - 血清学检查
    - 血清中腮腺炎病毒特异性IgM抗体阳性提示近期有感染
  - 病毒分离
    - 发病早期取患儿唾液、尿液、脑脊液或血液标本,进行病毒分离实验,有助于诊断
- 治疗要点
  - 无特殊治疗,以对症处理为主
  - 对高热、头痛和并发睾丸炎者给予解热止痛药物
  - 睾丸肿痛时可局部冷敷并用丁字带托起以减轻疼痛
  - 发病早期可使用利巴韦林静滴
  - 重症患儿可短期使用肾上腺激素治疗
  - 中药治疗常用普济消毒饮内服和青黛散调醋局部外敷等
- 护理诊断/问题
  - 疼痛
    - 与腮腺非化脓性炎症有关
  - 体温过高
    - 与病毒感染有关
  - 有感染传播的危险
    - 与腮腺炎病毒可经呼吸道或直接接触传播有关
  - 潜在并发症
    - 脑膜炎、睾丸炎、胰腺炎
- 护理措施
  - 局部疼痛护理
    - 进行疼痛评估,及时发现疼痛症状,严重者及时采取措施缓解疼痛
    - 给予清淡、易消化的半流质或软食,忌酸、硬、辣等刺激性食物
    - 保持口腔清洁,进食后用生理盐水或4%硼酸溶液漱口,多饮水,防止继发感染
    - 腮腺肿胀处可局部冷敷或中药湿敷
    - 发生睾丸炎时可用丁字带托起阴囊,局部间歇冷敷以减轻疼痛
  - 维持正常体温
    - 发热伴有并发症者卧床休息至体温正常
    - 高热者遵医嘱药物降温
  - 观察病情变化
    - 注意有无脑膜炎、脑炎、睾丸炎、急性胰腺炎等临床征象,给予相应治疗和护理
  - 预防感染传播
    - 管理传染源
      - 隔离患儿至腮腺肿大完全消退
      - 易感儿接触后应隔离观察3周
    - 切断传播途径
      - 居室定时通风并消毒,患儿物品暴晒2h
      - 限制探视
      - 接触患儿前后洗手
      - 流行期间不带易感儿去人多密集的公共场所
      - 发生疫情的学校、幼托机构暂不接纳新生
    - 保护易感儿
      - 可接种腮腺炎减毒活疫苗
      - 接种麻疹-风疹-腮腺炎三联疫苗也具有良好的保护作用
      - 流行期间应加强幼托机构的晨检
  - 健康教育
    - 说明隔离治疗的重要性,使其配合
    - 无并发症患儿可家中隔离治疗,指导做好隔离、发热、饮食等护理
    - 学会观察病情,若有并发症表现,应及时就诊
    - 做好心理护理,介绍减轻疼痛的方法,使其配合治疗

第十八章 感染性疾病患儿的护理

- 概述
  - 手足口病是由肠道病毒引起的急性传染病，主要症状表现为发热，手、足、口腔等部位的斑丘疹、疱疹，重者可出现脑膜炎、脑炎、脑脊髓炎、肺水肿、循环障碍等。致死原因主要为脑干脑炎及神经源性肺水肿
- 病原学
  - 主要为肠道病毒，我国以肠道病毒71型(EV71)、柯萨奇病毒A组16型(CoxA16)多见
  - 肠道病毒对外界的抵抗力较强，适合湿热环境生存，不易被胃酸和胆汁灭活
  - 对乙醚、来苏等消毒剂不敏感，耐低温，不耐强碱，对紫外线及干燥敏感
  - 高锰酸钾、漂白粉、甲醛、碘酒等能将其灭活
- 流行病学
  - 传染源：手足口病患者和隐性感染者
  - 传播途径：主要为粪-口传播，亦可经接触患者呼吸道分泌物、疱疹液或污染的物品而感染
  - 易感人群：多发生于学龄前儿童
- 发病机制
  - 尚不完全清楚
  - 肠道病毒主要在咽部或小肠黏膜等上皮细胞和局部淋巴组织中繁殖，并进入血液导致病毒血症
  - 进而侵犯不同靶器官引起炎症性病变，而出现相应临床症状
  - 因人体的正常防御机制，大部分为无症状感染或轻症患者，仅少数为重症患者
- 临床表现
  - 普通病例
    - 起病急，发热，可伴咳嗽、流涕、食欲缺乏等症状
    - 口腔黏膜出现散在疱疹或溃疡，多见于舌、颊黏膜和硬腭等处，可引起疼痛
    - 手、足、臀等部位出现斑丘疹、疱疹，偶见于躯干部，呈离心性分布
    - 疱疹周围可有炎性红晕，疱内液体较少
    - 部分患儿仅表现为皮疹或疱疹性咽峡炎；个别可无皮疹
    - 皮疹消退后不留瘢痕，一般1周左右痊愈
  - 重症病例
    - 少数病例病情进展迅速，可出现脑膜炎、脑炎、脑脊髓炎、肺水肿、循环障碍等
    - 极少数病例病情危重可致死亡，存活者可有后遗症
    - 神经系统受累
      - 多发生在病程1~5d内，可持续高热，出现中枢神经系统损害表现，如精神差、嗜睡或易激惹、头痛、呕吐等
      - 腱反射减弱或消失，Kerning征和Brudzinski征阳性
    - 呼吸系统受累
      - 呼吸浅促、呼吸困难或呼吸节律改变，口唇发绀，咳嗽加剧，咳白色、粉红色或血性泡沫样痰液，肺部可闻及湿啰音或痰鸣音
    - 循环系统受累
      - 心动过速或过缓，面色苍白，皮肤出现花纹，四肢冷，指(趾)端发绀，持续血压降低或休克
- 辅助检查
  - 血常规：白细胞计数正常或降低，病情危重者白细胞计数可明显升高
  - 血生化
    - 部分病例可见轻度谷丙转氨酶、谷草转氨酶、肌酸激酶同工酶升高
    - 病情危重者可有肌钙蛋白和血糖升高
  - 脑脊液检查：神经系统受累时可表现为外观清亮，压力增高，细胞计数增多，以单核细胞为主，蛋白正常或轻度增多，糖和氯化物正常
  - 血清学检查：急性期与恢复期血清CoxA16、EV71等肠道病毒中和抗体有4倍以上的升高
  - 胸部X线检查：可表现为双肺纹理增多，网格状、斑片状阴影，部分病例初期以单侧病变为主
- 治疗要点
  - 普通病例
    - 尚无特异性治疗措施，主要为对症治疗，注意隔离，避免交叉感染
    - 适当休息，予以清淡饮食，做好口腔和皮肤护理
  - 重症病例
    - 神经系统受累者，使用甘露醇等脱水利尿剂降低颅内高压，酌情使用糖皮质激素和免疫球蛋白，给予降温、镇静、止惊等对症治疗
    - 及时应用血管活性药物，同时给予氧疗和呼吸支持
    - 循环、呼吸衰竭者给予吸氧，保持呼吸道通畅，监测生命体征、血氧饱和度，根据病情应用呼吸机，保护脏器功能等
  - 恢复期治疗
    - 给予支持疗法，促进各脏器功能恢复
    - 肢体功能障碍者给予康复治疗

- **护理诊断/问题**
  - 体温过高 — 与病毒感染有关
  - 皮肤完整性受损 — 与病毒引起的皮损有关
  - 有感染传播的危险 — 与肠道病毒可经粪-口传播或直接接触传播有关
  - 潜在并发症 — 脑膜炎、肺水肿、呼吸衰竭、心力衰竭
- **护理措施**
  - 维持正常体温
    - 密切监测体温，低热或中等热者无需特殊处理，鼓励患儿多饮水，体温超过38.5℃者，遵医嘱使用退热剂
    - 加强监测有高热惊厥史患儿的病情，预防惊厥发作
  - 病情观察
    - 密切观察病情，尤其是重症患儿
    - 有神经系统受累或心肺功能衰竭表现，立即通知医生，积极配合治疗，给予相应护理
    - 保持呼吸道通畅
    - 积极控制颅内压
    - 使用脱水剂等药物时，应观察药物的作用及不良反应
  - 皮肤护理
    - 保持室内温湿度适宜，衣被不宜过厚，及时更换汗湿衣被并保持清洁
    - 避免使用肥皂、沐浴露，以免刺激皮肤
    - 剪短指甲以免抓破皮疹
    - 手足部疱疹未破溃处涂炉甘石洗剂或5%碳酸氢钠溶液
    - 疱疹已破溃、继发感染者局部用抗生素软膏
    - 臀部有皮疹的患儿，保持臀部清洁干燥，及时清理大小便
  - 口腔护理
    - 保持口腔清洁，进食前后用温水或生理盐水漱口
    - 有口腔溃疡的患儿可将维生素B_2粉剂、碘甘油直接涂于口腔糜烂部位
  - 饮食护理
    - 给予营养丰富、易消化、流质或半流质饮食
    - 定时定量，少食零食，以减少对口腔黏膜刺激
    - 因口腔溃疡疼痛拒食、拒水造成脱水、酸中毒者，予补液以纠正水、电解质紊乱
  - 消毒隔离
    - 住院患儿床边隔离
    - 病房每天开窗通风2次，并定时消毒病房内空气
    - 医护人员接触患儿前后消毒双手
    - 患儿用具消毒处理，呕吐物及粪便用含氯消毒液处理
    - 减少陪护及探视，做好陪护宣教，要求勤洗手、戴口罩等
  - 健康教育
    - 介绍手足口病的流行特点、临床表现及预防措施
    - 培养婴幼儿良好卫生习惯，饭前、便后洗手；玩具、餐具定期清洗消毒等
    - 确诊的患儿需立即隔离，不需住院的患儿可在家中隔离
    - 教会家长做好口腔、皮肤护理及病情观察，如有病情变化及时就诊
    - 流行期间不要带孩子到公共场所
    - 指导婴幼儿加强锻炼，增强机体抵抗力

第十八章 感染性疾病患儿的护理

概述

细菌性痢疾是由志贺菌属引起的肠道传染病，而中毒型细菌性痢疾，则是急性细菌性痢疾的危重型。起病急骤，突然高热、反复惊厥、嗜睡、迅速发生休克及昏迷，病死率高

病原学

- 病原体为痢疾杆菌，属肠杆菌的志贺菌属
- 志贺菌属分为A、B、C、D四群，我国以福氏志贺菌感染多见

流行病学

- 传染源：主要传染源为急性、慢性痢疾患者及带菌者
- 传播途径：主要通过粪-口传播
- 易感人群：2~7岁体格健壮的儿童多见
- 流行季节：一般流行于夏秋季

发病机制

- 目前尚未完全清楚
- 志贺菌侵袭肠上皮细胞并在其中繁殖
- 志贺菌内毒素从肠壁吸收入血，引起发热、毒血症及急性微循环障碍
- 中毒型菌痢可发生脑水肿，甚至脑疝，表现为昏迷、抽搐及呼吸衰竭，是其死亡的主要原因

临床表现

一般表现

- 潜伏期多为1~2d，短者数小时
- 起病急，发展快，体温可达40℃以上，少数体温不高，迅速发生呼吸衰竭、休克或昏迷
- 肠道症状不明显甚至无腹痛、腹泻，也有在发热、脓血便2~3d后开始发展为中毒型

休克型（皮肤内脏微循环障碍型）

- 主要表现为感染性休克
- 初期面色灰白，唇周青灰，四肢冷，指（趾）甲发白，脉细速，心率增快
- 后期出现青紫，血压下降，尿量减少，脉细速或细弱，甚至不能触及，心音低钝，无尿
- 重者青紫严重，心率减慢，心音微弱，血压测不出
- 可同时伴心、肺、血液及肾脏等多器官功能不全

脑型（脑微循环障碍型）

- 因缺氧、水肿而发生反复惊厥、昏迷和呼吸衰竭；此型较严重，病死率高
- 初起烦躁或萎靡、嗜睡、呕吐、头痛、血压偏高，心率相对缓慢，很快进入昏迷，频繁或持续惊厥
- 瞳孔大小不等，对光反射消失，呼吸节律不齐，甚至呼吸停止

肺型（肺微循环障碍型）

- 又称呼吸窘迫综合征，以肺微循环障碍为主
- 常在脑型或休克型基础上发展而来，病情危重，病死率高

混合型

- 以上两型或三型同时或先后出现，是最为凶险的一种，病死率很高

辅助检查

- 血常规：白细胞总数增高，以中性粒细胞为主，但发热仅数小时的患儿白细胞可以不高
- 大便常规：
  - 病初可正常，以后出现黏液脓血便，镜检可见大量脓细胞、红细胞和吞噬细胞
  - 尚无腹泻的早期病例，可用生理盐水灌肠后作粪便检查，必要时复查
- 大便培养：可分离出痢疾杆菌
- 免疫学检测：可早期快速诊断，但特异性有待提高
- 特异性核酸检测：核酸杂交或聚合酶链反应可直接检查粪便中的痢疾杆菌核酸，具有灵敏度高、特异性强、快捷方便等优点

- **治疗要点**
  - 病情凶险，须及时抢救
  - 降温止惊
    - 可采用物理、药物降温或亚冬眠疗法
    - 持续惊厥者，可用地西泮静脉或肌内注射；或水合氯醛保留灌肠；或苯巴比妥钠肌内注射
  - 控制感染
    - 通常选用两种痢疾杆菌敏感的抗生素静脉滴注，如阿米卡星、第三代头孢菌素等药物
  - 抗休克治疗
    - 扩充血容量，纠正酸中毒，维持水、电解质酸碱平衡
    - 在充分扩容的基础上应用血管活性物质，以改善微循环
    - 可及早应用糖皮质激素
  - 防治脑水肿和呼吸衰竭
    - 保持呼吸道通畅，吸氧
    - 首选20%甘露醇降低颅内压，或与利尿剂交替使用；可短期静脉滴注地塞米松
    - 若出现呼吸衰竭应尽早使用呼吸机
- **护理诊断/问题**
  - 体温过高 — 与毒血症有关
  - 组织灌注量不足 — 与微循环障碍有关
  - 潜在并发症 — 脑水肿、呼吸衰竭等
  - 有感染传播的危险 — 与肠道排出致病菌有关
  - 焦虑 — 与病情危重有关
- **护理措施**
  - 高热的护理
    - 保持室内空气流通，温湿度适宜
    - 监测体温变化，必要时行药物降温或亚冬眠疗法，预防因高热惊厥导致脑缺氧及脑水肿加重
  - 维持有效血液循环
    - 密切监测生命体征、神志、面色、肢端温度、尿量等变化，适当保暖
    - 迅速建立并维持静脉通道，保证输液通畅，注意输液速度
    - 患儿取平卧位或头高脚低位，遵医嘱进行抗休克治疗
  - 腹泻的护理
    - 正确评估并记录排便次数、性状，及时采集大便标本送检；做好臀部皮肤护理
    - 给予营养丰富、易消化的流质或半流质饮食，多饮水，不能进食者静脉补液
  - 防治脑水肿和呼吸衰竭
    - 密切观察病情变化，保持安静，减少刺激
    - 遵医嘱用镇静剂、脱水剂、利尿剂等
    - 抽搐患儿注意安全，防止外伤
    - 保持呼吸道通畅，吸氧，做好人工呼吸、气管插管、气管切开的准备，必要时使用呼吸机治疗
  - 预防感染传播
    - 管理传染源 — 实施消化道隔离至临床症状消失后1周或3次大便培养阴性
    - 切断传播途径
      - 做好消毒隔离，加强患儿粪便、便器、尿布及工作人员手消毒
      - 食具煮沸消毒15min，粪便用1%含氯消毒液处理；尿布和衬裤需经煮过或沸水浸泡后再洗
      - 加强饮食、个人及环境卫生管理，培养良好卫生习惯
    - 保护易感儿 — 疾病流行期间，易感儿口服多价痢疾减毒活菌苗，有较好的保护作用
  - 心理护理
    - 评估患儿及家长的心理状态，多与家长沟通，提供心理支持
  - 健康教育
    - 讲解疾病传播方式、如何预防等防治知识
    - 加强卫生宣教，搞好环境卫生，加强水源、饮食及粪便管理，积极灭蝇等

第十八章 感染性疾病患儿的护理

定义

猩红热是一种由A族溶血性链球菌所致的急性呼吸道传染病，其临床以发热、咽峡炎、全身弥漫性红色皮疹及疹退后皮肤脱屑为特征

病原学

- 病原菌为A组β型溶血性链球菌，其产生的红疹毒素，可致发热和猩红热皮疹
- 该菌不耐热及干燥，经55℃处理30min可全部灭活，也易被各种消毒剂杀死，但在0℃环境可存活几个月

流行病学

- 传染源：主要传染源为带菌者和不典型病例
- 传播途径：主要通过飞沫传播
- 易感人群：人群普遍易感，多见于3~7岁儿童
- 流行季节：冬春季为发病高峰

发病机制

- 溶血性链球菌从呼吸道侵入咽、扁桃体，引起局部炎症，可向邻近组织器官扩散，亦可通过血源播散
- 炎症病灶处溶血性链球菌产生红疹毒素，形成猩红热皮疹
- 恢复期表皮细胞角化过度，逐渐脱落造成脱皮
- 舌乳头红肿突起，形成杨梅舌
- 重型患儿可有全身淋巴结、肝、脾等网状内皮组织增生；心肌发生中毒性退行性变
- 部分患儿2~3周后出现变态反应，主要表现为肾小球肾炎或风湿热

临床表现

- 潜伏期
  - 通常为2~3d，短者1d，长者5~6d
- 前驱期
  - 一般不超过24h，少数可达2d
  - 起病急骤，以畏寒、高热伴头痛、恶心、呕吐、咽痛为主；婴儿起病时可有烦躁或惊厥
  - 检查可见咽部炎症，轻者仅咽部或扁桃体充血，重者咽及软腭有脓性渗出物和点状红疹或出血性红疹，可有假膜形成
  - 颈及颌下淋巴结肿大及压痛
- 出疹期
  - 多见于发病1~2d后
  - 皮疹从耳后、颈及上胸部，迅速波及躯干及上肢，最后到下肢
  - 皮疹特点为全身皮肤弥漫性发红，其上有点状红色皮疹，高出皮面，有痒感，压之则红色可暂时消退数秒，出现苍白手印
  - 皮肤皱褶处，皮疹密集成线，压之不退，形成帕氏线
  - 前驱期或出疹初期，舌质淡红，其上被覆灰白舌苔，边缘充血水肿，舌刺突起，2~3d后舌苔由边缘消退，舌面清净呈牛肉样深红色，舌刺红肿明显，突出于舌面上，形成“杨梅”样舌
  - 部分病例可出现口周苍白区
- 恢复期
  - 此期约1周左右
  - 皮疹于3~5d后颜色转暗，逐渐隐退，按出疹先后顺序脱皮
  - 皮疹愈多，脱屑愈明显
  - 轻症者呈细屑状或片状屑，重症者有时呈大片脱皮，以指、趾部明显
  - 全身中毒症状及局部炎症也很快消退

- **辅助检查**
  - 血常规 — 白细胞总数增加，以中性粒细胞为主，严重者可出现中毒颗粒
  - 血清学检查 — 可用免疫荧光法检测咽拭子涂片，进行快速诊断
  - 细菌培养 — 从咽拭子或其他病灶内取标本作细菌培养
- **治疗要点**
  - 一般治疗
    - 供给充分的营养、热量
    - 发热、咽痛期间可给予流质或半流质饮食，保持口腔清洁，较大儿童可用温盐水漱口
    - 高热患儿，应使用物理或药物降温
  - 抗菌治疗 — 首选青霉素，肌内注射；严重感染者可增加剂量；青霉素过敏者可选用红霉素或头孢菌素
- **护理诊断/问题**
  - 体温过高 — 与毒血症有关
  - 疼痛 — 与炎症反应及皮疹有关
  - 皮肤完整性受损 — 与猩红热皮疹及瘙痒有关
- **护理措施**
  - 维持正常体温
    - 监测体温变化，必要时遵医嘱使用退热剂，及时更换汗湿衣物
    - 保持室内空气流通，温湿度适宜
  - 减轻疼痛
    - 保持口腔清洁，鼓励患儿多饮水或温盐水漱口
    - 咽部疼痛明显时，进行疼痛评估，必要时采取措施缓解疼痛
    - 给予富有营养、易消化的流质、半流质或软食，忌酸、辣、干、硬食物
    - 保证足够的休息时间，指导患儿通过分散注意力缓解疼痛
  - 皮肤护理
    - 评估出疹情况，保持皮肤清洁，勤换衣服；勤剪指甲，避免抓伤皮肤引起继发感染
    - 沐浴时避免水温过高，避免使用刺激性强的肥皂或沐浴液，以免加重皮肤瘙痒感
    - 讲解疾病的一般临床表现及病程；告知患儿恢复期脱皮时，应待皮屑自然脱落，不宜人为剥离，以免损伤皮肤
  - 预防感染传播
    - 明确诊断后及时隔离，隔离期限至少1周
    - 病情不需住院的患儿，尽可能在家隔离治疗
    - 最好咽拭子培养3次阴性后解除隔离
    - 对密切接触者应严密观察，有条件可做咽拭子培养
    - 对可疑病例，应及时采取隔离措施
  - 健康教育 — 讲解疾病相关知识；加强卫生宣教，注意个人卫生，勤晒被褥，注意室内空气流通，流行季节避免去公共场所

- **概述**
  - 结核病是由结核杆菌引起的慢性感染性疾病。全身各个脏器均可受累，但以肺结核最常见。儿童结核病是指0~14岁发生的各器官的结核病，小儿时期的结核感染往往是成人结核的诱因
- **病原学**
  - 结核菌属于分枝杆菌属，具有抗酸性，为需氧菌，革兰染色阳性，抗酸染色呈红色
  - 分为4型，包括人型、牛型、鸟型和鼠型，人型是人类结核病的主要病原体
  - 结核杆菌的抵抗力较强，在外界环境中可长期存活并保持致病力
  - 在阳光直射下1~2h死亡；紫外线照射仅需10min；湿热68℃20min可灭活；干热100℃则需20min以上才能杀死
  - 痰液中结核杆菌用5%苯酚或20%漂白粉须经24h处理才能被杀灭
- **流行病学**
  - 传染源
    - 主要传染源为开放性肺结核患者
  - 传播途径
    - 主要传染途径为呼吸道传播
    - 儿童吸入带结核菌的飞沫或尘埃后即可引起感染，形成肺部原发病灶
    - 少数经消化道传染者，产生咽部或肠道原发病灶
    - 经皮肤或胎盘传染者少见
  - 易感人群
    - 高发于生活贫困、居住拥挤、营养不良、社会经济落后等人群
    - 新生儿非常易感
    - 儿童发病与否主要取决于结核菌的毒力及数量、机体抵抗力的强弱及遗传因素
- **发病机制**
  - 细胞介导的免疫反应
    - 对初染者有保护作用，淋巴细胞致敏和巨噬细胞的功能增强，促进对细胞内结核杆菌的杀灭
    - 少数患者细胞免疫不能控制感染，从而进展为活动性结核病
  - 迟发型变态反应
    - 结核杆菌侵入人体4~8周后，机体对结核杆菌及其代谢产物可产生Ⅳ型（迟发型）变态反应
    - 在抗原量少时，迟发型变态反应有利于清除结核菌，但可引起细胞坏死及干酪样改变，或形成空洞
  - 原发感染与继发感染
    - 原发性肺结核：感染结核菌后机体可获免疫力，90%可终生不发病，5%因免疫力低下当即发病
    - 继发性肺结核：5%仅于日后机体免疫力降低时才发病，是成人肺结核的主要类型
    - 肺外结核：初染结核杆菌除潜匿于胸部淋巴结外，亦可随感染初期菌血症转到其他脏器，并长期潜伏，成为肺外结核发病的来源
- **辅助检查**
  - 结核菌素试验
    - 儿童受结核感染4~8周后，结核菌素试验即呈阳性反应；属于迟发型变态反应

(续)辅助检查

结核菌素试验

试验方法

- 皮内注射0.1mL含5个结核菌素单位的纯蛋白衍化物(PPD)
- 一般在左前臂掌侧中下1/3交界处行皮内注射,形成直径6~10mm的皮丘
- 患疱疹性结膜炎、结节性红斑或一过性多发性结核过敏性关节炎等疾病时,宜用1个结核菌素单位的PPD试验,以防因结核变态反应强烈导致局部的过度反应及可能的病灶反应

结果判断

- 48~72h后观察反应结果,一般以72h为准
- 测定局部硬结的直径,取纵、横两者的平均直径判断其反应强度

硬结平均直径	结果判断
＜5mm	阴性(-)
5~9mm	一般阳性(+)
10~19mm	中度阳性(++)
≥20mm(儿童≥15mm)	强阳性(+++)
局部除硬结外,还可见水疱、破溃等	极强阳性(++++)

临床意义

- 阳性反应见于
  - 接种卡介苗后
  - 年长儿无明显临床症状仅呈一般阳性反应者,表示曾感染过结核杆菌
  - 3岁以下尤其是1岁以内未接种过卡介苗者,中度阳性反应多表示体内有新的结核病灶;年龄愈小,活动性结核的可能性愈大
  - 强阳性和极强阳性反应者,表示体内有活动性结核病
  - 由阴性转为阳性反应,或反应强度由原来＜10mm增至＞10mm,且增幅＞6mm,表示新近有感染
- 阴性反应见于
  - 未感染过结核
  - 结核迟发性变态反应前期,即初次感染后4~8周内
  - 假阴性反应,机体免疫功能低下或受抑制所致,如部分危重结核病、体质极度虚弱等
  - 技术误差或结核菌素失效

实验室检查

- 结核杆菌检查——从痰、胃液、脑脊液、浆膜腔液中找到结核杆菌是重要的确诊手段
- 免疫学诊断及分子生物学诊断——包括酶联免疫吸附试验(ELISA)、酶联免疫电泳技术(ELIEP)检测抗结核杆菌抗体;DNA探针、聚合酶链反应(PCR)快速检测结核杆菌
- 血沉检查——反应结核病的活动性,多增快

影像学诊断

- 胸部X线检查是筛查儿童肺结核的重要手段,可检出结核病灶范围、性质、类型、活动或进展情况
- 胸部CT检查有利于发现隐蔽病灶

其他辅助检查

- 支气管镜检查,有助于支气管内膜结核及支气管淋巴结结核的诊断
- 周围淋巴结穿刺液涂片检查,可发现特异性结核改变
- 肺穿刺活检或胸腔镜下肺活检对特殊疑难病例确诊有帮助

第十八章 感染性疾病患儿的护理

- 预防
  - 管理传染源
    - 结核菌涂片阳性患者是儿童结核病的主要传染源
    - 早期发现、合理治疗结核菌涂片阳性患者，是预防儿童结核病的根本措施
  - 普及卡介苗接种
    - 卡介苗接种 — 普及新生儿卡介苗接种，是预防儿童结核病的有效措施
    - 接种禁忌症 — 患先天性胸腺发育不全或严重联合免疫缺陷病；急性传染病恢复期；注射局部有湿疹或患全身性皮肤病；结核菌素试验阳性者
  - 预防性抗结核治疗
    - 目的 — 预防儿童活动性肺结核、肺外结核病及青春期结核病复燃
    - 适应症
      - 密切接触家庭内开放性肺结核者
      - 3岁以下未接种卡介苗而结核菌素试验阳性者
      - 结核菌素试验新近由阴性转为阳性者
      - 结核菌素试验阳性伴结核中毒症状者
      - 结核菌素试验阳性，新患麻疹或百日咳患儿
      - 结核菌素试验阳性患儿需较长期使用糖皮质激素或其他免疫抑制剂者
    - 方法
      - 异烟肼(INH)每日10mg/kg(≤300mg/d)，疗程6~9个月
      - 或INH每日10mg/kg(≤300mg/d)联合利福平(RFP)每日10mg/kg(≤300mg/d)，疗程3个月
- 治疗
  - 一般治疗
    - 注意营养，选用富含蛋白质和维生素的食物
    - 有明显结核中毒症状及高度衰弱者应卧床休息；避免传染麻疹、百日咳等疾病
  - 抗结核药物治疗
    - 目的 — 杀灭病灶中的结核菌，防止血行播散
    - 治疗原则 — 早期治疗；适宜剂量；联合用药；规律用药；坚持全程；分段治疗
    - 常用的抗结核药物
      - 杀菌药物
        - 全杀菌药：如INH、RFP
        - 半杀菌药：链霉素(SM)、吡嗪酰胺(PZA)
      - 抑菌药物 — 常用乙胺丁醇(EMB)、乙硫异烟胺(ETH)

（续）治疗

抗结核药物治疗

- 针对耐药菌株的几种新型抗结核药
  - 老药的复合剂型：如利福平和异烟肼合剂、卫非特
  - 老药的衍生物：如利福喷汀
  - 氟喹诺酮类药物：莫西沙星、左氧氟沙星、氧氟沙星等
  - 新的化学制剂：如力排肺疾
- 儿童抗结核药物的使用

药物	剂量(kg/d)	给药途径	主要副作用
异烟肼(INH,H)	10~15mg(≤300mg/d)	口服或静脉滴注	肝毒性，末梢神经炎，过敏反应
利福平(RFP,R)	10~20mg(≤600mg/d)	口服	肝毒性，胃肠反应和流感样症状
吡嗪酰胺(PZA,Z)	30~40mg(≤0.75g/d)	口服	肝毒性，胃肠反应，高尿酸血症，关节痛、发热和过敏反应
乙胺丁醇(EMB,E)	15~25mg	口服	视神经炎，皮疹
丙硫异烟胺(PTH)	10~15mg	口服	胃肠反应，肝毒性，末梢神经炎，过敏反应
阿米卡星(AMK)	10~15mg	肌内注射	Ⅷ脑神经损害，肾毒性

- 抗结核治疗方案
  - 标准疗法
    - 一般用于无明显自觉症状的原发型肺结核
    - 每日服用INH、RFP和(或)EMB，疗程9~12个月
  - 两阶段疗法
    - 用于活动性原发型肺结核、急性粟粒性结核病及结核性脑膜炎
    - 强化治疗阶段：联用3~4种杀菌药物，为化疗关键阶段；长程化疗时一般需3~4个月；短程疗法一般为2个月
    - 巩固治疗阶段：联用2种抗结核药物；长程疗法时需12~18个月；短程疗法时一般为4个月
  - 短程疗法
    - HRZ治疗2月/HR治疗4月；SHRZ治疗2月/HR治疗4月；EHRZ治疗2月/HR治疗4月
    - 若无PZA则将疗程延长至9个月

第十八章 感染性疾病患儿的护理

概述

原发型肺结核为结核杆菌初次侵入肺部后发生的原发感染，是儿童肺结核的主要类型，包括原发综合征与支气管淋巴结结核。前者由肺原发病灶、局部淋巴结病变和两者相连的淋巴管炎组成；后者以胸腔内肿大淋巴结为主

病理

基本病变

- 渗出性病变——以炎性细胞、单核细胞及纤维蛋白为主要成分
- 增殖性改变——以结核结节及结核性肉芽肿为主
- 坏死——特征性改变为干酪样改变，常出现于渗出性病变中
- 三种病变可相互转化，常以某种病变为主

- 结核性炎症的主要特征是上皮样细胞结节及朗格汉斯细胞
- 典型的原发综合征呈“双极”病变，即一端为原发病灶，一端为肿大的肺门淋巴结、纵隔淋巴结
- 儿童由于病灶周围炎症广泛，原发病灶范围扩大到一个肺段甚至一叶
- 引流淋巴结肿大多为单侧
- 原发型肺结核的病理转归可为吸收好转、进展或恶化，其中以吸收好转最常见

临床表现

- 症状轻重不一，轻者可无症状
- 一般起病缓慢，可有低热、食欲缺乏、疲乏、盗汗等结核中毒症状，多见于年龄较大儿童
- 婴幼儿及症状较重者可急性起病，体温可达39~40℃，一般情况尚好，与发热不相称，持续2~3周后转为低热，并伴结核中毒症状
- 干咳、轻度呼吸困难是最常见的症状
- 婴儿可表现为体重不增或生长发育障碍；部分患儿可出现眼疱疹性结膜炎、皮肤结节性红斑及(或)多发性一过性关节炎
- 当胸内淋巴结高度肿大时，可因压迫出现喘鸣、声嘶、胸部静脉怒张、类似百日咳样痉挛性咳嗽等
- 体检可见周围淋巴结不同程度肿大；肺部体征不明显，与肺内病变不一致；婴儿可伴肝脏肿大

辅助检查

结核菌素试验

- 呈强阳性或由阴性转为阳性者，应进一步检查

胸部X线检查

- 可同时作正、侧位胸片检查
- 局部炎性淋巴结相对较大而肺部的初染灶相对较小是原发性肺结核的特征
- 儿童原发型肺结核在X线胸片上呈现典型哑铃状双极影者少见
- 支气管淋巴结结核在儿童原发型肺结核X线胸片最为常见，分炎症型和结节型两种类型

CT扫描

- 有助于诊断疑诊肺结核但胸部平片正常的病例

支气管镜检查

- 结核病变蔓延至支气管内造成支气管结核时可发现异常

实验室检查

- 参见第十八章第八节“结核病概述(一)”

治疗要点

- 一般治疗及治疗原则参见第十八章第八节“结核病概述(二)”

无明显症状的原发型肺结核

- 选用标准疗法，每日服异烟肼(INH)、利福平(RFP)和(或)乙胺丁醇(EMB)，疗程9~12个月

活动性原发型肺结核

- 采用直接督导下短程化疗(DOTS)
- 强化治疗阶段宜用3~4种杀菌药，如INH、RFP、吡嗪酰胺(PZA)或链霉素(SM)
- 2~3个月后以INH、RFP或EMB巩固维持治疗
- 常用方案为HRZ治疗2月/HR治疗4月

第九节 原发型肺结核患儿的护理

- **护理诊断/问题**
  - 营养失调:低于机体需要量 — 与疾病消耗及食欲下降有关
  - 活动无耐力 — 与结核杆菌感染、机体消耗增加有关
  - 体温过高 — 与结核杆菌感染有关
  - 知识缺乏 — 家长及患儿缺乏结核病防治的相关知识
  - 潜在并发症 — 抗结核药物副作用
- **护理措施**
  - 保证营养摄入
    - 鼓励进食,食物以高热量、高蛋白、高维生素、富含钙质为宜
    - 为患儿选择每天的食物种类和量,尽量提供患儿喜爱的食品,增进食欲
    - 服抗结核药物常见胃肠道不良反应,注意患儿食欲的变化
  - 建立合理的生活制度
    - 保持居室空气流通,阳光充足
    - 保证患儿充足的睡眠时间,适当户外活动,增强抵抗力
  - 监测体温 加强病情观察
    - 定时测量体温并准确记录,如有高热症状,遵医嘱对症处理
    - 注意保暖,适当饮水
    - 结核病患儿出汗多,应保持皮肤清洁,及时更换汗湿衣物
    - 指导正确咳嗽方法,观察咳嗽性质,咽喉部有无充血、化脓等病变,保持气道通畅
    - 根据病情采取合适体位,避免剧烈活动
  - 消毒隔离
    - 结核病活动期应行呼吸道隔离
    - 对患儿呼吸道分泌物、痰杯、餐具等进行消毒处理
    - 积极防治各种急性传染病,避免受凉引起上呼吸道感染
    - 避免与其他急性传染病患者、开放性结核患者接触,以免加重病情
  - 指导合理用药
    - 讲解抗结核药物的作用及使用方法,合理应用抗结核药物
    - 注意观察抗结核药物的肝、肾毒性及胃肠道反应等,如出现不适,需及时就诊
    - 使用链霉素的患儿,需注意有无听神经损害表现,发现异常及时与医生联系
  - 健康教育
    - 介绍疾病相关知识;培养良好生活习惯,严禁随地吐痰;对居室、用具进行消毒处理
    - 观察病情变化,监测体温,观察热型及热度
    - 指导坚持化疗是治愈肺结核的关键,需坚持全程规律服药;指导观察药物疗效及副作用,发生不良反应及时就诊;注意定期复查,根据病情调整治疗方案
    - 指导日常生活和饮食护理,加强体格锻炼

概述

结核性脑膜炎简称结脑，是儿童结核病中最严重的类型。常在结核原发感染后1年内发生，尤其在初染结核3~6个月最易发生。多见于3岁以内婴幼儿，是儿童结核病致死的主要原因

发病机制

- 随着患儿年龄与免疫状态的不同有所差异
- 婴幼儿中枢神经发育不成熟、血-脑屏障功能不完善、免疫功能低下与本病的发生密切相关
- 可能与机体初染结核形成菌血症时，感染灶突破至蛛网膜下腔则可引起炎症反应
- 通过血行播散而来，偶见脊椎、颅骨或中耳与乳突的结核灶直接蔓延侵犯脑膜

病理

- 软脑膜弥漫充血、水肿、炎性渗出，形成许多结核结节
- 纤维蛋白渗出物的包围挤压引起脑神经损害
- 脑部血管病变早期主要为急性动脉炎，病程长者可见栓塞性动脉内膜炎，严重者可引起脑组织梗死、缺血、软化而致偏瘫
- 炎症可蔓延至脑实质、室管膜、脉络丛、脊髓等出现相应症状

临床表现

- 典型结脑起病多较缓慢，病程大致可分为3期
- 早期（前驱期）
  - 约1~2周
  - 性格改变，可有发热、全身不适、头痛等非特异性症状；头痛多轻微或非持续性
  - 婴儿表现为蹙眉皱额，或凝视、嗜睡，或发育迟滞等
- 中期（脑膜刺激期）
  - 约1~2周
  - 颅内压增高致剧烈头痛、喷射性呕吐、嗜睡或烦躁不安、惊厥等，出现明显脑膜刺激征
  - 小婴儿则表现为前囟膨隆、颅缝裂开
  - 可出现脑神经障碍，最常见为面神经瘫痪，其次为动眼神经和展神经瘫痪
  - 部分患儿出现脑炎体征

- **（续）临床表现**
  - 晚期（昏迷期）
    - 约1~3周
    - 早期和中期症状逐渐加重，由意识模糊、半昏迷继而昏迷
    - 阵挛性或强直性惊厥频繁发作
    - 患儿极度消瘦，呈舟状腹
    - 常出现水、电解质代谢紊乱
    - 最终因颅内压急剧增高导致脑疝而死亡
- **辅助检查**
  - 脑脊液检查
    - 对诊断本病极为重要
    - 主要表现为脑脊液压力增高，呈无色透明或毛玻璃样，亦可呈黄色
    - 静置12~24h后，取脑脊液中蜘蛛网状薄膜涂片作抗酸染色，结核菌检出率较高
    - 白细胞多为$(50\sim500)\times10^6/L$，蛋白量增高
    - 糖和氯化物均降低，为结脑的典型改变
    - 脑脊液（5~10mL）沉淀物涂片抗酸染色镜检阳性率可达30%
  - 结核菌抗原检测
    - 是敏感、快速诊断结脑的辅助方法
  - 抗结核抗体测定
    - 结脑患儿脑脊液PPD-IgM抗体和PPD-IgG抗体水平高于血清中水平
  - 腺苷脱氨酶（ADA）活性测定
    - 大多结脑患儿ADA在发病1个月内明显增高（>9U/L），治疗3个月后显著下降
  - 结核菌素试验
    - 阳性对诊断有帮助，但约50%患儿可呈阴性
  - 脑脊液结核菌培养
    - 是诊断结脑的可靠依据
  - 胸部X线检查
    - 约85%结脑患儿胸片有结核病改变，其中90%为活动性病变
    - 胸片证明有血行播散性结核病对确诊结脑很有意义

- 治疗要点
  - 抗结核治疗
    - 联合应用抗结核杀菌药物，分阶段治疗
      - 强化治疗阶段
      - 巩固治疗阶段
  - 降低颅内压
    - 包括脱水剂、利尿剂治疗，根据病情可行侧脑室穿刺引流等手术治疗
  - 糖皮质激素
    - 早期使用效果好
  - 对症治疗
    - 对惊厥者行止惊治疗，积极纠正水、电解质紊乱等
  - 随访观察
    - 停药后随访至少3~5年
- 护理诊断/问题
  - 潜在并发症
    - 颅内压增高，水、电解质紊乱等
  - 营养失调：低于机体需要量
    - 与摄入不足、消耗增多有关
  - 有皮肤完整性受损的危险
    - 与长期卧床、排泄物刺激有关
  - 知识缺乏
    - 家属缺乏疾病治疗配合相关知识
  - 焦虑
    - 与病情重、病程长、预后差有关
- 护理措施
  - 密切观察病情变化 维持正常生命体征
    - 观察体温、脉搏、呼吸等，早期发现颅内高压或脑疝，积极采取抢救措施
    - 绝对卧床休息，保持室内安静，避免刺激
    - 惊厥发作时，防舌咬伤；保持气道通畅；吸氧，必要时吸痰或行人工辅助呼吸；放置床栏，避免受伤或坠床
    - 遵医嘱予以脱水剂、利尿剂等，注意药物速度及疗效、副作用
    - 必要时行腰椎穿刺术、侧脑室引流术，术后去枕平卧4~6h；定期复查脑脊液结果
  - 改善营养状况
    - 口腔护理
      - 清洁口腔2~3次/d，防口腔细菌繁殖或并发吸入性肺炎
      - 口唇干裂者可涂液状石蜡或润唇膏

- (续)护理措施
  - (续)改善营养状况
    - 饮食护理
      - 评估进食及营养状况，提供高热量、高蛋白质、高维生素及营养丰富、易消化的食物
      - 少量多餐，耐心喂养
      - 清醒者取舒适体位并协助进食；对昏迷、不能吞咽者，可鼻饲和静脉补液
  - 维持皮肤、黏膜的完整性
    - 皮肤护理
      - 保持皮肤、床铺清洁干燥，出汗多时及时更换衣物
      - 昏迷、瘫痪患儿，每2h翻身、拍背一次，按摩受压皮肤，骨隆突处可垫气圈或海绵垫
    - 昏迷不能闭眼患儿，可涂眼膏，用纱布覆盖，保护角膜
  - 消毒隔离
    - 对伴有肺部结核病灶的患儿，需采取呼吸道隔离
    - 保持室内空气清新，每日通风2次，温湿度适宜
    - 对患儿呼吸道分泌物、餐具、痰杯等进行消毒
  - 心理护理
    - 讲述疾病知识，评估心理状态，了解心理需求，给予耐心解释及心理支持
    - 解除患儿不适，帮助克服焦虑，保持情绪稳定
  - 健康教育
    - 讲解疾病病因、临床表现、疾病的严重性、消毒隔离措施的必要性、坚持长期治疗的重要性，并具体指导家长病情观察要点、消毒方法及遵医嘱用药等
    - 予以家庭护理指导，强调出院后坚持服药、定期复查的重要性；指导严格执行治疗计划，坚持全程、合理用药；观察病情及药物毒副作用；介绍结核病复发时间及危险因素
    - 制定良好的生活制度，保证足够休息，适当户外活动；加强营养
    - 避免与开放性结核患者接触，积极预防和治疗各种急性传染病
    - 指导对瘫痪肢体行功能锻炼；失语和智力障碍者，行语言训练和适当教育

第十九章 危重症患儿的护理

本章扫码做题

概述

惊厥是神经元功能紊乱引起脑细胞突然异常放电所致的全身或局部肌肉不自主收缩，常伴有意识障碍。惊厥是原发疾病所引起的一种症状。大约有4%的儿童在15岁以前至少有1次惊厥发作，其中近半数为热性惊厥。热性惊厥(FS)是指3个月~5岁儿童，发热初起或体温快速上升期出现的惊厥，排除了颅内感染和其他引起抽搐的原因，既往也没有无热发作史。热性惊厥分为单纯型和复杂型，多发生于6个月~5岁儿童。热性惊厥多短暂且为自限性，发作超过10min应送急诊

病因

- 感染性
  - 颅内感染 — 脑膜炎、脑炎及脑脓肿
  - 颅外感染 — 各种感染造成的热性惊厥、中毒性脑病、破伤风、Reye综合征等
- 非感染性
  - 颅内疾病 — 新生儿窒息、缺氧缺血性脑病、癫痫、颅脑畸形、颅内占位性病变、神经遗传病、自身免疫性脑病等
  - 颅外疾病 — 急性中毒、代谢紊乱、心脏疾病、肾脏疾病等

发病机制

- 儿童大脑皮质发育未臻完善，分析鉴别及抑制功能较差
- 神经纤维轴突髓鞘未完全形成，绝缘和保护作用差
- 较弱刺激即能在大脑皮质形成强烈兴奋灶，使神经细胞突然异常放电并迅速扩散引发惊厥

病理生理

- 癫痫性发作
  - 各种原因所致脑细胞功能紊乱
  - 大脑神经元兴奋性过高，神经元突然大量异常超同步放电，通过神经下传引起骨骼肌运动性发作
- 非痫性发作
  - 脑干、脊髓、神经肌肉接头和肌肉本身的兴奋性增高所致，如钾、钠升高或钙、镁降低等电解质紊乱，也可因癔症引起情绪改变所致

临床表现

- 惊厥主要表现
  - 突然发生的全身性或局部肌群强直或阵挛性抽动
  - 常伴有不同程度的意识改变
  - 发作大多在数秒或几分钟内停止，严重者可持续数十分钟或反复发作
  - 抽搐停止后大多入睡
- 新生儿惊厥发作表现
  - 发作不典型，称为轻微发作
  - 表现为凝视、斜视、眨眼运动，面肌抽动似咀嚼、吸吮动作
  - 单一肢体震颤、固定或四肢踩踏板或划船样运动及呼吸暂停发作

辅助检查

- 实验室检查
  - 血、尿、便常规
  - 血液生化检查，如血糖、血钙、血镁、血钠、肌酐及尿素氮
  - 怀疑颅内感染者，需做脑脊液常规、生化及病原学检查
- 影像学检查
  - 脑电图检查 — 所有惊厥患儿应做
  - 头颅CT及MRI — 怀疑颅内出血、占位性病变和颅脑畸形者可做
  - 头颅B超 — 适用于前囟未闭的婴儿，对脑室内出血、脑积水有诊断价值

- **治疗要点**
  - 治疗原则 — 维持生命体征，控制惊厥发作，治疗惊厥病因，预防惊厥复发
  - 镇静止惊
    - 苯二氮䓬类
      - 控制惊厥的首选药常用地西泮、咪达唑仑
      - 地西泮每次0.3~0.5mg/kg，注射速度不超过每分钟2mg，必要时5~10min后可重复应用
      - 过量可致呼吸抑制，血压降低
    - 苯巴比妥钠
      - 肌内注射吸收较慢，不适用于急救
      - 负荷剂量10mg/kg，静脉注射，速度＜25mg/min；维持剂量为3~5mg/(kg·d)，分两次使用
      - 常用于新生儿惊厥的初始治疗
    - 10%水合氯醛 — 每次0.5mL/kg(50mg/kg)，稀释至3%灌肠
  - 对症治疗 — 高热者予以降温；维持内环境稳定
  - 病因治疗 — 针对惊厥的不同病因采取相应治疗措施
- **护理诊断/问题**
  - 有误吸的危险 — 与意识障碍、咳嗽反射减弱有关
  - 有受伤的危险 — 与意识障碍、惊厥导致不能自主控制有关
  - 焦虑/恐惧 — 与家长担心患儿病情、无法应对惊厥发作有关
- **护理措施**
  - 气道管理
    - 惊厥发作时将患儿平卧，呕吐者可侧卧，解开衣领
    - 惊厥停止后予以侧卧位，及时清除呼吸道分泌物及呕吐物
    - 必要时给予氧气吸入
    - 若惊厥停止后自主呼吸无恢复，应实施人工呼吸
    - 备好吸引器、气管插管等急救用物
    - 惊厥超过5min者应遵医嘱给予止惊药
  - 预防受伤
    - 就地抢救，专人守护，使用床挡
    - 移开周围可伤害患儿的物品
    - 发作未超5min可待其自行停止，勿移动患儿或强力按压及约束肢体，不可将物品塞入患儿口中或强力撬开紧闭牙关
    - 观察生命体征、意识、行为、瞳孔、面色、惊厥发作类型及持续时间等
    - 指导患儿及家长避免诱发惊厥，如闪烁的灯光、睡眠不足、活动过度等
  - 心理护理
    - 惊厥发作时允许家长陪伴
    - 指导患儿家长惊厥发作的急救处理，如体位、安全、保持气道通畅等
    - 讲解惊厥的病因、治疗、预后等知识
    - 评估患儿家长焦虑及恐惧程度，指导减轻焦虑的方法、获取支持和资源的方法

第十九章 危重症患儿的护理

概述

脓毒性休克是指脓毒症诱导的组织低灌注和心血管功能障碍。主要为分布异常性休克，儿童常同时伴低血容量性休克。儿童脓毒性休克早期可表现为血压正常，休克晚期呈难治性低血压

分型

- 暖休克
  - 高排低阻型休克
  - 意识改变、尿量减少或代谢性酸中毒等，四肢温暖、脉搏有力、毛细血管再充盈时间（CRT）正常、心率快、血压降低
- 冷休克
  - 低排高阻或低排低阻型休克
  - 意识改变、尿量减少，四肢凉、皮肤苍白或花斑纹、外周脉搏快而细弱，毛细血管再充盈时间（CRT）延长
  - 休克代偿期血压可正常，失代偿期血压降低

病因

- 各种重症传染病和感染性疾病：甲型H1N1流感病毒、禽流感病毒、抗生素耐药的超级细菌和真菌
- 外科系统疾病或状态：创伤烧伤、大手术
- 各种急性综合征：葡萄球菌烫伤样综合征、吉兰-巴雷综合征、瑞氏综合征、溶血尿毒综合征
- 其他：心跳呼吸骤停心肺复苏后伴MODS、非感染性休克发展为难治性脓毒性休克、危重症继发医院感染、恶性肿瘤
- 临床上以细菌感染多见，最常见的病因是革兰阴性杆菌感染

发病机制

- 免疫炎症反应失控：是脓毒性休克的始动机制
- 神经-内分泌-体液因子机制：神经-体液因子调节紊乱是休克微循环功能障碍的基础
- 分子生物学研究：在病原体刺激下细胞因子和炎症介质网络调节紊乱，细胞能量代谢障碍、功能障碍甚至结构破坏，细胞凋亡、损伤；休克细胞是器官功能障碍的基础

病理生理

有效循环血量减少、心排血量下降、微循环障碍，导致机体代谢改变和继发性器官损害

临床表现

- 代偿期
  - 主要为组织低灌注表现
  - 感染后出现以下3条或以下组织低灌注表现，若此时血压正常则可诊断为脓毒性休克代偿期
    - ①外周动脉搏动细弱、心率和脉搏增快
    - ②面色苍白或苍灰、皮肤湿冷或呈大理石花纹
    - ③CRT延长（>3s），暖休克时CRT可正常
    - ④液体复苏后尿量仍<0.5mL(kg·h)，持续至少2h
    - ⑤乳酸性酸中毒（除外其他缺血缺氧及代谢因素等），动脉血乳酸>2mmol/L
    - ⑥休克早期患儿可出现烦躁不安或萎靡，表情淡漠，晚期意识模糊甚至昏迷、惊厥
- 失代偿期
  - 代偿期灌注不足表现加重伴血压下降则进展为失代偿期
  - 出现烦躁或意识不清、面色青灰、唇（趾）端明显发绀、皮肤CRT>3s、心音低钝，血压下降等
  - 可合并肺水肿、脑水肿、肾衰竭、胃肠功能衰竭等多脏器功能衰竭

辅助检查

- 实验室检查：血常规、病原学、尿常规、肾功能检查、血生化及血气分析等
- 影像学检查：按需进行心电图、X线检查等

治疗要点

- 初期复苏
  - 早期识别、及时诊断、及早治疗是改善预后、降低病死率的关键
  - 第一个6h内达到
    - CRT≤2s，血压正常（同等年龄），脉搏正常且外周和中央搏动无差异
    - 肢端温暖，尿量1mL/(kg·h)，意识状态正常

（续）治疗要点

- **呼吸及循环支持**
  - 采用ABC治疗法则，即开放气道（A）、提供氧气（B）、改善循环（C）
  - 呼吸支持 — 确保气道通畅、给予氧气吸入
  - 循环支持
    - 应用正性肌力药增强心肌收缩力，或应用血管舒缩药物调节适宜的心脏压力负荷
    - 液体治疗
      - 液体复苏 — 尽早建立2条静脉通道；首剂首选等渗晶体液（常用生理盐水）20mL/kg，5~10min输注
      - 继续和维持输液
        - 可用1/2~2/3张液体，根据血电解质结果调整，6~8h内速度为5~10mL/(kg·h)
        - 维持输液用1/3张液体，24h内速度为2~4mL/(kg·h)，24h后根据情况进行调整
- **血管活性药物**
  - 经液体复苏休克难以纠正，仍有低血压、明显灌注不良等表现时可使用血管活性药物
  - 常用血管活性药物有多巴胺、多巴酚丁胺、肾上腺素、去甲肾上腺素、硝普钠、米力农、酚妥拉明等
- **抗感染治疗**
  - 诊断脓毒性休克后1h内应静脉使用有效抗微生物制剂，尽早实行经验性抗微生物治疗
  - 积极控制感染源，尽快确定和去除感染灶，如采取清创术、引流、冲洗、修补、去除感染装置等措施
- **控制血糖**
  - 如连续2次血糖超过10mmol/L（180mg/dL），可予以胰岛素静脉输注，剂量0.05~0.10 IU/(kg·h)
  - 血糖控制目标值≤10mmol/L；每1~2h测定1次血糖，达稳定后每4h监测1次
- **抗凝治疗**
  - 高危患儿可用普通肝素或低分子肝素预防深静脉血栓发生
  - 如出现血栓性紫癜性疾病可予以新鲜冰冻血浆治疗
- **其他治疗** — 糖皮质激素、体外膜肺氧合、镇静镇痛、连续血液净化、营养治疗等

护理诊断/问题

- **组织灌注量改变** — 与微循环障碍、循环血量不足等有关
- **气体交换受损** — 与肺萎缩、通气/血流比例失调、DIC等有关
- **体温过高** — 与细菌毒素吸收、感染等有关
- **潜在并发症** — 多脏器功能衰竭、DIC等

护理措施

- **循环管理**
  - 给予休克卧位，即中凹卧位，抬高头胸部10°~20°，抬高下肢20°~30°
  - 建立静脉双通道，若静脉通道无法建立可采取骨髓通道输液，条件允许应放置中心静脉导管
  - 根据患儿心肺功能及血压等情况调整输液速度
  - 遵医嘱应用血管活性药物，注意观察及更换输液部位，防止局部组织坏死
  - 液体复苏期间严密监测患儿对容量的反应性，观察有无容量负荷过度
  - 准确记录出入量，尿量可反映肾微循环情况，亦可反映重要脏器血流灌注状况
- **呼吸管理**
  - 给予高流量鼻导管或面罩氧气吸入，必要时行无创正压通气或气管插管机械通气
  - 保持呼吸道通畅，及时清除气道分泌物
- **体温管理**
  - 监测体温，遵医嘱给予抗生素，观察用药效果
  - 做好口腔护理和皮肤护理
- **监测病情**
  - 观察意识、生命体征、皮肤颜色、肢端温度、毛细血管充盈、DIC等
  - 监测呼吸状况、血氧饱和度及动脉血气等

第十九章 危重症患儿的护理

概述

急性颅内压增高是指由于多种原因引起脑实质和(或)颅内液体量增加所致的一系列临床表现。婴儿和儿童颅内压正常值为5~10mmHg,颅内压11~20mmHg为轻度增高,21~40mmHg为中度增高,>40mmHg为重度增高。小儿急性颅内压增高多由脑水肿引起

病因

- 急性感染
  - 颅内感染是引起急性脑水肿最常见的原因
  - 颅外感染有中毒性痢疾、重症肺炎、脓毒症、急性重型肝炎等
- 脑缺血缺氧
  - 严重缺氧数小时即可发生脑水肿
  - 如颅脑损伤、心搏骤停、窒息、休克、心力衰竭、呼吸衰竭、癫痫持续状态、溺水等均可引起
- 颅内出血
  - 颅内畸形血管或动脉瘤破裂、婴儿维生素K缺乏症、血友病、血小板减少性紫癜、再生障碍性贫血等可致颅内出血
- 颅内占位性病变
  - 如颅内出血、外伤致硬膜下或硬膜外血肿、神经胶质瘤等
- 中毒
  - 一氧化碳、氰化物、铅、汞、农药、药物等中毒
- 其他
  - 水电解质紊乱、Reye综合征等

发病机制

- 颅内占位性病变使颅腔内容物体积增加
- 脑脊液循环障碍致脑积水和脑脊液量增加
- 缺氧、感染、中毒等使脑血管通透性增加或脑细胞内能量代谢障碍、钠泵失活,出现脑水肿,使脑组织体积增大
- 各种原因引起血液中二氧化碳潴留或碳酸血症,或脑损伤使脑血管调节中枢功能紊乱,使脑血管扩张,脑血液量急剧增加

临床表现

- 头痛
  - 开始为阵发性,以后发展为持续性,以前额和双颞侧为主,咳嗽、用力排便或头部位置改变时头痛加剧
  - 多表现为烦躁不安、尖叫、拍打头部;婴儿因前囟未闭及颅缝裂开可部分缓解颅内高压,头痛程度低于成人
  - 颅内高压三主征:头痛、恶心呕吐、视神经盘水肿
- 喷射性呕吐
  - 清晨为重,很少恶心,与饮食无关
- 眼部表现
  - 眼部改变多提示中脑受压;可出现眼球突出、球结膜充血和水肿、落日眼、瞳孔改变、视神经盘水肿
- 意识障碍
  - 颅内高压引起大脑皮质广泛损害及脑干上行网状结构损伤
  - 早期表情淡漠,反应迟钝、嗜睡或躁动,如不能及时控制脑水肿则可出现昏迷
- 头部体征
  - 婴儿可见前囟饱满及张力增高、颅缝裂开、头围增大等
- 生命体征改变
  - 可出现高热、血压升高、脉压增大、呼吸节律不齐、呼吸暂停、潮式呼吸
- 惊厥和肌张力增高
  - 颅内高压使大脑皮质、脑干、基底节和小脑锥体外系受压,可出现去大脑强直的表现
  - 若中脑受压可出现去皮质强直;脑缺氧或炎症刺激大脑皮质可导致抽搐甚至痫样发作
- 脑疝
  - 脑疝是颅内压增高最严重的后果之一
  - 意识障碍、瞳孔扩大、血压升高伴缓脉称为库欣三联症,为颅内高压危象,常为脑疝的先兆
  - 严重颅内压增高可导致小脑幕切迹疝或枕骨大孔疝
  - 两侧瞳孔不等大是早期诊断小脑幕切迹疝的一项可靠依据
  - 枕骨大孔疝生命体征变化出现较早,瞳孔改变和意识障碍出现较晚,常因中枢性呼吸衰竭而呼吸骤停

预后

- 弥漫性颅内压增高
  - 通常预后良好,压力解除后神经功能恢复较快
- 局限性颅内压增高
  - 压力解除后神经功能恢复较慢

辅助检查

- 实验室检查
  - 血、尿、便常规检查,必要时检查血液生化及肝、肾功能
  - 脑脊液检查对颅内感染、颅内出血有诊断价值
  - 疑有颅内高压者腰穿应慎重,以免诱发脑疝
  - 需腰椎穿刺以明确诊断者,应术前给予甘露醇,术中控制脑脊液滴速及量
- 影像学检查
  - 增强CT扫描 — 可观察局部脑血流情况,显示与解剖异常之间的关系
  - MRI — 检测脑内含液量的变化,较CT更灵敏,可观察到脑疝的形成
  - 经颅多普勒超声 — 可协助临床判断颅内高压程度、治疗效果及预后
  - 脑电图 — 可了解脑功能紊乱情况
- 测定颅内压
  - 脑室内监测 — 是颅内压(ICP)监测的金标准
  - 前囟测压 — 主要用于新生儿和婴儿

- **治疗要点**
  - 病因治疗
    - 去除病因、控制病变发展是治疗颅内高压的根本措施
    - 针对原发病积极采取相应治疗，如抗感染、改善通气、清除颅内占位病变等
  - 对症治疗
    - 保持正常体温及血压，控制惊厥，纠正酸碱、电解质紊乱等
  - 降低颅压
    - 20%甘露醇降颅压作用最为有效
      - 0.5~1g/kg静脉滴注，4~6h1次
      - 一般在20min内滴完，速度120~140滴/min，过快可致头痛和视力模糊
      - 注意防止外渗以免组织坏死
    - 呋塞米——每次0.5~1mg/kg，20mL液体稀释后静脉注射，每天2~3次
    - 其他治疗——高压氧治疗、过度通气、控制性脑脊液引流等
  - 低温疗法
    - 尽早使用亚低温疗法减轻中枢神经功能损害，一般控制核心体温在32~34℃
    - 常用药物降温及物理降温
      - 药物降温如氯丙嗪、乙酰氨基酚
      - 物理降温如降温毯、亚低温治疗仪、冰帽、体腔降温、血液降温等
  - 液体疗法
    - 颅内高压患儿液体入量主要根据病情和出入量予以调整
    - 应用脱水剂时可不必过分限制液体入量
- **护理诊断/问题**
  - 颅内适应能力降低——与ICP增高引起脑水肿或脑脊液增加使脑组织受压有关
  - 有误吸的危险——与感知障碍、运动功能受损有关
  - 有受伤的危险——与颅内压增高、意识障碍有关
  - 营养失调：低于机体需要量——与呕吐、吞咽障碍、进食困难等有关
  - 焦虑/恐惧——与患儿父母担心患儿病情及预后有关
- **护理措施**
  - 维持正常颅内压
    - 保持静卧，减少环境不良刺激，避免躁动、疼痛、情绪激动、咳嗽痰堵、用力排便等引起颅内压升高
    - 抬高床头30°可降低ICP1.6 mmHg，保持头部正中位以利静脉回流及避免颈静脉受压
    - 疑有脑疝时平卧为宜，操作时勿猛力转动患儿头部或按压其腹部和肝脏
    - 遵医嘱应用脱水剂、利尿剂等，观察药物疗效及不良反应
    - 评估生命体征、神经系统症状及体征等
  - 气道管理
    - 条件允许时，可将有意识障碍的患儿置于侧卧位
    - 及时清除呕吐物及气道分泌物，可采用震颤排痰，尽量避免吸引和叩击
    - 如需吸痰应在吸引前给予高浓度氧气吸入
    - 备好氧气、吸引器等物品
  - 预防受伤
    - 专人守护，加床挡保护
    - 抽搐时勿强力按压或约束患儿肢体，勿将物品放入患儿口中或强力撬开紧闭的牙关
    - 遵医嘱给予镇静止惊药
    - 指导家长掌握预防患儿受伤的护理措施，指导合理休息，协助患儿活动
  - 营养支持
    - 评估营养状况及进食情况
    - 提供均衡的营养及促进营养摄入的方法，如体位、饮食种类等
    - 必要时予以管饲或静脉营养支持
  - 心理护理
    - 向家长讲解颅内高压的疾病知识、患儿的病情及预后，鼓励其参与患儿护理
    - 鼓励患儿及家长表达自己的感受，指导减轻焦虑和恐惧的方法

第十九章 危重症患儿的护理

概述

急性呼吸衰竭是指各种原因导致呼吸功能异常，通气或换气功能严重障碍，出现缺氧或二氧化碳潴留而引起的一系列生理功能和代谢紊乱的临床综合征。$PaO_2<60mmHg$，$PaCO_2>50mmHg$，则诊断为呼吸衰竭

分型

- 按病变部位：中枢性呼吸衰竭；周围性呼吸衰竭
- 按呼吸功能障碍性质：通气功能障碍；换气功能障碍
- 按血气分析结果
  - 低氧血症型呼吸衰竭（Ⅰ型呼吸衰竭）：低氧血症，$PaO_2<60mmHg$，$PaCO_2$正常或降低
  - 通气功能衰竭（Ⅱ型呼吸衰竭）
    - 高碳酸血症和低氧血症同时存在
    - $PaO_2<60mmHg$，$PaCO_2>50mmHg$

病因

- 呼吸道梗阻
  - 通气障碍为主
  - 上呼吸道梗阻：如异物吸入、咽喉壁脓肿、喉气管支气管炎，扁桃体肥大、喉痉挛、喉头水肿等
  - 下呼吸道梗阻：如哮喘急性发作、溺水、支气管软化或狭窄等
- 肺实质病变
  - 以换气障碍为主，常见疾病有肺炎、毛细支气管炎、间质性肺疾病等
  - 其他如肺水肿、肺出血、肺栓塞、新生儿呼吸窘迫综合征等
- 呼吸泵异常
  - 引起通气不足，晚期可继发感染、肺不张等肺实质病变
  - 主要包括神经和肌肉病变、胸廓外伤或畸形、胸腔积液、气胸或液气胸、脑和脊髓病变

病理生理

- 基本病理生理改变：缺氧和二氧化碳潴留
- 通气障碍
  - 通气障碍使肺泡有效通气量减少，CO_2排出受阻，肺泡内氧分压降低，出现低氧血症和高碳酸血症
  - 低氧血症通过吸氧易得到纠正
- 换气障碍
  - 由于CO_2弥散能力明显高于氧，故CO_2排出受阻不明显，主要表现为低氧血症
  - 低氧血症多不易通过吸氧纠正

临床表现

- 原发病的表现：根据原发病不同而异
- 呼吸系统表现
  - 中枢性呼吸衰竭
    - 主要表现为呼吸节律改变，呼吸浅慢，严重时出现周期性呼吸
    - 常见潮式呼吸、抽泣样呼吸、叹息样呼吸、呼吸暂停和下颌式呼吸等
  - 周围性呼吸衰竭
    - 主要表现为不同程度的呼吸困难，呼吸做功增加，可见三凹征、鼻翼扇动等
    - 早期呼吸频率多增快，晚期呼吸减慢无力
    - 呼吸频率如减至8~10次/min，提示呼吸衰竭严重，如慢至5~6次/min，提示呼吸随时可能停止
    - 上呼吸道梗阻以吸气性呼吸困难为主，下呼吸道梗阻以呼气性呼吸困难为主
- 低氧血症表现
  - 缺氧可出现发绀、烦躁、意识模糊甚至昏迷、惊厥
  - $PaO_2<50mmHg$或$SaO_2<80\%$时唇和甲床出现发绀，但贫血时发绀可不明显
  - 循环系统缺氧初期心率增快、血压升高
  - 严重时则血压下降、心率减慢、心音低钝、心律失常、右心功能不全，还可出现多脏器缺氧损害的表现
- 高碳酸血症表现
  - 神经系统表现早期为头痛、淡漠或烦躁、谵妄、肌震颤，严重者出现抽搐、昏迷、颅内压增高甚至脑疝
  - 循环系统除有与缺氧相类似的改变外，可出现毛细血管扩张表现，多汗、皮肤潮红、唇红、球结膜充血及水肿等
- 水、电解质及酸碱失衡：血钾升高或降低、低钠血症、低血氯、低血钙、呼吸性或混合性酸中毒

辅助检查

- 血气分析：判断呼吸衰竭的类型、程度及酸碱平衡紊乱的程度

- **治疗要点**
  - 病因治疗 — 是呼吸衰竭治疗的根本，应明确病因，给予针对性治疗
  - 气道管理 — 湿化、雾化及排痰；解除支气管痉挛及水肿
  - 呼吸治疗
    - 积极纠正缺氧是治疗的关键环节
    - 根据患儿原发病、病情、缺氧程度选择适宜的氧疗方法
    - 重症呼吸衰竭在常规呼吸支持无效的情况下，可予体外膜肺、液体通气等特殊呼吸支持
  - 营养治疗 — 提高营养摄取可降低死亡率，每日热量为50kcal/kg，液量为每日60~80mL/kg
  - 对症治疗 — 防治脑水肿及颅内压增高；改善微循环及心功能；纠正水电解质及酸碱失衡
- **护理诊断/问题**
  - 气体交换受损 — 与肺换气功能障碍有关
  - 清理呼吸道无效 — 与呼吸道分泌物黏稠、无力咳嗽有关
  - 营养失调：低于机体需要量 — 与摄入不足及疾病消耗有关
  - 潜在并发症 — 继发感染、多器官功能衰竭等
- **护理措施**
  - 呼吸管理
    - 氧疗
      - 鼻导管给氧：儿童1~2L/min，婴幼儿0.5~1L/min，氧浓度25%~40%
      - 面罩给氧：儿童3~5L/min，婴幼儿2~4L/min，氧浓度40%~60%
      - 头罩给氧：根据需要调节，通常为4~6L/min，氧浓度40%~50%
      - 持续气道正压给氧（CPAP）：新生儿常用经鼻CPAP，年长儿可用面罩和鼻罩CPAP
    - 机械通气护理
      - 监测呼吸机参数，防止导管脱落及堵塞
      - 观察患儿胸部起伏、面色和周围循环状况
      - 抬高床头30°~45°，做好呼吸机清洁和消毒，及时更换呼吸机管路及湿化液
      - 根据病情逐步撤离呼吸机，帮助患儿进行呼吸肌功能锻炼
    - 监测病情 — 观察呼吸频率和节律、心率、心律、血压、血氧饱和度、意识、皮肤颜色、末梢循环等
  - 气道管理
    - 湿化气道 — 采用加温湿化器湿化呼吸道，必要时予以雾化吸入治疗
    - 胸部物理治疗
      - 体位引流、翻身、拍背、吸痰等，可减少呼吸道阻力和呼吸做功
      - 对于气管插管者应根据吸痰指征适时吸痰，吸痰前30~60s充分给氧，避免低氧血症的发生
      - 儿童提供100%氧气、婴儿采用高于基线10%~20%的氧气吸入
      - 吸痰时依序吸出口、鼻咽部及气管内的分泌物
      - 儿童吸引负压＜40kPa，新生儿＜13.3kPa，吸引时间＜15s，以防损伤气道黏膜
      - 注意观察咳嗽、咳痰性状、呼吸音等
  - 营养管理
    - 评估患儿营养状况，给予高热量、高蛋白、易消化和富含维生素的饮食
    - 无法进食者可管饲或肠外营养支持
  - 预防感染
    - 加强手卫生、皮肤护理、口腔护理
    - 做好病室通风及消毒，观察体温及感染征象
  - 心理护理
    - 患儿因机械通气无法进行语言沟通，可出现焦虑及恐惧心理，应提供有效的沟通方式，如写字板、手势等
    - 向患儿家长讲解相关疾病知识及治疗，提供心理支持和信息支持

第十九章 危重症患儿的护理

- **概述**
  - 充血性心力衰竭是指心肌收缩或舒张功能下降使心排血量绝对或相对不足，不能满足全身组织代谢需要而引起的一系列临床症状及体征。小儿时期心力衰竭以1岁内发病率最高，尤以先天性心脏病引起者多见。儿童时期以风湿性心脏病和急性肾炎所致心力衰竭多见
- **病因**
  - **心肌病变**
    - 原发性心肌病变 — 心肌炎、心肌病、心内膜纤维增生症
    - 心肌代谢障碍 — 新生儿重度窒息、休克、严重贫血、高原病、维生素 B_1 缺乏
  - **心室压力负荷过重**
    - 左室压力负荷过重，如主动脉瓣狭窄、主动脉缩窄、高血压等
    - 右室压力负荷过重，如肺动脉瓣狭窄、肺动脉高压、新生儿持续性肺动脉高压
  - **心室容量负荷过重**
    - 左室容量负荷过重，如动脉导管未闭、室间隔缺损、主动脉瓣或二尖瓣关闭不全
    - 右室容量负荷过重，如房间隔缺损、完全性肺静脉异位引流、三尖瓣或肺动脉瓣关闭不全
    - 左右心室容量负荷过重，如严重贫血、甲状腺功能亢进、肾脏疾病等
  - **诱发因素**
    - 感染、过度劳累、情绪激动、心律失常、输液过快、钠摄入量过多、电解质紊乱和酸碱失衡、洋地黄过量等均可诱发心衰
- **发病机制**
  - 心肌病损或长期负荷过重，心肌收缩逐步减退，早期通过代偿，调整心排血量来满足机体需要
  - 后期代偿不能维持足够心排血量时则出现静脉回流受阻、体内水分潴留、脏器淤血等心衰临床表现
- **病理生理**
  - **右心衰竭** — 右心房和体循环压力增加，出现肝脾肿大及水肿
  - **左心衰竭** — 左心房及肺静脉压力增高，肺淤血引起肺压力升高及肺水肿
- **临床表现**
  - **心肌功能障碍**
    - 心脏扩大
    - 心动过速，婴儿心率 > 160次/min，学龄儿童 > 100次/min，是较早出现的代偿现象
    - 第一心音低钝，重者可闻及舒张期奔马律，提示严重心功能不良
    - 外周灌注不良、脉压窄，部分患儿出现四肢末梢发凉，交替脉，是急性体循环血流量减少的征象
  - **肺循环淤血**
    - 肺循环淤血多发生在体循环之前，可出现以下表现
    - 呼吸急促
      - 重者有呼吸困难及发绀，婴幼儿以呼吸困难和喂养困难为主要表现，呼吸频率可达60~100次/min
      - 青春期以运动后气促和乏力为主要表现
    - 肺部啰音 — 肺水肿、肺泡渗出可闻及湿啰音；肺动脉和左心房扩大压迫支气管可出现哮鸣音
    - 泡沫血痰 — 系肺泡或支气管黏膜淤血所致，婴幼儿少见
  - **体循环淤血**
    - 肝脏肿大
      - 肝大是体循环淤血最早、最常见的体征
      - 正常婴幼儿肝脏可在肋下2cm处，若超过此限且边缘较钝应考虑心力衰竭
      - 肝脏短时间内进行性增大更有意义
    - 颈静脉怒张
      - 可见颈外静脉膨胀（半坐位），肝、颈静脉回流征阳性
      - 婴儿可见头皮静脉怒张等表现
    - 水肿
      - 小婴儿水肿为全身性，眼睑和骶尾部较明显，体重较快增长
      - 极少表现为周围性凹陷性水肿
- **预后**
  - 心衰是各种心脏病的严重阶段，死亡率高
  - 无症状性心力衰竭给予早期干预可以延缓心衰进展，改善预后
  - 非心血管疾病引起的心衰若能有效控制原发病则心衰随之好转，一般预后较好
- **辅助检查**
  - **实验室检查**
    - 电解质、肝肾功能、甲状腺激素水平及血常规检查有助于评估心衰常见并发症及原发病
    - 脑利钠肽有助于鉴别心衰与非心血管疾病
  - **影像学检查**
    - 胸部X线检查
      - 有助于确定心脏大小及肺部情况
      - 心胸比例 > 0.5提示心脏增大；明显肺淤血、肺水肿提示左心衰
    - 心电图 — 对心律失常和心肌缺血引起的心衰有诊断价值；对应用洋地黄治疗具有指导意义
    - 超声心动图 — 对于病因诊断及治疗前后心功能评估有重要意义

- **治疗要点**
  - 病因治疗
    - 病因对心衰治疗很重要,应予以及时治疗
  - 对症治疗
    - 保持患儿安静,烦躁哭闹者给予镇静剂;呼吸困难者给予氧气吸入
    - 维持水电解质及酸碱平衡;限制入量至生理需要量的80%,以限制水摄入为主
  - 药物治疗
    - 正性肌力药(仅用于紧急情况下改善心排血量)
      - 洋地黄类药物,如地高辛、毛花苷丙
      - β受体激动剂,如多巴胺、多巴酚丁胺,由输液泵控制速度
      - 磷酸二酯酶抑制剂,如米力农
    - 利尿剂
      - 当使用洋地黄类药物不能完全控制心衰或伴显著水肿时宜加用利尿剂
      - 可选用快速强效利尿剂,首选呋塞米,每次1~2mg/kg,静脉注射
- **护理诊断/问题**
  - 心输血量减少 —— 与心肌收缩力降低有关
  - 体液过多 —— 与心功能下降、循环淤血有关
  - 活动无耐力 —— 与呼吸窘迫及疲乏等有关
  - 营养失调:低于机体需要量 —— 与代谢增加、喂养困难等有关
  - 潜在并发症 —— 药物毒副作用
- **护理措施**
  - 改善心脏功能
    - 遵医嘱使用洋地黄等药物改善心肌收缩力,观察药物疗效及副作用
    - 保持环境安静,集中护理操作;抬高床头30°~45°,呼吸困难和发绀时予氧气吸入
    - 每2~4h或按需评估血压、心率、心律、心音、皮肤颜色、末梢循环等
    - 每2~4h或按需评估呼吸状况、氧饱和度、呼吸音等
  - 维持体液平衡
    - 控制水钠入量,低盐或无盐饮食,钠盐每日不超过0.5~1g,每日水分摄入50~60mL/kg
    - 输液速度每小时不超过5mL/kg;遵医嘱使用利尿剂,观察药物疗效及副作用
    - 记录24h出入量,每日定时测量体重
  - 维持活动耐力
    - 根据活动耐力限制日常活动量
    - 心衰严重者绝对卧床休息,心衰控制后根据病情逐渐增加活动量,制定个性化的康复方案
    - 介绍心力衰竭的病因、诱因及防治措施,指导患儿及家长根据病情安排休息,避免情绪激动和过度活动
  - 营养支持
    - 少量多餐,防止过饱;给予高热量、高维生素、易消化饮食
    - 婴儿可给予高热卡密度的浓缩配方奶,奶嘴孔宜稍大,吸吮困难者采用滴管或鼻饲
    - 年长儿多吃蔬菜和水果,避免便秘及用力排便;指导患儿家长合理喂养方法
  - 用药护理
    - 洋地黄制剂
      - 用药前测量脉搏,婴儿脉率<90次/min,年长儿脉率<70次/min需暂停用药并报告医生
      - 洋地黄中毒最常见心律失常,其次为恶心、呕吐等胃肠道反应
      - 洋地黄中毒应立即停用洋地黄和利尿剂,同时补充钾盐
    - 利尿剂
      - 尽量在清晨或上午给药,以免夜间多尿影响睡眠
      - 定时测体重及记录尿量,观察水肿变化
      - 观察有无四肢软弱无力、腹胀、心音低钝、心律失常等低血钾表现
      - 进食含钾丰富的食物,如柑橘、牛奶、菠菜、豆类等,以免低血钾而增加洋地黄毒性反应
  - 心理护理
    - 稳定患儿情绪,与家长经常交流
    - 由于用药繁多且经常更换,应设法增强患儿治疗依从性

- 概述
  - 急性肾衰竭是指由多种原因引起的肾功能短期内急剧下降或丧失的临床综合征，体内代谢产物堆积，出现氮质血症、水及电解质紊乱、代谢性酸中毒等症状
- 病因
  - 肾前性 — 血容量减少，导致肾血流量下降，肾小球滤过率降低而出现肾衰竭
  - 肾性 — 是儿科肾衰最常见原因，由肾实质损害引起，包括肾小球疾病、肾小管疾病、肾间质疾病、肾血管性疾病
  - 肾后性 — 各种原因引起的泌尿道梗阻所致，多为可逆性，解除病因则肾功能可恢复
- 发病机制
  - 急性肾衰竭发病机制尚未完全阐明，主要有肾血流减少学说；肾小管损伤学说；缺血再灌注肾损伤学说
- 病理生理
  - 由于病因不同其病理生理也不同；病程差异较大，取决于病因
  - 肾血流量明显减少，肾小球滤过率降低，血尿素氮升高
  - 可逆性急性肾衰竭通常会经历少尿、多尿，然后逐渐恢复到正常尿量
- 临床表现（根据尿量划分）
  - 少尿型肾衰（多见）
    - 少尿期
      - 少尿（尿量＜250mL/m²）、无尿（尿量＜50mL/m²）
      - 水潴留
        - 出现全身水肿、胸腹水、高血压
        - 严重者可发生心力衰竭、肺水肿、脑水肿，是此期死亡重要原因
      - 电解质紊乱
        - 三高三低，即高钾、高磷、高镁和低钠、低钙、低氯血症；高钾血症最多见
      - 代谢性酸中毒
        - 具有进行性、不易纠正的特点
        - 表现为精神萎靡、乏力、嗜睡、呼吸深长、面色发灰、口唇樱桃红色，可伴心律不齐
      - 氮质血症
        - 首先出现消化道症状，如食欲减退、恶心、呕吐、腹部不适，10%~40%有消化道出血
        - 神经系统可出现意识障碍、躁动、谵妄、抽搐、昏迷
        - 血液系统可出现贫血、出血、皮肤瘀斑
      - 感染
        - 是急性肾衰竭最常见并发症，约70%患儿合并感染，以呼吸道和泌尿道感染最常见，约1/3死于感染
    - 多尿期
      - 若度过少尿期则尿量可突然或逐日增加，5~6d可达利尿高峰
      - 尿量超过250mL(m²·d)表示进入多尿期；多尿期一般持续1~2周，部分患儿可达1~2月
      - 早期血尿素氮和肌酐可持续上升，后期逐渐恢复；可发生低钾血症、低钠血症及脱水
      - 此期患儿抵抗力低，易并发感染，感染是多尿期患儿死亡的主要原因
    - 恢复期
      - 多尿期后肾功能约在病后1个月逐渐恢复，血尿素氮及肌酐逐渐恢复正常
      - 肾小球滤过功能恢复较快，而肾小管功能恢复较慢
      - 肾浓缩功能需数月才逐渐恢复正常，少数患儿留有不同程度的肾功能损害或转为慢性
      - 此期患儿体质仍较弱，多有消瘦、营养不良、贫血和免疫功能低下等
  - 非少尿型肾衰 — 血中尿素氮、肌酐迅速增高，而不伴有少尿表现
- 辅助检查
  - 实验室检查
    - 尿液检查测定尿比重、尿渗透压、尿肌酐等
    - 血生化检查监测电解质、血尿素氮和肌酐
  - 影像学检查 — 腹部平片、B超、CT、MRI等了解肾脏大小、形态、血管及输尿管、膀胱有无梗阻，也可了解肾血流量、肾小球和肾小管功能
  - 肾活检 — 对原因不明的急性肾衰，肾活检是可靠的诊断手段

- **治疗要点**
  - 少尿期
    - 病因治疗
      - 肾前性肾衰应及时纠正全身循环血流动力学障碍；避免接触肾毒性物质
      - 密切监测尿量及肾功能变化；控制感染，但不宜将抗生素用作预防感染
    - 控制水钠入量
      - 量出为入，每日液量=尿量+显性失水+不显性失水-内生水
      - 无发热患儿不显性失水为300mL/(m^2·d)，体温每升高1℃增加75mL/(m^2·d)
      - 内生水在非高分解代谢状态约为100mL/(m^2·d)
      - 所有液体均为非电解质液
    - 营养治疗
      - 可用苯丙酸诺龙25mg进行肌内注射，促进蛋白质合成，每周1~2次
      - 高分解状态或不能口服者可予静脉营养支持
    - 维持电解质及酸碱失衡
      - 纠正高钾血症、低钠血症、低钙血症、高磷血症等
      - 轻症代谢性酸中毒一般无需处理，如给予5%碳酸氢钠纠正酸中毒时，应注意防止低钙惊厥
    - 血液净化——保守治疗无效者应尽早进行透析，婴幼儿常用腹膜透析
  - 多尿期
    - 注意监测尿量和血压，积极防治水、电解质紊乱及酸碱失衡
    - 血肌酐接近正常时应增加饮食中蛋白质的摄入量
  - 恢复期——注意休息、加强营养、防治感染

- **护理诊断/问题**
  - 体液过多——与肾小球滤过率降低有关
  - 营养失调：低于机体需要量——与摄入不足及丢失过多有关
  - 有感染的危险——与免疫力低下有关
  - 潜在并发症——心力衰竭、肺水肿、脑水肿等

- **护理措施**
  - 维持体液平衡
    - 少尿期限制水、钠、钾、磷摄入
    - 观察生命体征、尿量、尿常规、肾功能等
    - 记录24h出入量，每日监测体重；重点监测水、电解质紊乱
  - 营养支持
    - 给予高糖、低蛋白、高维生素饮食
    - 蛋白质0.5g/(kg·d)，以优质动物蛋白为主，少尿期限制蛋白质摄入量，透析治疗无需限制蛋白质入量
    - 评估患儿营养状况，讲解肾衰竭疾病知识，指导家长为患儿提供合理营养
  - 预防感染
    - 实行保护性隔离，做好病室清洁和空气净化
    - 指导患儿加强个人清洁卫生，做好皮肤及口腔护理
    - 少尿期、多尿期均应卧床休息，恢复期逐渐增加活动
  - 心理护理
    - 为患儿提供舒适护理和心理支持
    - 帮助患儿父母有效应对压力，做好沟通及信息支持

第十九章 危重症患儿的护理

- **定义**
  - 心跳呼吸骤停是指患儿突然呼吸及循环功能停止。心肺复苏(CPR)是指在心跳呼吸骤停的情况下所采取的一系列急救措施,旨在使心脏、肺脏恢复正常功能,使生命得以维持
- **病因**
  - 心跳骤停的原因
    - 呼吸功能衰竭或呼吸停止的疾患是最常见原因
    - 手术、治疗操作和麻醉意外、外伤及意外、心脏疾病、婴儿猝死综合征等
  - 呼吸骤停的原因
    - 呼吸道梗阻、严重肺组织疾患、意外、中毒
    - 中枢神经系统病变、胸廓损伤、肌肉神经疾患、代谢性疾病、婴儿猝死综合征等
- **发病机制**
  - 缺氧、心肌缺血和心律失常是心跳骤停最常见的三种机制
- **病理生理**
  - 心搏骤停前期:指在心跳停止之前的一段时间,早期识别、治疗呼吸衰竭和休克可预防发展为心搏呼吸骤停
  - 无血流灌注期:心搏停止、未开始CPR时,此期血流完全中断
  - 低血流灌注期:即CPR期间,此期心排血量取决于胸外按压深度和按压频率
  - 复苏后阶段
    - 成功复苏后会发生一系列独特而复杂的病理生理过程
    - 可出现心搏骤停后脑损伤、心肌功能不全、全身性缺血再灌注损伤等
- **临床表现**
  - 突然昏迷:一般心脏停搏8~12s后出现,可有一过性抽搐
  - 瞳孔扩大:心脏停搏30~40s瞳孔开始扩大,对光反射消失
  - 大动脉搏动消失:心搏呼吸骤停后颈动脉、股动脉搏动消失
  - 心音消失:心脏停搏时心音消失
  - 呼吸停止:心脏停搏30~40s后呼吸停止,面色灰暗或发绀
  - 心电图:可见等电位线、电机械分离或心室颤动等
- **治疗要点**
  - 确诊:凡突然昏迷伴大动脉搏动或心音消失者即可确诊
  - 抢救时间
    - 在4min内进行基础生命支持(黄金四分钟)
    - 在8min内进行高级生命支持
  - 复苏过程
    - 基础生命支持
      - 迅速评估启动急救医疗服务系统
        - 迅速评估现场对施救者和患儿是否安全
        - 检查患儿反应,无呼吸或仅是喘息、不能在10s内明确感觉到脉搏即可确认心跳骤停
        - 应立即启动急救医疗服务系统

- **(续)治疗要点**
  - **(续)复苏过程**
    - (续)基础生命支持
      - 实施CPR
        - 新生儿心脏骤停多为呼吸因素所致，其CPR程序为A-B-C，婴儿和儿童CPR程序为C-A-B
        - C 胸外心脏按压
          - 将患儿置于硬板床上
          - 按压方法及部位
            - 儿童 — 单手或双手按压胸骨下半部
            - 婴儿 — 双指法：两手指置于乳头连线下方按压胸骨或双手环抱拇指法：两手掌及四手指托住两侧背部，双手大拇指按压胸骨下1/3处
          - 按压深度至少为胸廓前后径的1/3，婴儿约4cm，儿童约5cm，不超过6cm
          - 按压频率100~120次/min，每次按压后使胸廓充分回弹保持按压连续性，中断时间须限制在10s以内
        - A 开放气道
          - 首先清除口、咽、鼻分泌物、异物或呕吐物
          - 方法
            - 仰头抬颏法：下颌角与耳垂的连线和地面垂直
            - 托颌法(疑颈椎损伤者)：下颌角与耳垂连线和地面呈60°(儿童)或30°(婴儿)
        - B 建立呼吸
          - 口对口人工呼吸适合于现场急救，婴儿采用口对口鼻，儿童采用口对口
          - 条件允许可采用辅助呼吸方法如球囊-面罩通气，常用气囊通气装置为自膨胀气囊 — 婴儿和低龄儿童容积至少为450~500mL，年长儿容积为1000mL可输入空气或氧气，采用E-C手法进行通气
          - 注意观察患儿的胸廓起伏情况，了解辅助通气的效果
          - 按压与呼吸比例，单人复苏时为30:2，双人复苏时为15:2，呼吸频率为8~10次/min
        - 心肺复苏有效指征 — 扪及大动脉搏动、口唇甲床颜色转红、自主呼吸和肌张力恢复、扩大的瞳孔缩小及对光反射恢复
      - 除颤
        - 复苏过程中出现心室颤动、室性心动过速和室上性心动过速时可用电击除颤复律
        - 1-8岁儿童使用儿科剂量衰减型自动体外除颤器(AED)，婴儿首选手动型除颤仪或不带儿科剂量衰减器的AED
        - 初始除颤能量2J/kg，第二次除颤至少升至4J/kg，不超过10J/kg，除颤后立即恢复CPR，2min后重新评估心律
    - 高级生命支持
      - 高级气道通气 — 包括放置口咽或鼻咽气道、喉面罩通气道、气管插管、食管—气管联合导气管等
      - 供氧
        - 自主循环未恢复前使用100%纯氧
        - 开始自主呼吸后动态监测动脉血氧饱和度，逐步调整供氧，保证动脉血氧饱和度≥94%
      - 建立静脉通路
        - 首选周围静脉通路，必要时同时建立中心静脉通路
        - 如不能迅速建立静脉通路，应建立骨内通路
        - 上述通路均无法及时建立时，可采用气管内途径给药
      - 药物治疗
        - 包括抗心律失常、纠正休克、纠正电解质及酸碱失衡、维持心排血量和复苏后稳定等
        - 常用急救药物为肾上腺素 — 静脉用药：0.01mg/kg(1∶10000溶液0.1mL/kg)，最大剂量1mg。气管内给药：0.1mg/kg，最大剂量为2.5mg，必要时间隔3~5min重复1次，勿与碱性液体同一管道输注
    - 延续生命支持
      - 保护脑功能，防止继发性器官损害，积极寻找原发病进行病因治疗，力争患儿达到最佳存活状态
      - 主要包括循环系统监护、呼吸系统监护、脑缺氧的监护、肾功能监护、防止继发感染等

第二十章 常见肿瘤患儿的护理

本章扫码做题

- **概述**
  - 白血病是造血组织中某一血细胞系统过度增生、进入血流并浸润到各组织和器官，进而引起一系列临床表现的恶性血液病，是儿童时期最常见的恶性肿瘤。任何年龄均可发病，以学龄前期儿童多见，男性高于女性。儿童以急性白血病多见，占90%~95%
- **病因病机**
  - 病因尚未完全清楚，可能与以下因素有关
  - 病毒感染
    - 属于RNA病毒的反转录病毒激活了癌基因的癌变潜力，从而导致白血病的发生
  - 理化因素
    - 电离辐射、放射、核辐射等可能激活隐藏体内的白血病病毒
    - 苯及其衍生物、重金属、氯霉素、保泰松和细胞毒药物均可诱发急性白血病
    - 化学物质与药物可能破坏机体免疫功能，使免疫监视功能降低，而诱发白血病
  - 遗传因素
    - 本病不属于遗传性疾病，但与遗传有关
- **分类分型**
  - 按增生的白细胞种类分类
    - 急性淋巴细胞白血病（ALL），儿童发病率最高
    - 急性非淋巴细胞白血病（ANLL）
  - 按MICM综合分型
    - 目前常采用形态学（M）、免疫学（I）、细胞遗传学（C）和分子生物学（M）综合分型
- **临床表现**
  - 发热
    - 热型不定，一般不伴寒战，抗生素治疗无效；持续高热常提示继发感染
  - 贫血
    - 出现较早，随病情发展进行性加重，表现为苍白、乏力、活动后气促等
    - 贫血主要是由于骨髓造血干细胞受抑制所致
  - 出血
    - 以皮肤、黏膜出血多见
    - 表现为紫癜、瘀斑、鼻出血、齿龈出血、消化道出血和血尿
    - 偶有颅内出血，是引起死亡的重要原因之一
  - 白血病细胞浸润引起的症状和体征
    - 肝、脾、淋巴结肿大，可有压痛
    - 纵隔淋巴结肿大时可出现呛咳、呼吸困难和静脉回流受阻等压迫症状
    - 骨、关节疼痛多见于急性淋巴细胞白血病患儿，约25%患儿为首发症状
    - 侵犯脑实质和（或）脑膜时导致中枢神经系统白血病，出现头痛、呕吐、嗜睡、视神经盘水肿、惊厥甚至昏迷，脑膜刺激征等表现
    - 浸润脊髓可致截瘫，脑脊液中可发现白血病细胞
    - 浸润眶骨、颅骨、胸骨、肋骨或肝、肾、肌肉等组织出现淡绿色肿块，称其为“绿色瘤”
    - 浸润皮肤、睾丸、心脏等组织器官而出现相应的症状、体征
- **辅助检查**
  - 血常规
    - 红细胞及血红蛋白均减少，大多呈正细胞正色素性贫血，网织红细胞数较低
    - 血小板数降低；白细胞计数高低不一，以原始和幼稚细胞为主
  - 骨髓象
    - 骨髓检查是确立诊断和判定疗效的重要根据
    - 典型骨髓象为白血病原始和幼稚细胞极度增生，幼红细胞及巨核细胞减少
  - 其他检查
    - 组织化学染色、溶菌酶检查、肝肾功能检查、胸部X线检查
- **治疗要点**
  - 治疗原则
    - 早诊断、早治疗；严格分型、按照类型选方案
    - 采用早期连续适度化疗和分阶段长期规范治疗的方针
    - 防治髓外白血病；重视支持治疗；应用造血干细胞移植等
  - 化学药物治疗（化疗）
    - 按次序、分阶段进行
    - 诱导缓解治疗 — 需联合数种化疗药物，最大限度地杀灭白血病细胞，达到完全缓解
    - 巩固治疗 — 完全缓解状态下最大限度杀灭微小残留白血病细胞，防止早期复发
    - 防治髓外白血病 — 中枢神经系统白血病和睾丸白血病均会导致骨髓复发、治疗失败
  - 支持治疗
    - 防治感染、营养支持、成分输血、高尿酸血症的防治以及骨髓抑制明显者予以集落刺激因子
  - 造血干细胞移植（HSCT）
    - 可提高患儿的长期生存率，根治白血病
    - 目前HSCT多用于ANLL和部分高危型ALL患儿，标危型ALL一般不采用
- **预后**
  - 儿童ALL缓解率可达95%以上，五年无病生存率已达70%~85%，治愈率已达80%，ALL已成为一种可治愈的恶性肿瘤
  - ANLL的5年无病生存率为30%~50%，疗效不及ALL

第一节　急性白血病患儿的护理

- **护理诊断/问题**
  - 体温过高 — 与大量白血病细胞浸润、坏死和(或)感染有关
  - 活动无耐力 — 与贫血致组织缺氧有关
  - 营养失调:低于机体需要量 — 与疾病过程中消耗增加、抗肿瘤治疗致恶心、呕吐、食欲下降以及摄入不足有关
  - 有感染的危险 — 与机体免疫功能低下有关
  - 疼痛 — 与白血病细胞浸润有关
  - 恐惧 — 与病情重、侵入性治疗及护理技术操作多、预后不良等有关
  - 潜在并发症 — 药物副作用如骨髓抑制、胃肠道反应等
  - 悲伤 — 与白血病久治不愈有关
- **护理措施**
  - 维持正常体温 — 监测体温,观察热型及热度,高热患儿遵医嘱给予退热剂
  - 休息 — 卧床休息,但不需绝对卧床,长期卧床者,应常更换体位,注意预防压力性损伤
  - 加强营养
    - 给予高蛋白、高维生素、高热量、清淡、易消化饮食,半流质为主,少量多餐
    - 鼓励进食,不能进食者,可静脉补充,注意饮食卫生
  - 防治感染
    - 保护性隔离
      - 与其他病种患儿分室居住,防止交叉感染;房间每日消毒
      - 限制探视人数和次数,感染者禁止探视,接触患儿前做好手卫生
    - 注意个人卫生 — 掌握正确的洗手方法;保持口腔清洁;用软毛牙刷或海绵;勤换衣裤;保持大便通畅
    - 严格执行无菌技术操作,遵守操作规程
    - 避免预防接种 — 免疫功能低下者,避免用减毒活疫苗和脊髓灰质炎糖丸预防接种
    - 观察感染早期征象
      - 监测生命体征;监测血象结果;遵医嘱应用抗生素
      - 观察有无牙龈肿痛,咽红、咽痛,皮肤有无破损、红肿,肛周、外阴有无异常
  - 防治出血 — 出血是白血病患儿死亡的主要原因之一,护理参见第十三章第四节“免疫性血小板减少症患儿的护理”
  - 正确输血 — 严格执行输血制度,观察有无输血反应并判断疗效
  - 应用化疗药物的护理
    - 正确给药
      - 化疗药物多为静脉给药,输注药物前应确认静脉通畅,过程中应密切观察有无渗漏,一旦渗漏,立即停止输液,并作局部处理
      - 用药前询问用药史和过敏史,用药中观察有无过敏反应;避光的化疗药物静脉滴注时应避光
      - 鞘内注射化疗药物,浓度不宜过大,药量不宜过多,缓慢推入,术后应平卧4~6h
    - 观察及处理药物毒性作用
      - 骨髓抑制者监测血象,及时防治感染;观察有无出血倾向和贫血表现
      - 恶心、呕吐严重者用药前半小时给予止吐药
      - 口腔溃疡者宜清淡、易消化流质或半流质饮食;疼痛明显者予局麻药或敷以溃疡膜或溃疡糊剂
      - 出血性膀胱炎应鼓励多饮水,尤其是应用环磷酰胺者
      - 应用化疗药物前告知年长儿及家长备好假发、帽子或围巾
      - 满月脸及情绪改变时关心患儿,勿嘲笑或讥讽患儿,告知待糖皮质激素停药后会消失
    - 操作中护士要注意自我防护及环境保护
      - 化疗药物最好在中央药房集中配制,无中央药房时应在生物安全柜下配制
      - 操作者应戴手套、口罩、面罩或护目镜;避免药液、药粉喷洒
      - 一旦溅在皮肤、黏膜上马上冲洗干净;所有用物应专门处置
    - 保护患儿血管
      - 采用静脉留置针、经外周穿刺中心静脉置管、植入式静脉输液港等技术
      - 保持静脉通畅,防止药物渗漏,保证药物的顺利输入,一旦渗漏,及时处理
  - 减轻疼痛
    - 尽量减少因诊疗、护理操作而给患儿带来的痛苦;及时评估镇痛需求
    - 各种穿刺前可给予表面麻醉剂,必要时遵医嘱给予止痛剂,并评价止痛效果
  - 情感支持和心理疏导
    - 热情帮助、关心患儿,增强其战胜疾病的信心;讲解化疗的重要性、定期化验的必要性
    - 为患儿、家长搭建相互交流的平台,如病友联谊会、建立QQ群或微信通信平台
  - 健康教育
    - 讲解疾病有关知识;教会家长及患儿如何预防和观察感染及出血征象
    - 指导家长及患儿定期化疗的重要性,化疗间歇期酌情参加学校学习;鼓励参与体格锻炼
    - 定期随访,监测治疗方案执行情况;重视患儿心理并给予正确的引导

第二十章 常见肿瘤患儿的护理

概述

淋巴瘤是一组原发于淋巴结或其他淋巴组织的恶性肿瘤，临床表现为进行性、无痛性淋巴结肿大，常伴肝、脾肿大，晚期可有发热、贫血、出血和恶病质表现。淋巴瘤是儿童时期常见的恶性肿瘤，一般分为霍奇金淋巴瘤和非霍奇金淋巴瘤（儿童多见）

霍奇金淋巴瘤（HL）

概念

霍奇金淋巴瘤（HL）主要原发于淋巴结，特点是淋巴结进行性肿大，多见于青少年和青年，5岁以下很少发病

病因病机

- 目前认为病毒尤其是EB病毒感染可能与发病有密切关系
- 免疫缺陷、辐射、药物和遗传因素等可为促发因素

病理生理

- 淋巴结肿大，正常结构受破坏
- 活检可见R-S细胞、淋巴细胞、嗜酸细胞和浆细胞浸润，并可有纤维组织形成
- 出现R-S细胞即可确诊
- 病理分型 — 富于淋巴细胞型、结节硬化型、混合细胞型、淋巴细胞消减型
- 转移较慢，首先扩散的部位是邻近淋巴结，然后沿淋巴管扩散，晚期可发生脾、肝、肺和骨髓转移

临床分期

根据病变范围不同分为4期

分期	病变范围
Ⅰ	仅限于单个淋巴结区或单个淋巴结外器官
Ⅱ	累及膈肌同侧2组或2组以上淋巴结区，或局部淋巴结外器官和膈肌同侧1组以上淋巴结区
Ⅲ	累及膈肌两侧淋巴结，可能伴有脾受累；或淋巴结外器官、部位受累
Ⅳ	累及淋巴结外的一个或多个器官或组织，伴或不伴相关的淋巴结肿大

临床表现

- 最早表现 — 慢性、进行性、无痛性淋巴结肿大
- 淋巴结肿大部位 — 通常在颈部或锁骨上，其次为颌下、腋下、腹股沟等处
- 肿大的淋巴结压迫邻近器官引起相应症状
  - 纵隔淋巴结肿大可致持续性干咳、胸闷、呼吸困难和上腔静脉压迫症
  - 腹腔淋巴结肿大可出现腹痛、甚至肠梗阻
- 全身症状
  - 发热、盗汗、瘙痒、恶心、食欲下降、疲乏、消瘦
  - 瘙痒可为霍奇金淋巴瘤的唯一全身症状

辅助检查

- 淋巴结活检 — 确诊依据
- X线、CT、骨髓检查 — 进行临床分期
- 血常规 — 中性粒细胞升高，单核细胞升高，可有轻至中度贫血
- 血液其他检查 — 血沉增快，肝功能异常，免疫系统异常等

治疗要点

- 以综合治疗为主，即小剂量的受累部位放疗和联合化疗
- 根据年龄、临床分期制订治疗方案
  - 8岁以下尽量少用放疗
  - Ⅰ期或Ⅱ期以放疗为主
  - Ⅲ期以化疗为主，加用放疗
  - Ⅳ期以化疗为主，并对巨大瘤块加用放疗
- 常用化疗药物有氮介、长春新碱、丙卡巴肼、泼尼松、阿霉素等

预后

长期生存较好，但治疗可能导致继发肿瘤如白血病和其他实体瘤

- **非霍奇金淋巴瘤（NHL）**
  - 概念 — 非霍奇金淋巴瘤（NHL）是免疫系统的恶性实体瘤，位于急性白血病和脑肿瘤之后，居儿童恶性肿瘤的第3位
  - 病因 — 可能由癌基因病毒引起；其他如环境、遗传因子等因素可能与发病有关
  - 病理生理
    - NHL是弥漫性、高分化、淋巴结外的肿瘤
    - 肿瘤细胞多在淋巴结和脾脏内，也可累及骨髓和脑脊液，生长迅速并快速广泛扩散
    - 分类
      - 据组织学分类 — 淋巴母细胞型、未分化小细胞型、大细胞型
      - 据免疫学分类 — T细胞、B细胞、非T非B细胞表现型
  - 临床表现
    - 主要取决于疾病的部位和程度；一般表现有发热和体重减轻
    - 淋巴母细胞型表现为淋巴结肿大，以颈部和胸部最常见
    - 纵隔淋巴结受累，可压迫头面部的静脉回流，引起面部水肿
    - 未分化小细胞型原发肿瘤以腹部肿块多见，可有腹痛
    - 大细胞型常见于腹部、纵隔、皮肤、骨骼、软组织等部位
  - 辅助检查
    - 淋巴结活检和骨髓穿刺可提供确诊依据
    - 放射检查可明确病变的范围和转移部位
  - 治疗要点
    - 化疗
      - 根据类型选择方案，从诱导治疗开始，总疗程2年左右
      - 常用化疗药物有环磷酰胺、阿霉素、长春新碱、泼尼松等
    - 放疗 — 局部淋巴结放疗
    - 支持治疗 — 注意休息，加强营养，防治感染
  - 预后 — 局灶性病变患儿预后良好，可长期缓解；发病2年后复发的机会少
- **护理诊断/问题**
  - 恐惧 — 与恶性病的诊断及不良预后有关
  - 有感染的危险 — 与免疫功能下降有关
  - 潜在并发症 — 药物副作用
- **护理措施**
  - 协助家庭成员接受并认识疾病
    - 所有检查详细告诉父母，减轻焦虑；关心、体贴患儿及家长，提供心理支持
    - 鼓励家长陪伴患儿，提供娱乐活动分散患儿注意力；鼓励患儿多休息，保持愉快心情
  - 保证营养 — 高热量、高蛋白、高维生素食物，鼓励进食，保证营养摄入
  - 防治感染 — 护理参见第二十章第一节“急性白血病患儿的护理”
  - 用药护理 — 观察化疗、放疗的副作用，并予以相应处理
  - 健康教育
    - 讲解疾病相关知识及如何观察放疗、化疗副作用
    - 鼓励患儿及其父母参与护理计划的制订并实施护理
    - 指导家长及患儿定期化疗或放疗、门诊随访

概述

肾母细胞瘤又称威尔姆瘤或者肾胚胎瘤，是原发于肾脏的胚胎性恶性混合瘤，是婴幼儿最常见的恶性实体瘤之一，多发于3岁左右儿童

病因

- 具有遗传倾向，在兄弟姐妹和同卵双生子之间发病几率较高
- WT1和WT2基因突变与肾母细胞瘤的发生有关
- 可能与某些先天性畸形，如无虹膜症、偏肢体肥大症、泌尿生殖系的畸形等有关

病理

- 肾母细胞瘤是单个实体瘤，可发生于肾的任何部位
- 肿瘤剖面常有出血及梗死而呈橘黄色或棕色，间有囊腔形成
- 肿瘤可破坏压迫肾组织或突破肾被膜而广泛浸润周围组织和器官
- 可经淋巴和血行转移

分型

- 胚芽型：以小圆形蓝色深染细胞成分为主
- 间叶型：以高分化的间叶组织为主
- 上皮型：以肾小管上皮细胞为主
- 混合型：以上3种成分混合组成

临床表现

- 全身症状：偶见低热，晚期食欲缺乏、体重下降、恶心、呕吐等
- 原发灶表现：
  - 腹部肿块为最常见的症状，肿块位于上腹部一侧，表面光滑，中等硬度，触之不易推动
  - 部分患儿可有腹部不适、腹胀；少数可有镜下血尿，肉眼血尿少见；可有轻度高血压
- 局部压迫症状：巨大肿瘤压迫腹腔脏器或占据腹腔空间，可出现气促、烦躁不安、食欲下降、消瘦等
- 转移症状：
  - 肿瘤主要经血行转移
  - 最常见的转移部位是肺部，其次是肝、脑
  - 转移后患儿咳嗽、咯血、气促、腹痛等表现不明显
  - 通过CT检查发现有结节影或异常强化包块影

辅助检查

- 血常规：正常或红细胞增多
- 影像学检查：
  - 腹部B超：可确定是实质性或囊性肿块，肿瘤是否侵入血管
  - 静脉尿路造影：可发现肾盂肾盏是否被挤压、移位、拉长变形或破坏，破坏严重者肾脏不显影
  - CT或MRI：判断肿块的性质、原发瘤的侵犯范围以及与周围组织器官的关系
  - 其他：胸部X线检查、骨扫描等

- **治疗要点**
  - 联合治疗为主，包括手术、化疗、放疗
  - 手术治疗 — 早期经腹切除受累部位
  - 化疗
    - 常用药物有阿霉素、放线菌素D、长春新碱等
    - 化疗可使肿瘤缩小，以利于手术，也可作为手术后的辅助治疗
  - 放疗 — 肿瘤局限于肾内者不采用
- **预后**
  - 未发生间变者预后良好，治疗后2年不复发即被考虑为治愈，治愈率达80%~90%
  - 治愈肾母细胞瘤5~25年后，15%患儿继发软组织肉瘤、骨肿瘤或白血病
- **护理诊断/问题**
  - 悲伤 — 与恶性疾病有关
  - 营养失调：低于机体需要量 — 与疾病过程中消耗增加、抗肿瘤治疗致恶心、呕吐、食欲下降以及摄入不足有关
  - 潜在并发症 — 化疗、放疗的副作用如骨髓抑制、胃肠道反应等
- **护理措施**
  - 心理护理
    - 了解患儿及家长的心理状态，给予心理支持
    - 鼓励其建立战胜疾病的信心，正确面对疾病，保持愉快心情，主动配合治疗
  - 合理营养
    - 鼓励患儿进食，少量多餐
    - 提供高热量、高蛋白、高维生素、易消化的食物
    - 保证营养供给，增强机体的抵抗力
  - 围手术期护理
    - 术前 — 尽量减少触摸肿块，过度触摸可导致肿瘤细胞扩散至邻近或远处器官
    - 术后 — 监测血压和感染症状，特别是化疗期间，观察并处理并发症
  - 健康教育
    - 讲解疾病相关知识及治疗护理进展
    - 指导患儿休息和营养
    - 指导用药，定期随访，保证疗效
    - 养成良好的卫生习惯，预防感染

第二十章 常见肿瘤患儿的护理

概述

神经母细胞瘤是起源于胚胎性交感神经系统神经嵴细胞的恶性肿瘤，可原发于肾上腺髓质或交感神经链的任何部位，60%~70%发生于腹膜后，15%~25%发生于后纵隔，其余在盆腔和颈部

病因

病因尚不清楚，第一对染色体短臂等位基因（抑癌基因）的缺失和癌基因 N-myc 的扩增与本病发生有关

病理生理

- 肿瘤细胞具有低分化、早期转移扩散的特点
- 50%的神经母细胞瘤原发于肾上腺，20%原发于胸部，淋巴结转移较常见

临床表现

全身症状

- 发热常为首发症状，多为不规则热
- 约2/3患儿可出现贫血；也可出现食欲缺乏、体重下降、乏力、易激惹等
- 可有血压升高、多汗、心率增快、腹泻等儿茶酚胺增高的表现

原发灶表现

- 腹部原发灶
  - 肿瘤小时不易发现，肿瘤长大后可在上腹部发现无痛性、质硬、不规则包块
  - 可有腹痛或便秘、腹部膨隆，压迫肾脏、输尿管或膀胱可出现尿频或尿潴留
- 腹腔外原发灶：盆腔、胸部、纵隔、颈部肿瘤长大时可出现相应的压迫症状

转移症状

- 骨骼转移
  - 最常见，多见于1岁以上儿童，以颅骨、盆骨和四肢长骨转移为主
  - 表现为骨痛、关节痛、步行困难、跛行、局部骨性隆起、突眼、眼周青肿等
- 骨髓转移：发生较早，表现为发热、贫血、肝、脾和淋巴结肿大
- 肝转移：1岁内婴儿多见，肝脏轻至重度长大，可有黄疸
- 皮肤转移：皮下蓝色坚实的结节
- 淋巴结转移：淋巴结肿大
- 肺转移：顽固性咳嗽

分期

分期	病变范围
Ⅰ	肿瘤局限于原发器官。
Ⅱ	肿瘤超出原发器官，但未超过中线，同侧淋巴结可能受累。
Ⅲ	肿瘤超过中线，双侧淋巴结可能受累。
Ⅳ	肿瘤播散到远处淋巴结，骨髓，肝脏，或者是其他器官（除Ⅵs期所定义的器官之外）。
Ⅵs	＜1岁，原发灶为Ⅰ、Ⅱ期，但有局限于肝、皮肤、骨髓的转移灶。

辅助检查

- 血常规：不同程度的贫血
- 骨髓检查：活检或涂片发现神经母细胞肿瘤细胞
- 活体组织病理检查：进行组织学诊断
- 尿儿茶酚胺代谢产物测定：香草基杏仁酸和高香草酸增高
- 影像学检查：X线、B超、CT和MRI检查，可确定病灶大小、范围及与周围组织、器官的关系

- **治疗要点**
  - 以手术、化疗、放疗等综合治疗为主
  - 手术治疗 — 均需手术治疗，争取切除全部或大部分原发肿瘤
  - 化疗 — 常用环磷酰胺、异环磷酰胺、阿霉素、顺铂、卡铂、长春新碱、多柔比星、依托泊苷等
  - 放疗 — 作用相对较小
  - 造血干细胞移植 — 以提高无病生存率
  - ^{131}I -MIBG放射性核素碘标记的对碘苄胍 — 用于其他治疗无效的复发或顽固性神经母细胞瘤治疗
  - 诱导分化治疗 — α-顺-维A酸、维生素D_3及小剂量的阿糖胞苷可联合发挥促神经母细胞的分化作用
- **预后**
  - 1岁以下的患儿预后最好；第Ⅰ期和第Ⅱ期的患儿5年生存率高达90%
  - 2岁以上且诊断时就有转移病变的患儿生存率是10%~20%
- **护理诊断/问题**
  - 活动无耐力 — 与肿瘤性贫血有关
  - 营养失调：低于机体需要量 — 与食欲减退、肿瘤消耗等有关
  - 悲伤 — 与疾病的预后不良有关
  - 潜在并发症 — 化疗、放疗的副作用如骨髓抑制、胃肠道反应等
- **护理措施**
  - 休息与活动 — 根据病情适当安排患儿活动与休息时间，协助患儿生活护理及个人卫生
  - 合理营养
    - 鼓励进食，提供高热量、高蛋白、高维生素、易消化的食物
    - 保证营养素的供给，增强机体的抵抗力
  - 心理护理
    - 给予患儿及家长心理支持，鼓励其建立战胜疾病的信心
    - 使其正确面对疾病、保持愉快心情，主动配合治疗
  - 化疗的护理
    - 熟悉各种化疗药物的药理作用和特性，了解化疗方案及给药途径
    - 正确给药，观察并处理药物毒、副作用
  - 放疗的护理
    - 向患儿及家长讲解放疗的有关知识
    - 观察有无乏力、头痛、眩晕、恶心等表现
    - 观察局部有无红斑、色素沉着、干性脱皮、纤维性渗出等
  - 健康教育
    - 讲解疾病相关知识及护理进展
    - 指导患儿休息和营养
    - 指导用药，定期随访，保证疗效

将护理学教材与临床经验紧密结合，化繁为简，提炼出能供广大临床护理工作者和护理学专业学生参考使用的思维导图，是我们全体编委会的一次全新尝试和探索，为此我们既诚惶诚恐，又必须做到科学严谨。丛书从编写到出版，大家克服困难，团结协作，倾力付出，反复打磨，历经数月，凝聚了编委会广大临床护理工作者、护理管理者及护理专家的集体智慧和大量心血。

《儿科护理学思维导图》编写分工如下。

李显兰：第一章，第七章第一至九节，第十五章第三至五节；

刘丹：第十二章，第十五章第一至二节，第十七章，第二十章；

罗声琼：第九章，第十九章；

高敏：第二章第二、四节，第三章第一节，第四章，第六章，第十八章第三、五、六、八、九、十节；

郭红梅：第八章，第十六章；

王华娟：第七章第十至二十五节；

洪欢：第十三章，第十四章；

罗丽：第十章，第十一章；

杨雪：第二章第一、三节，第三章第二节，第十八章第一、二、四、七节；

唐启辉：第五章。

再次感谢所有对本书的编写提供热情指导和大力帮助的领导、同仁和社会各界朋友。